INTERMEDIATE MEDICAL SPANISH

M000265842

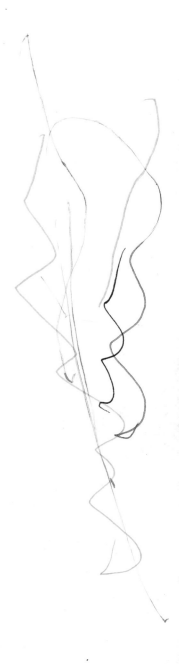

INTERMEDIATE MEDICAL SPANISH

A Healthcare Workers' Guide for Communicating With the Latino Patient

Diana Galarreta-Aima

Gabriela Segal

Diana Ruggiero

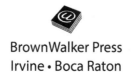

BrownWalker Press

Irvine • Boca Raton

Intermediate Medical Spanish:
A Healthcare Workers' Guide for Communicating With the Latino Patient

Copyright © 2021 Diana Galarreta-Aima, Gabriela Segal, Diana Ruggiero. All rights reserved. No part of this publication may be reproduced, distributed, or transmitted in any form or by any means, including photocopying, recording, or other electronic or mechanical methods, without the prior written permission of the publisher, except in the case of brief quotations embodied in critical reviews and certain other noncommercial uses permitted by copyright law.

For permission to photocopy or use material electronically from this work, please access www.copyright.com or contact the Copyright Clearance Center, Inc. (CCC) at 978-750-8400. CCC is a not-for-profit organization that provides licenses and registration for a variety of users. For organizations that have been granted a photocopy license by the CCC, a separate system of payments has been arranged.

BrownWalker Press / Universal Publishers, Inc.
Irvine • Boca Raton
USA • 2021
www.BrownWalkerPress.com

ISBN: 978-1-59942-624-2 (pbk.)
ISBN: 978-1-59942-625-9 (ebk.)

Typeset by Medlar Publishing Solutions Pvt Ltd, India
Cover design by Ivan Popov

Library of Congress Cataloging-in-Publication Data

Names: Galarreta, Diana F., author. | Segal, Gabriela, 1964- author. |
    Ruggiero, Diana M., author.
Title: Intermediate medical Spanish : a healthcare guide for the Latino patient /
    Diana Galarreta-Aima, Gabriela Segal, Diana Ruggiero.
Description: Irvine : Brown Walker Press, [2021]
Identifiers: LCCN 2021028711 (print) | LCCN 2021028712 (ebook) |
    ISBN 9781599426242 (paperback) | ISBN 9781599426259 (ebook)
Subjects: LCSH: Spanish language--Conversation and phrase books
    (for medical personnel) | Spanish language--Textbooks for foreign
    speakers--English. | Latin Americans--Medical care--United States--Textbooks. |
    LCGFT: Phrase books. | Textbooks.
Classification: LCC PC4120.M3 G35 2021 (print) | LCC PC4120.M3 (ebook) |
    DDC 468.3/42102461--dc23
LC record available at https://lccn.loc.gov/2021028711
LC ebook record available at https://lccn.loc.gov/2021028712

TABLE OF CONTENTS

CAPÍTULO 3: NUTRICIÓN Y SALUD
EN LA COMUNIDAD LATINA

CAPÍTULO 4: SEXUALIDAD
Y LA COMUNIDAD LATINX

CAPÍTULO 5: MATERNIDAD
Y CUIDADOS DEL BEBÉ

CAPÍTULO 6: TRABAJO, SISTEMA
MUSCULOESQUELÉTICO Y SALUD
EN LA COMUNIDAD LATINX

ACKNOWLEDGMENTS

We are very grateful for the questions, comments, editions, and suggestions from Mary Bell Boltwood. As a Spanish instructor and former medical interpreter, an ESL teacher, and an RN in intensive care and emergency departments, Mary's editions and recommendations to our textbook were extremely valuable.

We are also very grateful to Dr. Sara Sutherland, emergency room physician at UVA Health in Charlottesville, VA, for kindly agreeing to answer our questions about her experience as an ER doctor and how COVID affected her job.

Thank you to Dr. Sally Campbell for creating the beautiful illustrations for our textbook. These artistic images enrich our book, and we are very thankful for having had an artist on our team.

We received financial support for this project from Latino Memphis and a generous grant from the College of Arts and Letters at James Madison University. We are very grateful for these organizations' trust in our work.

PREFACE

As experienced instructors of medical Spanish courses, we saw a need for a textbook aimed at students with intermediate to advanced Spanish language skills who were interested not only in learning medical terminology in Spanish but also in advancing their cultural competency when caring for Latino patients. Given the fact Latinos are the most dynamic and diverse ethnic group in the United States and one of the fastest growing minorities in this country, there is an increasing need for future and current medical professionals to be linguistically and culturally equipped to care for and work with Latino patients. The goal of this textbook is to improve the health of the Hispanic community by bridging the health care gap this population faces due to immigration barriers, language disparities, and other challenges, and by empowering health workers to be prepared not only to communicate efficiently with their Spanish-speaking patients but also to build strong relationships based on trust and empathy.

The book includes hundreds of vocabulary exercises, realistic medical dialogues, readings on common health issues that affect the Latino community, and critical thinking activities pertaining to cultural awareness. The book also includes a key for some of the vocabulary exercises, a Spanish-English glossary, and a list of common medical procedures.

We are also in the process of developing an online platform that will accompany the book. This website will include audio, PowerPoint presentations, additional bibliographic resources, links to relevant health organizations, extra images, exam reviews, etc. Please email us at galarrdf@jmu.edu if you have any questions or suggestions about this book.

USER GUIDE

The textbook is divided into an introductory chapter, 13 chapters, and an appendix that contains various supplemental material.

- The introductory chapter offers a general overview of the US Hispanic community. It includes interactive exercises and a general reading to provide students with some basic facts about this population.
- Chapter 1 is an introduction to medical Spanish terminology. The chapter also includes readings on the American healthcare system and the health insurance system, mini-dialogues on medical encounters, and a reading on some important cultural values that are common among Latino patients.
- Chapter 2 includes vocabulary related to the parts of the body, internal organs, general questions in the medical setting such as phrases to describe pain, patient lifestyle, medication history, etc. The chapter also includes a dialogue on a general checkup exam, and a reading on cultural shock and its possible consequences in people's health.
- Chapter 3 includes vocabulary on the digestive system and nutrition, and common questions about digestive problems. It also includes a dialogue about a visit to the nutritionist, readings on food disorders, diabetes and Latinos, etc.
- Chapter 4 includes vocabulary on the male and female reproductive systems, a list of contraceptives, and sexually transmitted diseases, and common expressions and questions about reproductive health. The chapter also includes various vocabulary exercises, a dialogue about a visit to the gynecologist, a reading on cervical cancer and Latinas, a reading on prostate cancer and Latinos, a reading on how HIV affects the Latino community, and a reading on the effects of machismo in the health of this population.
- Chapter 5 focuses on maternity and baby care vocabulary. The chapter includes interactive vocabulary exercises, and phrases and questions frequently used by patients and medical providers on pregnancy and baby care. The dialogue in this chapter is on a prenatal visit. The readings in this chapter are about vaccines, postpartum depression, and prenatal care.
- Chapter 6 is about the locomotor system (muscles, bones, joints). The vocabulary section also includes a list of common diseases affecting this system, and multiple exercises for students to practice the terminology learned in this chapter. The dialogue in this chapter is about a work-related health concern. The readings are on insolation, and accidents in the workplace. The cultural reading is about César Chávez and Dolores Huerta.
- Chapter 7 introduces students to the respiratory system and auditory anatomical terms. The chapter includes vocabulary exercises related to these systems, three mini dialogues with questions and activities for students, and two readings on child labor in agriculture.

- Chapter 8 includes vocabulary on the brain and nervous system, and on mental health, common questions related to psychiatry and psychology, common psychosomatic disorders, and mental health disorders. It also includes vocabulary activities, a dialogue about depression, readings on alcoholism, and mental health in the Latino community, and a cultural reading about 'el susto'.
- Chapter 9 includes vocabulary on physical therapy, terminology to describe pain, numbers, verbs, and commands used in physical therapy treatment exercises; mini dialogues about therapy after a stroke and rehabilitation after a car accident; and readings on physical therapy.
- Chapter 10 includes vocabulary on pandemics and telemedicine. It also includes a dialogue about telemedicine; readings on telemedicine, immune response, pandemics, vaccinations, bacteria, and viruses; and a cultural reading on Covid-19 and the Latino community.
- Chapter 11 includes vocabulary on folkloric illness, healers, and religion. It also includes readings about Covid-19 and alternative treatments, common herbs and other home remedies used by the Latino community, and a dialogue on home remedies and a Latina patient. The chapter readings are about popular health beliefs, Santeria, Spiritism, Curanderos, and religion.
- Chapter 12 includes vocabulary on the cardiovascular, integumentary, visual, excretory, endocrine, and dental systems. It also includes readings about type 1 diabetes and oral care.
- Chapter 13 includes vocabulary on health emergencies, and four mini dialogues on a sports accident, a panic attack, a possible case of Covid-19, and a case of epilepsy. It also includes an interview with Dr. Sutherland, an emergency physician.
- The appendix contains two medical informed consent documents, a list of common medical procedures, a Spanish-English glossary, and a key for some of the vocabulary exercises.

BOOK STRUCTURE

The chapters are divided into a few main parts. This User's Guide gives a brief introduction to each component to guide the instructor and students in their learning journey through the book:

- Vocabulary: Most of the chapters, except for the preliminary chapter, start with important terminology connected to the chapter's topic. There are also illustrations of some of the most important body systems and useful phrases and questions medical providers and patients typically use in different health contexts.
- Vocabulary exercises: Each chapter includes various vocabulary exercises such as translations, fill-in-the-blank, concept maps, diagrams, study cases, matching, etc.
- Dialogues: The book includes long and mini dialogues that illustrate realistic patient-doctor interactions. The dialogue's topic is directly connected to the chapter's main theme. Comprehension questions and activities immediately follow each dialogue to test students' understanding of the encounter as well as to foster critical thinking and deepen their cultural skills.
- Readings: The readings explore important health issues that affect Spanish-speaking patients. Many of the readings have been adapted from major health organizations such the CDC and NIH. Comprehension questions and activities follow each reading to assess readers' understanding, expand their vocabulary, and improve their analytical thinking skills.
- Lecturas culturales: Some chapters include cultural readings on topics such as common Latino community health beliefs, cultural sensibility in the care of this population, and important cultural values like machismo and marianismo and their effects on the health of Latino patients. Each lectura has several exercises to practice reading comprehension and to encourage students to do research to broaden their understanding of the importance of cultural factors in the health of the Latino community.
- Entrevista: For chapter 13, we interviewed Dr. Sara Sutherland, an ER physician who currently works at the University of Virginia hospital. In this interview, she offers an important overview about the profession and the history of the emergency department.

The appendix provides supplemental information related to the specific chapter topics and the general practice of medicine:

- Procedimientos: This section is a list of basic medical procedures organized according to specific body systems.
- Consentimientos: This section provides examples of informed consents for surgeries and anesthesia, and for chemotherapy treatment.

- Glosario: This is a Spanish-English glossary of terminology students might not be familiar with, organized in alphabetical order and by chapter.
- Respuestas: The answer keys for some of the vocabulary activities in the textbook are organized by chapter. We included answer keys only for those activities that have straight answers, since many of the exercises have multiple correct responses.

CAPÍTULO PRELIMINAR: INFORMACIÓN BÁSICA SOBRE LA POBLACIÓN LATINX EN LOS ESTADOS UNIDOS

Actividad 1: Antes de leer

A. Hablemos sobre la comunidad latinx. En grupos, responde las siguientes preguntas:

1. ¿Qué son 3 cosas que sabes sobre la comunidad latinx que vive en los EEUU?
2. ¿Sabes dónde están las concentraciones de latinos en EEUU? Menciona 3 estados donde hay más latinos. ¿Por qué crees que hay más latinos en estos estados?
3. ¿Cuál es la diferencia entre latino e hispano?
4. ¿Cuál es la diferencia entre hispano, latino/a, latinx?
5. ¿De dónde vienen los latinos inmigrantes? Menciona 3 países de donde vienen la mayoría de inmigrantes latinx. ¿Por qué creen que vienen de esos países?

B. Verdadero o Falso. Al lado de cada oración, escribe V (verdadero) o F (falso):

1. Hay aproximadamente 40 millones de latinos que viven en los EEUU:
2. La tasa de crecimiento de inmigrantes de los hispanos en los EEUU es mucho mayor a la de los asiático- americanos:
3. La mayoría de los latinos que viven en los EEUU habla inglés en forma competente:
4. California es el estado con el mayor número de latinos en los EEUU:
5. La mayoría de los latinos que vive en los EEUU son ciudadanos americanos:
6. En los últimos 10 años, el número de inmigrantes hispanos sin documentación que vienen a los EEUU ha aumentado:
7. El número de inmigrantes mexicanos sin autorización en los EEUU ha aumentado mucho en los últimos años:
8. La población de Puerto Rico ha disminuido desde el 2008:
9. La población latina es relativamente más joven que otros grupos étnicos en los EEUU:

Fuente:

Noe-Bustamante, Luis, Flores, Antonio (2019, September 16). Facts on Latinos in the U.S. (September 2019). Retrieved from: https://www.pewresearch.org/hispanic/fact-sheet/latinos-in-the-u-s-fact-sheet/

C. Discute con un/a compañero/a la definición de los siguientes términos. Si no sabes lo que significan, puedes usar el Internet:

Iberoamericano/a	América (continente/s vs país)
Latino/a	Spanglish
Latinx	Inmigrante ilegal versus indocumentado
Hispano	Chicano vs Mexican american vs Boricua
Hispanohablante	

D. Contesta a las siguientes preguntas en relación al mapa de abajo:

1. Mira el mapa de abajo y señala las partes que consideramos cuando hablamos de: América, Latinoamérica, El Caribe, Centroamerica, Sudamérica, Norteamérica, Cono Sur.
2. Señala en el mapa 3 migraciones internas masivas importantes dentro del Continente americano que conoces en el siglo XXI. Por ejemplo, debido a la crisis económica y política en Venezuela entre 2015 y 2019, millones de venezolanos emigraron a diferentes países vecinos (Perú, Colombia, Brasil).
3. Señala en el mapa los países o regiones donde se habla español.

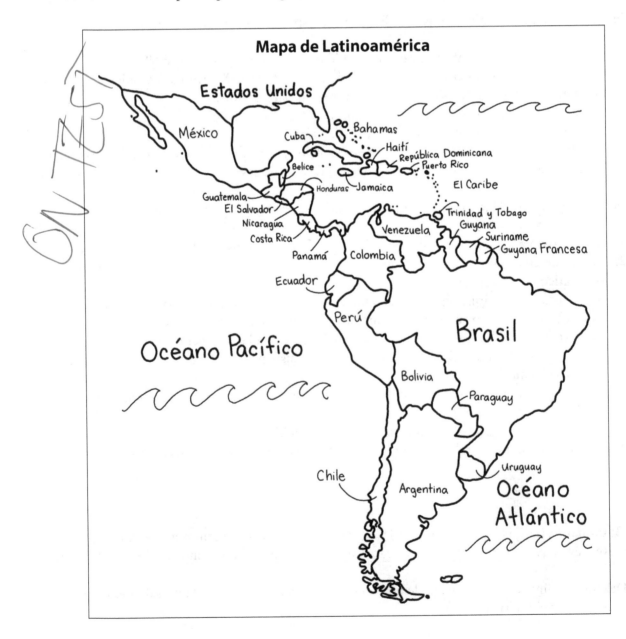

Actividad 2

A. Lectura

El perfil sociodemográfico de la población latinx en los Estados Unidos

Según los datos del censo del 2018 de los Estados Unidos hay aproximadamente 60 millones de latinos viviendo en los Estados Unidos. En muchos estados los latinos son el grupo étnico más grande.

Los latinos conforman el 18% de la población total del país. Los mexicanos conforman el 60% de la población latina, les siguen en segundo lugar los puertorriqueños y luego los cubanos, salvadoreños y dominicanos. Los estados con mayor población latina son California, Texas, Florida, Nueva York, Illinois, Arizona, Nueva Jersey, Colorado, Nueva México y Georgia (Oficina del Censo 2020).

Los latinos tienen diferentes tipos de trabajo: algunos trabajan en la agricultura (30%), la construcción (19%), hotelería y recreación (14.5%), la minería (6.3%) y en servicios generales (5.6%).

Muchos de los latinos carecen de seguro médico y viven bajo la pobreza. En el 2018, la tasa de pobreza entre los latinos era de 17.6%, siendo la tasa femenina de pobreza 12.9% y la de los hombres 10.6%. En comparación, la población en general en los Estados Unidos que vive bajo la línea de pobreza es 13%.

Los latinos que tienen permiso legal tanto de visas de trabajo como la tarjeta verde o que son ciudadanos naturalizados siguen teniendo significativamente menos acceso a la atención médica que otros ciudadanos de los Estados Unidos. Tienden a carecer de seguro médico, según el CDC (2020), y por ende tienden a no realizarse estudios de detección temprana para la prevención de enfermedades.

Muchos inmigrantes indocumentados no tienen acceso a un seguro médico ya que no pueden recibir subvenciones federales o su empleador no provee seguro médico. Solamente en algunos estados los niños menores de 19 años pueden recibir ayuda del gobierno. Adicionalmente, muchos latinos no tienen conocimiento de cómo acceder a ciertos servicios disponibles ya sea por las barreras lingüísticas y culturales o por el miedo de ser deportados (CDC 2015). También muchos latinos se enfrentan a la inseguridad alimentaria y de la vivienda, consecuencias que representan la disparidad de la salud.

La población latinx es compleja, diversa y rica en culturas, lenguas, tradiciones, etc. A pesar de que a veces se refiere a esta población como un bloque monolítico, es importante tener en cuenta la gran diversidad existente en esta comunidad. En términos lingüísticos, muchos latinos hablan fluidamente inglés, otros son bilingües, algunos hablan solamente el español, varios hablan el español y otras lenguas indígenas, y algunos hablan solo inglés. Según un informe del Pew Research Institute, 90% de los latinos nacidos en los Estados Unidos mayores a 5 años hablan inglés con fluidez. En cambio, solo 36% de los inmigrantes latinos mayores a 5 años tiene fluidez en inglés. En términos generacionales, hay latinos inmigrantes de primera generación, hay latinos nacidos en los EEUU de segunda, tercera u otra generación.

Fuentes:

Centers for Disease Control and Prevention (October 2020). Health Insurance Coverage. Retrieved from: http://www.cdc.gov/nchs/fastats/health-insurance.htm

Center for Disease and Control and Prevention (2015). La salud de los hispanos en los Estados Unidos. Retrieved from: https://www.cdc.gov/spanish/mediosdecomunicacion/comunicados/p_vs_saludhispanos_050515.html

Noe-Bustamante, Luis, Flores, Antonio (2019, September 16). Facts on Latinos in the U.S. (September 2019). Retrieved from: https://www.pewresearch.org/hispanic/fact-sheet/latinos-in-the-u-s-fact-sheet/

United States Census Bureau (2018). U.S. Census Bureau Releases 2013-2017 ACS 5-Year Estimates. Retrieved from: http://www.census.gov/programs-surveys/acs/news/updates/2018.html

United States Census Bureau (2020). La oficina del censo mes de la herencia hispana. Retrieved from: https://www.census.gov/newsroom/facts-for-features/2020/hispanic-heritage-month/mes-de-la-herencia-hispana.html

B. Preguntas generales sobre la lectura

Contesta a las siguientes preguntas con un compañero/a:

1. ¿Cuál es el porcentaje total de los latinos que viven en los Estados Unidos? ¿Crees que este porcentaje va a ser mayor o menor en los próximos años? Explica tu respuesta.
2. ¿En qué oficios suelen trabajar los latinos? ¿Cómo crees que esto afecta su salud?
3. ¿Cuáles son los factores por los cuales los latinos tienden a no realizarse estudios de detección temprana?
4. ¿Cuáles son las barreras que se mencionan en la lectura en el acceso a la atención médica? ¿Cómo crees que esto afecta su salud?
5. La lectura dice que los latinos no son un grupo monolítico. ¿Qué significa esto y qué efecto puede tener en su salud, su economía y sus decisiones políticas?
6. ¿Cuál sería una solución para que todos los latinos tengan acceso a la atención médica?

Actividad 3

Preguntas finales de reflexión:

1. Ve a la página del Censo en Estados Unidos y busca información sobre los hispanos: https://www.census.gov/quickfacts/fact/table/US/RHI725219. Luego, prepara una breve preparación con la información que consideras más relevante sobre esta población.
2. ¿Crees que ser latino o hispano es una identidad o una raza? Explica tu respuesta.
3. Hubo una gran controversia para el censo del 2020 sobre agregar una pregunta acerca del estatus migratorio de las personas. Luego del debate, se decidió no agregar esta pregunta. ¿Por qué crees que se quiso agregar esta pregunta? ¿Cuáles crees que serían las posibles consecuencias de tener esta pregunta en el censo?
4. A pesar de que en promedio la población latina tiene menor acceso al seguro médico, sufre mayores niveles de pobreza y tiene menores niveles de educación, vive más que otros grupos étnicos. A este fenómeno se le conoce como la 'paradoja hispana'. ¿Por qué crees que los latinos tienen una mayor esperanza de vida?
5. Menciona tres o cuatro temas y/o palabras que no sabías antes de estudiar este capítulo.

CAPÍTULO 1

CONCEPTOS BÁSICOS DE SALUD Y MEDICINA

Las especializaciones médicas y los profesionales de la salud

Alergología: estudio de las alergias. Alergista

Anestesiología: ciencia de la anestesia. Anestesiólogo/a

Asistente/Asociado médico: atiende en los hospitales y clínicas bajo la supervisión de un médico.

Cirugía: cura las enfermedades por medio de operaciones. Cirujano/a

Cardiología: estudia el corazón y el sistema circulatorio. Cardiólogo/a

Dermatología: es la especialización que estudia la piel. Dermatólogo/a

Endocrinología: es el estudio de las hormonas y glándulas. Endocrinólogo/a

Enfermería: cuidado de un/a paciente en un hospital, clínica o casa del paciente. Enfermero/a

Fisiatría: ayuda a la rehabilitación de una persona después de haber tenido una cirugía, accidente o lesión. Fisiatra, kinesiólogo/a, fisioterapeuta

Gastroenterología: estudia el aparato digestivo y sus enfermedades. Gastroenterólogo/a

Genética: estudia los genes y las transmisiones de enfermedades genéticas. Genetista

Ginecología: estudia el sistema reproductor femenino. Ginecólogo/a

Geriatría: estudia a los ancianos y su salud. Geriatra

Hematología: estudia la sangre. Hematólogo/a

Infectología: estudia las enfermedades producidas por agentes infecciosos como bacterias y virus. Infectólogo/a

Inmunología: estudia el sistema inmunitario. Inmunólogo/a

Epidemiología: estudio de las pandemias. Epidemiólogo/a

Medicina del deporte: estudia las lesiones de los deportistas. Deportólogo/a

Medicina interna: estudia a las enfermedades que afectan a los órganos internos. Internista

Medicina primaria/familiar: dedicada al bienestar general de la familia. Doctor/a de cabecera, médico de familia

Neumonología: es el estudio del aparato respiratorio. Neumonólogo/a

Nutriología: se especializa en la alimentación. Nutricionista

Nefrología: el estudio de los riñones. Nefrólogo/a

Neurología: estudia el sistema nervioso. Neurólogo/a

Obstetricia/tocología: gestación, embarazo y parto. Obstetra

Odontología: estudia enfermedades de la boca, dientes y encías. Odontólogo/a

Oftalmología: estudia los ojos y sus enfermedades. Oftalmólogo/a

Oncología: estudia y trata a los pacientes con cáncer. Oncólogo/a

Ortopedia: trata enfermedades de las posturas o de los huesos. Ortopedista

Otorrinolaringología: trata enfermedades y estudia los oídos, la nariz y la laringe. Otorrinolaringólogo/a

Patología: estudia las pruebas de sangre, tejidos, secreciones y fluidos del cuerpo. Patólogo/a
Pediatría: estudia las enfermedades de los niños. Pediatra
Psiquiatría: estudia las enfermedades mentales. Psiquiatra, siquiatra
Radiología: estudia las radiografías para su diagnóstico y tratamiento. Radiólogo/a
Reumatología: estudia las enfermedades en los huesos, músculos y partes fibrosas del cuerpo. Reumatólogo/a
Urología: estudia y trata el aparato urinario. Urólogo/a

Actividades de vocabulario

A. ¿Con qué rama o especialización de la medicina se relacionan las siguientes palabras? Es posible que haya más de una posible respuesta.

  1. Una infección urinaria: _____
  2. Una enfermedad de los riñones: _____
  3. La pérdida auditiva de los niños: _____
  4. Un problema cardiaco: _____
  5. Síndrome de intestino irritable: _____
  6. Una radiografía de los pulmones: _____
  7. Un problema genético detectado durante el embarazo: _____
  8. Una prueba de sangre para detectar un defecto genético: _____
  9. Alergia al polen: _____
  10. Síndrome de ovarios poliquístico: _____
  11. Un ataque cerebral: _____
  12. Infección en los oídos: _____
  13. Acné juvenil: _____

B. En tus propias palabras explica las siguientes especializaciones y luego escribe 3 condiciones o enfermedades que se relacionan con cada especialización:

  1. La dermatología
  2. La nefrología
  3. La urología
  4. La medicina deportiva
  5. La geriatría
  6. La psiquiatría
  7. Endocrinología
  8. Epidemiología
  9. Cardiología
  10. Hematología

C. ¿A qué proveedor de salud se debe consultar si se padece los siguientes síntomas?

  1. Si tienes problemas para respirar y dolor en el pecho: _____
  2. Si tu hijo necesita sus vacunas: _____
  3. Si tu periodo es irregular, pesado y doloroso: _____
  4. Si después de jugar tenis, te duele mucho el brazo y la espalda: _____
  5. Si tienes dolor del estómago y sientes acidez en las mañanas: _____
  6. Si tienes que sacarte una radiografía: _____
  7. Si te duelen los dientes y tus encías están inflamadas: _____
  8. Si orinas con mucha frecuencia y tienes ardor al orinar: _____

9. Si necesitas nuevas gafas: _____

10. Si tienes alergias a ciertos alimentos: _____

D. Signos vitales

Son necesarios para detectar síntomas y enfermedades. Son la temperatura corporal, el pulso, la frecuencia respiratoria y la presión arterial. La temperatura corporal se puede tomar en la boca, la axila, la frente, el recto y la oreja.

El pulso es la medición de la frecuencia cardiaca: la cantidad de veces que el corazón late por minuto. La frecuencia respiratoria es la cantidad de respiración que una persona hace por minuto. La tensión arterial se mide con un tensiómetro y un estetoscopio y mide la fuerza que ejerce la sangre en las paredes de la arteria.

- La presión arterial: mide la fuerza de la sangre contra las paredes de las arterias. La presión arterial que es muy alta o muy baja puede causar problemas. La presión arterial tiene dos números. El primer número es la presión cuando el corazón late y bombea la sangre. El segundo es cuando el corazón está en reposo entre latidos. Una lectura de la presión arterial normal para adultos es inferior a 120/80 y superior a 90/60.
- La frecuencia cardiaca o pulso: mide la velocidad con la que el corazón late. Un problema con el ritmo cardíaco puede ser una arritmia. El ritmo cardíaco normal depende de factores como su edad, cantidad de ejercicio, si la persona está sentada o de pie, los medicamentos que toma y su peso.
- La frecuencia respiratoria: mide la respiración. Cambios respiratorios leves pueden ser por causas como tener la nariz tapada o hacer ejercicio intenso, pero una respiración lenta o rápida también puede ser un signo de un problemas respiratorios graves.
- La temperatura mide la temperatura del cuerpo. Una temperatura corporal que es más alta de lo normal (más de 98,6 grados F ó 37 grados C) se llama fiebre.

Los rangos normales de los signos vitales para un adulto sano promedio mientras está en reposo son:

- Presión arterial: 90/60 mm Hg hasta 120/80 mm Hg
- Respiración: 12 a 18 respiraciones por minuto
- Pulso: 60 a 100 latidos por minuto
- Temperatura: 97.8°F a 99.1°F (36.5°C a 37.3°C); promedio de 98.6°F (37°C)

Texto extraído de Medlineplus. Los signos vitales. Retrieved from: https://medlineplus.gov/spanish/vitalsigns.html

Los signos vitales

Balanza	scale
Bradicardia	bradycardia
Centígrados	centigrade
Diastólica	diastolic
Estetoscopio	stethoscope
Febrícula	low grade fever
Fiebre	fever
Frecuencia respiratoria	respiratory rate
Hipotensión	hypotension
Hipotermia	hypothermia
Kilos	kilogram

Metros	meters
Peso	weight
Prehipertensión	prehypertension
Presión arterial alta	high blood pressure
Presión arterial baja	low blood pressure
Pulso irregular	irregular pulse
Pulso	pulse
Sistólica	systolic
Taquicardia	tachycardia
Temperatura	temperature
Termómetro	thermometer
Tomar la presión	to take blood pressure
Tomar la temperatura	to take a temperature

Signos Vitales

 Pulso

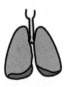 Respiración

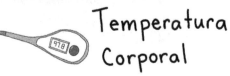 Temperatura Corporal

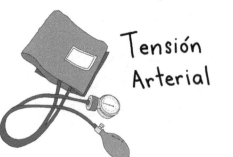 Tensión Arterial

Actividades de vocabulario

A. Traduce las siguientes oraciones al español:

1. Please take off your clothes and put this gown on.
2. Sit down here.
3. I need to take your blood pressure. Please roll up your sleeve.
4. I need to take your temperature. Please open your mouth.

5. I need to take your pulse.
6. Your vital signs are normal.
7. You have a fever.
8. You have high blood pressure.
9. Please step on the scale. I need to weigh you.

B. Preguntas de la lectura

1. ¿Cuáles son los signos vitales y por qué son importantes?
2. ¿Qué es la presión arterial? ¿Qué factores afectan la presión arterial?
3. ¿Qué es la presión cardiaca o pulso?
4. ¿Qué es la frecuencia respiratoria?
5. ¿Qué mide la temperatura?
6. ¿Cuáles son los rangos normales de los signos vitales?

C. Diálogo: Con un compañero/a hagan un diálogo en donde un/a paciente va al consultorio médico y la/el enfermera/o le toma los signos vitales. La/el enfermera/o da instrucciones al paciente en forma de mandatos para medir estos signos.

Vocabulario sobre los centros de salud

Centros de salud	health centers
Clínica	clinic
Cuidado expreso	express care
Farmacia	pharmacy
Farmacias de cadenas	chain drugstores
Farmacias independientes	independent pharmacies
Hospital	hospital
Hospital privado	private hospital
Hospital público	public hospital
Sistema hospitalario	hospital system
Venta de medicación por internet	sale of medication online

LECTURA

El sistema hospitalario en los Estados Unidos

El sistema hospitalario en los Estados Unidos no tiene un sistema nacional unificado de sanidad pública como en algunos países en Latinoamérica. Los principales programas públicos de salud ofrecidos por el gobierno de los Estados Unidos son Medicare, que es para las personas mayores de 65 años o algunas personas con incapacidades; Medicaid, que es un seguro para las personas que reciben un sueldo muy bajo, y CHIP, que ayuda a niños y sus familias que no califican para asistencia médica, pero que no pueden acceder a cobertura privada. La atención médica privada es muy cara y la mayoría de las personas la obtienen por medio de su trabajo. La mayoría de los hospitales en las ciudades de Estados Unidos son también hospitales escuelas, lo que significa que los estudiantes de medicina aprenden a través de la práctica.

La mayoría de las farmacias en los Estados Unidos son de cadena, es decir hay muchas farmacias con el mismo nombre por todo el estado y país. Las farmacias independientes son aquellas que no son propiedad de ningún grupo y suelen pertenecer a un propietario o a una familia. Las farmacias tienen farmacéuticos a su cargo y pueden tomar la presión y aplicar inyecciones. También hay venta de medicamentos por correo, que ofrece la ventaja de recibir la medicina en la casa. Muchas veces las personas con seguro médico solo tienen que pagar el copago de las medicinas. Los medicamentos que se venden en las farmacias son por receta o medicamentos de venta libre que no requieren receta.

Las clínicas de cuidados expreso son aquellas a las que las personas pueden ir sin pedir turno previo, pero solo se reciben pacientes que tienen problemas médicos que no son serios, como por ejemplo problemas respiratorios, infecciones de los senos paranasales, dolor de garganta, infección de oídos, pequeños cortes y quemaduras que no sean muy serias, reacciones alérgicas, picaduras y mordeduras de animales o humanos. Si una persona tiene problemas de salud más serios, es recomendable ir a la sala de urgencias de un hospital.

Existen clínicas gratuitas o a bajo costo para las personas que no tienen seguro médico, pero, muchas veces, las personas tienen que esperar mucho tiempo para ser atendidas.

En los hospitales están todas las especializaciones que se necesiten y hay que pedir siempre turno. Dependiendo del sistema de salud que se tenga, la persona puede pedir directamente una cita con un médico especialista, pero si su seguro no lo permite entonces debe tener la autorización de su médico de cabecera o médico primario. La hospitalización pública puede llevar varias horas para ser admitido al hospital o para ver un médico. En cambio, en la hospitalización privada el paciente puede elegir el médico y las especializaciones que incluyen su seguro médico sin tener que esperar mucho tiempo para ser atendido según donde viva. Se podría decir que la hospitalización privada tiene un carácter más personalizado con respecto a la hospitalización pública.

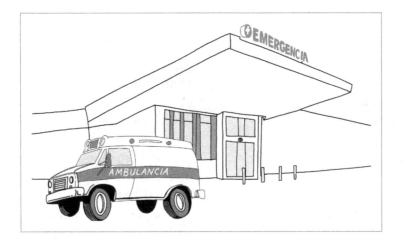

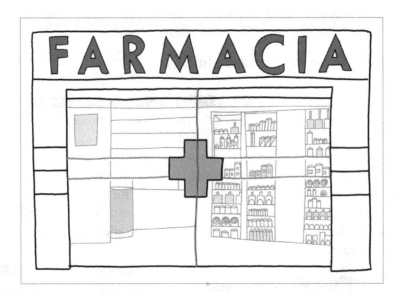

Preguntas de la lectura

1. ¿Cómo es el sistema hospitalario en los Estados Unidos?
2. ¿Qué diferencia hay entre los sistemas hospitalarios de Estados Unidos con los de Latinoamérica? Puedes investigar en Internet.
3. ¿Cómo obtienen la mayoría de las personas sus seguros médicos?
4. ¿Qué seguros del gobierno tienen las personas mayores de 65 años y las personas de bajos ingresos?
5. ¿Cómo son las farmacias en Estados Unidos y en Latinoamérica? De ejemplos. Puedes investigar en Internet.
6. ¿Qué funciones cumplen las clínicas?
7. ¿Qué es la atención médica de cuidados expreso?
8. ¿Qué es la sala de emergencias y en qué casos se usa? Dar ejemplos.

Actividades de la lectura

1. Imagina que eres un/a voluntario/a en una organización que sirve a nuevos inmigrantes a los Estados Unidos. Debes preparar una presentación sobre cómo funciona el sistema hospitalarios en los Estados Unidos. Incluye en tu presentación lo que los inmigrantes deben esperar y posibles diferencias con los sistemas hospitalarios de sus países de origen.
2. Haz una pequeña investigación sobre las farmacias en Latinoamérica y cuál es la importancia del farmacéutico y por qué es diferente al rol del farmacéutico en Estados Unidos.

Vocabulario sobre los objetos en un consultorio

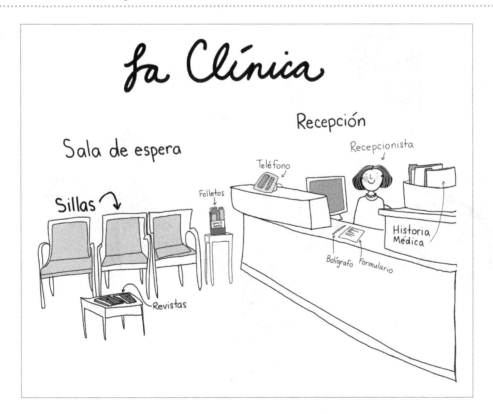

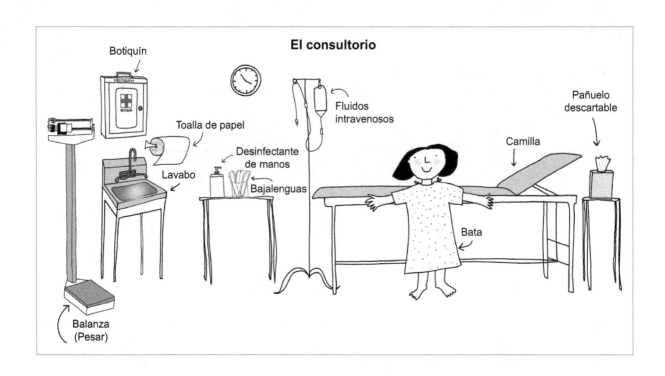

El consultorio

Botiquín · Toalla de papel · Lavabo · Desinfectante de manos · Bajalenguas · Fluidos intravenosos · Camilla · Pañuelo descartable · Bata · Balanza (Pesar)

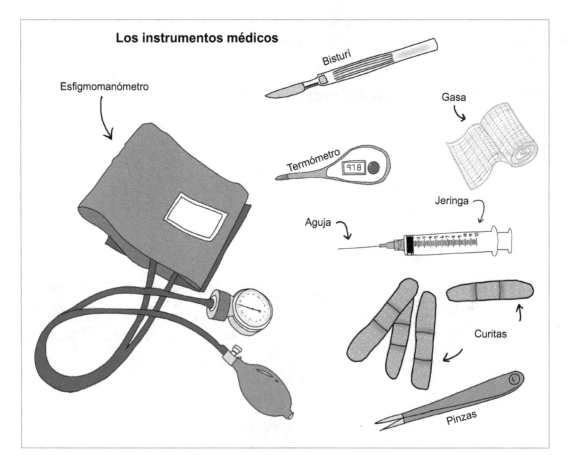

Los instrumentos médicos

Esfigmomanómetro · Bisturí · Gasa · Termómetro · Jeringa · Aguja · Curitas · Pinzas

Aguja	needle
Almohadilla de algodón	cotton pads
Bajalenguas	tongue depressor
Balanza	scale
Bata	gown
Bisturí	scalpel
Bolígrafo	pen
Botiquín	first aid kit
Camilla	stretcher
Curita	band-aid
Desinfectante de manos	hand sanitizer
Despacho	office
Enfermero/a	nurse
Esfingomanómetro	blood pressure cuff
Esperar	to wait
Estetoscopio	stethoscope
Folleto	brochure
Formulario	form
Gasa	gauze
Guantes	gloves
Historia médica	chart
Jeringa	syringe
Lavabo	sink
Llenar	to fill out
Mascarilla	mask
Pañuelo descartable	tissue
Pesar	to weight
Pinzas	tweezers
Recepción	front desk
Recepcionista	receptionist
Revista	magazine
Sala de espera	waiting room
Sillas	chairs
Teléfono	telephone
Termómetro	thermometer
Toalla de papel	paper towel
Toallita	wipe

FRASES EN EL CONSULTORIO DEL DOCTOR: (?)

¿Cómo le puedo ayudar hoy?	How can I help you today?
¿Puede llenar este formulario por favor?	Can you please fill out this form?
¿Tiene su tarjeta de seguro médico?	Do you have your health insurance card?
¿Tiene una identificación personal?	Do you have an ID?
Por favor, espere hasta que llamemos su nombre	Please wait until we call your name
Estoy llamando para hacer una cita con el/la doctor/a/	I'm calling to make an appointment with the doctor.
¿A qué doctor/a quiere ver?	What doctor do you want to see?
Quiero renovar mi medicación.	I want a refill of my medication.
Quiero hablar con el/la enfermero/a	I'd like to talk to the nurse.
Quiero hacer una cita de seguimiento.	I'd like to make a follow-up appointment.
El/la doctor/a lo va a ver en unos minutos.	The doctor will see you in a moment.
Por favor, póngase en la balanza.	Please step up on the scale.
¿Cuánto mide?	What's your height?
Por favor, suba su manga para medir su presión arterial.	Please roll up your sleeve to measure your blood pressure.
¿Qué le trae por aquí hoy?	What brings you here today?
Por favor, sáquese la ropa y póngase esta bata.	Please take off your clothes and put this gown on.
Por favor, siéntese en la camilla.	Please sit in this stretcher.
Por favor, acuéstese.	Please lay down.
Por favor, abra la boca y baje la lengua.	Please open your mouth and lower your tongue.

Actividades de vocabulario

A. Mira la imagen de la oficina del doctor e identifica todos los objetos que conoces.

B. Escribe todas las palabras relacionadas con los siguientes espacios o personas:

1. Sala de espera:
2. Despacho del doctor:
3. Doctor/a:
4. Enfermero/a:

C. Completa las siguientes palabras con sus funciones:

1. La función del estetoscopio es: _____
2. El _____ mide la temperatura del paciente.
3. La función de la balanza es: _____
4. El _____ mide la presión arterial.
5. La función de los guantes y las mascarillas es: _____
6. La _____ enumera la lista de problemas de salud pasados y actuales de los pacientes.

D. Imagina que eres un paciente que llama a su doctor primario para hacer una cita para su chequeo anual. Escribe un diálogo con el/la recepcionista para hacer la cita. Luego, escribe el diálogo entre el paciente con el/la recepcionista cuando el/la paciente llega a la consulta.

E. Imagina que eres un paciente que tiene una cita con su doctor primario para su chequeo anual. Escribe un diálogo entre el/la paciente con el/la enfermera para verificar los signos vitales y la razón de la visita.

F. Formulario básico

Información personal:

Nombre completo del paciente:

Primer nombre: Apellido:

Sexo: F M   Estado civil: Soltero/a   Casado/a   Divorciado/a   Viudo/a

Fecha de nacimiento:

Raza/etnicidad: Blanco/a   Hispano/a/Latino/a   Afroamericano/a   Asiático/a
                  Nativo americano/a   Otro:

Correo electrónico:

Dirección:_____

Ciudad: Estado: Código postal:

Número de licencia de conducir:

Número de teléfono:

Número de seguro social:

Ocupación:

Nombre del empleador:

Contacto de emergencia:

Nombre: Relación: Número de teléfono:

Seguro médico:

Nombre de la compañía de aseguranza:

Titular del seguro médico:

Relación con el titular de seguro médico:

Razón de la visita:

Razón principal de la visita/ historia de enfermedad(es) actual(es). Trate de dar el mayor número detalles posibles:

Historia médica:

¿Ha sufrido de alguna de estas enfermedades?

- Anemia
- Enfermedades cardiacas
- Diabetes
- Hipertensión
- Cáncer
- Convulsiones
- Migrañas
- Asma
- Neumonia
- Coágulos sanguíneos
- Gonorrea/sífilis/clamidia

- Herpes
- Depresión/ansiedad
- Enfermedad hepática
- Infección pélvica
- Transfusión sanguínea
- Problemas de alcoholismo o drogadicción
- Cálculos biliares
- Infección de la vejiga
- Fiebre reumática
- Problemas con la tiroides

¿Está tomando alguna medicación ahora?   Sí   No
Lista de medicamentos actuales:

Si tiene alguna alergia, haga una lista de sus alergias:

Liste las cirugías y hospitalizaciones que ha tenido y sus fechas:

Historia social:

¿Fuma?	Sí	No	¿Cuánto?	¿Desde cuándo?
¿Bebe alcohol?	Sí	No	¿Cuánto?	¿Desde cuándo?
¿Usa drogas?	Sí	No	Lista de drogas que consume:	

Historia familiar

¿Hay alguien en su familia con las siguientes enfermedades? Indique cuál es su relación con el familiar.

	Relación	Detalles
Enfermedades genéticas		
Diabetes		
Cáncer		
Epilepsia		
Problemas cardiacos		
Hipertensión		
Problemas renales		
Enfermedades mentales		
Derrame cerebral		
Tuberculosis		
Problemas sanguíneos		

Síntomas

Marque si tiene alguno de los siguientes síntomas:

Fiebre
Pérdida de peso
Dolores de cabeza

Ojos
Visión borrosa
Visión doble
Cambios en la visión:

Neurológicos
Convulsiones
Mareos
Entumecimiento
Hormigueo

Endocrinos
Caída de cabello
Intolerancia al frío o calor

Gastrointestinales
Náusea/vómitos
Estreñimiento
Diarrea
Dolor abdominal

Cardiovascular
Dolor de pecho
Dificultad para respirar
Palpitaciones

Respiratorio
Sibilancias

Tos
Falta de aliento
Apnea del sueño

Musculoesquelético
Dolor muscular
Debilidad muscular
Dolor de las articulaciones

Ojos/Nariz/Garganta
Dolor de garganta
Problemas de audición
Sed excesiva

Hematológico
Glándulas inflamadas
Moretones frecuentes

Psiquiátrico
Depresión
Ansiedad
Pensamientos de suicidio

Piel
Sarpullidos
Cambios en los lunares

Senos
Secreción del pezón
Bultos
Cambios en la piel

Genitales
Pérdida de orina
Ardor al orinar

Dolor al orinar
Urinación frecuente
Secrecion vaginal
Sangrado anormal
Dolor menstrual
Dolor en las relaciones sexuales
Infertilidad

Actividades

1. Traduce el formulario de arriba al inglés.
2. Imagina que trabajas de voluntario/a en un hospital y un/a paciente tiene preguntas sobre el formulario. Por ejemplo, no entiende alguno de los términos del formulario. Presenta un diálogo en el que ayudas al paciente a llenar el formulario.
3. ¿Crees que hay algo importante que no se menciona en el formulario?

LECTURA

Términos relacionados con el seguro médico

El sistema de seguros médicos en los Estados Unidos es muy complejo y difícil de navegar para incluso los ciudadanos de este país. Para los inmigrantes, este sistema es aún más complicado de entender ya que el sistema de salud y las compañías de aseguranza de sus países de origen pueden ser muy diferentes que los de los Estados Unidos.

Hay diferentes formas de tener un seguro de salud en los Estados Unidos: a través del empleador, a través de la familia (como agregado al seguro de los padres o el/la cónyuge), a través de programas del gobierno y comprado en forma personal. Muchas personas no tienen seguro de salud. De hecho, los latinos son el grupo con menor acceso al seguro de salud. Según el Censo del 2019, 16.7% de los latinos en los Estados Unidos no tienen seguro médico en comparación con 5.2% de los blancos no hispanos. Generalmente, los seguros de salud incluyen servicios básicos como cobertura de condiciones preexistentes, cobertura de servicios de prevención, medicamentos, visitas al proveedor de atención primaria y especialistas, y aparatos médicos. Los seguros de salud generalmente no cubren procedimientos cosméticos, tratamientos estéticos, y tratamientos opcionales o experimentales. Normalmente, las personas pueden seleccionar entre diferentes niveles de cobertura y precio.

Las personas pagan una prima por tener seguro. Las compañías de seguro usan el pago de la prima de todos sus clientes para cubrir los costos médicos de los que usan los proveedores. Las compañías tienen una red interna de proveedores que aceptan su seguro, y una red externa de proveedores por las que los clientes deben pagar más. Hay algunos servicios que se consideran esenciales y que son cubiertos por todos o la mayoría de las compañías de seguro:

- Servicios de emergencia
- Cuidado de maternidad y del recién nacido
- Servicios pediátricos
- Pruebas de laboratorio
- Hospitalizaciones
- Salud mental y tratamiento para abuso de sustancias
- Recetas médicas
- Cuidados preventivos
- Servicios de rehabilitación

Estos son algunos de los términos básicos para comprender cómo funcionan los seguros médicos:

- Deducible: El pago anual que pagan los clientes antes que las compañías de seguro empiecen a pagar por los servicios de salud.
- Copago: El costo por adelantado fijo que se paga por ciertos servicios médicos. La compañía paga el resto que no cubre el copago.
- Prima: El pago por adelantado que se paga por tener seguro.
- Costos fuera del bolsillo: Los costos por los que los clientes son responsables de pagar.
- Coseguro: Es el porcentaje que se paga por los servicios de salud. Por ejemplo, un paciente paga el 20% del costo y la compañía de seguro paga el otro 80%. Cuando la prima es alta, los coseguros son más bajos.
- Máximo costo anual fuera del bolsillo: Este es el costo máximo que los clientes pagan. Luego de alcanzar este máximo, la compañía de seguro paga el 100% del costo. Estos máximos son muy altos y la mayoría de los pacientes no alcanza este máximo.

Fuente:

U.S. Census Bureau, Current Population Survey, 2020 Annual Social and Economic Supplement (CPS ASEC). Retrieved from: https://www.census.gov/content/dam/Census/library/publications/2020/demo/p60-271.pdf

Actividades

A. Escribe un diálogo para los siguientes casos entre un/a paciente y un/a representante de la compañía de seguro:

1. Un paciente llama a su compañía de seguro porque tiene preguntas sobre su deducible anual. La representante explica que es el deducible, cómo funciona y cuánto ha pagado el paciente de este deducible hasta el momento.
2. Una paciente llama a su compañía porque ha recibido un recibo que indica que debe pagar 100 dólares como copago. El representante explica qué es este pago y cómo pagarlo.
3. Un paciente llama a su compañía de seguro para saber si su chequeo anual está cubierto y si la paciente tiene que pagar o es gratis.
4. Una paciente llama a su compañía para verificar si un doctor está dentro de la red de la compañía. El representante explica las diferencias entre proveedores dentro y fuera de la red.
5. Un paciente quiere cambiar el nivel de su seguro. El representante explica los diferentes niveles y cómo funciona la prima y el deducible.

MINI-DIÁLOGOS

Una paciente hace una cita médica

Secretaria: Buenas tardes. Esta es la oficina de la doctora Flores. ¿En qué puedo ayudarle?

Sra. Perez: Buenas tardes. Me gustaría hacer una cita con la doctora Flores, por favor.

Secretaria: ¿Es la primera vez que va a ver a la Dra. Flores?

Sra. Perez: No, yo estuve en el consultorio de la doctora Flores hace dos años.

Secretaria: Me puede decir su nombre por favor.

Sra. Perez: Sí, mi nombre es Juana y mi apellido es Perez.

Secretaria: Déjeme buscar su archivo. Aquí tengo su información. ¿Por qué necesita ver a la Dra. Flores?

Sra. Perez: No me he sentido bien últimamente.

Secretaria: ¿Necesita una cita con urgencia o puede esperar unas semanas?

Sra. Perez: No es una urgencia, pero me gustaría ver a la doctora lo antes posible.

Secretaria: Entiendo. ¿Qué le parece el próximo lunes a las 9 de la mañana?

Sra. Perez: ¿Podría ser por la tarde? Estoy trabajando a las 9 de la mañana.

Secretaria: No, no tengo ninguna cita disponible para el lunes por la tarde. Podría ser el jueves a las 5:00 de la tarde. ¿Está bien?

Sra. Perez: Sí, el próximo jueves a las 5:00 de la tarde está bien. Muchas gracias.

Secretaria: De nada. Por favor si tiene algún examen hecho no se olvide de traerlo así la doctora los puede ver. ¿Tiene alguna pregunta?

Sra. Perez: No.

Secretaria: Por favor esté aquí unos quince minutos antes de su cita y no se olvide de traer su tarjeta de seguro médico y si tiene copago no se olvide de traer su tarjeta de crédito, cheque o dinero en efectivo y una identificación con foto.

Sra. Perez: Sí claro. No me voy a olvidar.

Secretaria: ¿Tiene alguna pregunta?

Sra. Perez: No, gracias por su ayuda.

Secretaria: No hay de qué y la vemos el jueves a las cuatro y cuarenta y cinco.

Sra. Perez: Adiós.

Secretaria: Adiós.

Preguntas del diálogo

Contesta las siguientes preguntas del diálogo:

1. ¿Por qué llama la Sra. Perez al consultorio de la Dra. Flores?
2. ¿Es la primera vez que la Sra. Perez va al consultorio de la Dra. Flores?
3. ¿Por qué la Sra. Perez necesita ver a la doctora?
4. ¿Es urgente la cita médica?
5. ¿Por qué no puede ir a la cita el lunes por la mañana?
6. ¿Para cuándo le da el turno la secretaria?
7. ¿A qué hora necesita estar la Sra. Perez y qué debe llevar al consultorio?

Actividades

A. Con un compañero/a hagan una cita para los siguientes casos en las siguientes especializaciones. Incluye preguntas sobre la salud general del paciente, preguntas sobre la historia médica, síntomas, tratamiento, etc.:

1. Dermatología: la paciente es una mujer de 25 años con problemas de caspa.
2. Ginecológica: la paciente tiene períodos irregulares, dolorosos y pesados.
3. Neurología: el paciente necesita una nueva medicación para sus convulsiones porque los efectos secundarios de su medicación actual están interfiriendo con su vida.
4. Psiquiatría: el paciente es una joven de 18 años con una depresión mayor.
5. Dentista: el paciente necesita una limpieza anual.
6. Urología: el paciente tiene dolor y ardor al orinar.
7. Cirugía: la paciente necesita hacer una cita para una cirugía menor.
8. Medicina del deporte: el paciente es un deportista profesional que está experimentando dolor de espalda.
9. Gastroenterología: el paciente tiene 40 años y tiene gastritis.
10. Cardiología: la paciente tiene 60 años y el año pasado tuvo una cirugía al corazón y necesita un chequeo anual.

Paciente llama a compañía de seguro

Representante: Hola. Gracias por llamar a la compañía de salud Buena Salud. Mi nombre es Juan Garcia. ¿Me puede decir su nombre, por favor?

Paciente: Hola. Mi nombre es Marissa Ramos.

Representante: Hola, Marissa, ¿Cómo le puedo ayudar hoy?

Paciente: Hola. Tengo una pregunta sobre una factura que recibí en el correo.

Representante: Claro. Antes de que sigamos, me puede dar el número de su tarjeta de seguro.

Paciente: Claro. Es 987-564-1000

Representante: Gracias, Marissa. ¿Me puede contar más sobre su pregunta de la factura?

Paciente: Hace dos semanas, tuve un accidente y los paramédicos me llevaron al hospital. Pensaba que ustedes, la compañía de seguro, iban a pagar la factura por completo, pero según la factura que recibí, yo debo pagar parte del costo.

Representante: Bueno. Primero, espero que se haya recuperado completamente del accidente. Voy a chequear su cuenta ahora para responder a sus preguntas sobre la factura. Para confirmar su cuenta, ¿me puede dar su fecha de nacimiento?

Paciente: Claro, es el 23 de octubre de 1980.

Represente: Gracias. De acuerdo a su cuenta, la compañía recibió un reclamo de mil dólares, que ya han sido pagados. ¿Lo que ha recibido en el correo dice "factura"?

Paciente: No, de hecho dice "esto no es una factura"

Representante: Entonces, lo que ha recibido no es una factura sino una explicación de sus beneficios. Cuando recibimos el reclamo, enviamos a nuestros clientes un desglose de todos los costos de los servicios médicos. Lo sentimos por la confusión.

Paciente: Ah, ok. Ahora entiendo. Eso es bueno. ¿Entonces no tengo que pagar nada?

Representante: Correcto. La compañía Buena Salud ha pagado por la factura del hospital. ¿Tiene otra pregunta para mí?

Paciente: No, eso es todo. Muchas gracias.

Representante: De nada. Gracias por elegir la compañía Buena Salud. Espero que se recupere pronto.

Preguntas del diálogo

1. ¿Cuál es la razón de la llamada?
2. ¿Cuáles son algunos términos relacionados con el seguro médico que se mencionan en el diálogo y que significan estos términos?
3. Imagina que la paciente recibe otra factura que indica que debe pagar 350 dólares como copago por la ambulancia que la transportó al hospital. La paciente llama a su compañía para entender este pago. Escribe el diálogo entre el representante de la compañía y la paciente.

La enfermera mide signos vitales y hace preguntas de la historia actual de la enfermedad

Carolina visita a su doctor de cabecera porque últimamente se siente muy fatigada y tiene dolores de cabeza frecuentes. Antes de ver a su doctora, la enfermera mide los signos vitales de Carolina y le hace algunas preguntas sobre sus síntomas y la razón de su visita.

Enfermera: Hola, ¿cómo se siente hoy?

Carolina: Hola, más o menos. Gracias.

Enfermera: Siento escuchar que no se siente muy bien. Primero, vamos a medir sus signos vitales y su peso. Por favor, súbase en la balanza.

[Carolina se quita los zapatos y se sube en la balanza. La enfermera escribe el peso, 120 libras, en el formulario.]

Enfermera: Gracias, ¿sabe cuánto mide?

Carolina: Sí, 5 pies y 5 pulgadas.

Enfermera: Gracias, voy a medir su presión arterial, por favor súbase la manga de su blusa.

[Carolina se sube la manga, y la enfermera mide la presión de la paciente: 110/60]

Enfermera: Muy bien. Tiene una muy buena presión. ¿Practica deportes?

Carolina: Sí, corro todos los días.

Enfermera: Excelente. Voy a medir su temperatura. Voy a poner el termómetro debajo de su lengua. Por favor, cierre la boca y no se mueva por unos segundos. Ok. Muy bien, es 97 grados. Le voy a hacer una preguntas sobre su salud en general.

Carolina: Sí, claro.

Enfermera: ¿Tiene alguna alergia?

Carolina: No, no creo.

Enfermera: ¿Toma algún medicamento?

Carolina: Solo anticonceptivos.

Enfermera: ¿Por cuánto tiempo ha tomado anticonceptivos?

Carolina: Desde hace 5 años.

Enfermera: Según su historial médico, usted sufre de migrañas. ¿Toma algo para sus migrañas?

Carolina: No, solo aspirina.

Enfermera: ¿Fuma o toma alcohol?

Carolina: No, no fumo, pero tomo alcohol solamente los fines de semana.

Enfermera: ¿Cuánto alcohol?

Carolina: Un par de copas de vino los viernes y un par de copas el sábado.

Enfermera: Según su historial médico, no ha tenido ninguna cirugía ni hospitalización. ¿Eso es correcto?

Carolina: Sí, es correcto.

Enfermera: ¿Y su madre tiene diabetes? ¿Alguna otra enfermedad en su familia?

Carolina: Sí, mi mamá tiene diabetes. Mi papá tuvo un derrame cerebral el año pasado.

Enfermera: Lo siento mucho. Espero que esté bien.

Carolina: Gracias. Todavía está en terapia física, pero ha mejorado mucho.

Enfermera: Me alegra. ¿Alguna otra enfermedad en su familia?

Carolina: No.

Enfermera: Dígame qué le trae por aquí hoy.

Carolina: Últimamente, me siento muy cansada. No tengo energía para nada y mis dolores de cabeza son peores y el medicamento no ayuda.

Enfermera: Lo siento. La doctora Rose la verá en unos minutos. Por favor, espere aquí.

Preguntas del diálogo

1. ¿Cuál es la razón de la visita de la paciente?
2. ¿Cuáles son los signos vitales de la paciente?
3. Imagina que eres la enfermera y debes resumir tu conversación con la paciente con la doctora. ¿Qué le dirías?
4. Escribe el diálogo entre Carolina y la doctora Rose. El diálogo debe incluir una discusión sobre los síntomas, la historia médica de la paciente y el tratamiento.

LECTURA CULTURAL

Sensibilidad cultural en el tratamiento de pacientes latinos

Los latinos no son un grupo monolítico. Entonces, cuando los profesionales de salud en los Estados Unidos interactúan con pacientes latinos pueden notar diferencias culturales y lingüísticas. Las variaciones del lugar de origen, el tiempo vivido en los Estados Unidos, el género, el nivel educativo y socioeconómico, etc. son factores que crean diversidad dentro de los latinos. Sin embargo, existen ciertos valores culturales que muchos miembros de este grupo comparten como respeto, personalismo, confianza y familismo. En el contexto médico, la competencia cultural significa conocer y respetar las diferencias culturales de los pacientes, y aplicar esta sensibilidad cultural en su cuidado y atención.

Para muchos latinos, la familia incluye no solamente la familia nuclear (padres, esposo/a, hijos), sino también la familia extendida (primos, tíos, abuelos, etc). La cultura latina se considera una cultura colectivista; es decir, se valora la comunidad/el grupo por encima del individuo. Por el contrario, la cultura en los Estados Unidos se considera individualista; es decir, que se valora más al individuo y su esfuerzo personal sobre el grupo. La idea del "sueño americano", por ejemplo, se basa en la idea de que una persona por sí sola con su esfuerzo personal puede lograr éxito y movilidad social. Por su puesto, estas son generalizaciones, pero es importante tener en cuenta estas posibles diferencias culturales. En el contexto médico, muchos pacientes latinos consultarán a sus familiares sobre decisiones médicas y llevarán a sus parientes a consultas médicas. Además, la familia y la comunidad en general puede ayudar con el tratamiento y rehabilitación del paciente. Este apoyo emocional, físico y financiero puede ser vital para la recuperación del paciente.

Otro valor importante para muchos latinos es el respeto, que se basa en ideas jerárquicas de género, edad, estatus socioeconómico y profesión. Muchos latinos tienen todavía ideas conservadoras sobre los roles de género, aunque las generaciones más jóvenes y los latinos nacidos en los Estados Unidos están retando estas ideas tradicionales de género. Sin embargo, para los que tienen valores más conservadores, existe una jerarquía de respeto que otorga mayor poder a los hombres. En general, se espera mayor respeto para los mayores que los jóvenes, los hombres que las mujeres, los empleadores que los empleados, etc. (National Alliance for Hispanic Health, 29). En el contexto médico, los profesionales médicos son vistos con mucho respeto por los pacientes latinos. Esta deferencia se muestra en respetar los consejos de los profesionales de la salud, no hacer preguntas o cuestionar el tratamiento. Por eso es importante que los profesionales de la salud animen a sus pacientes a hacer preguntas y también preguntar a sus pacientes que repitan ciertas cosas para verificar que han entendido las instrucciones. Por otro lado, los pacientes esperan ser tratados con respeto por sus proveedores de salud. Este respeto se muestra con mirar directamente al paciente, preguntar por la familia, y no hacer preguntas directas sobre temas privados como la sexualidad y la salud mental. Otra forma de mostrar respeto es usando los títulos como don, doña, señor, señora, doctor, ingeniero, etc. Si los profesionales de la salud muestran respeto y consideración por sus pacientes latinos, se puede formar una relación de confianza, que puede ser vital para la salud de los pacientes. El valor del respeto también se conecta con el valor del personalismo, es decir que los pacientes latinos valoran más las relaciones interpersonales que las instituciones. Mostrar interés por la familia e interés genuino por el paciente es una forma de personalismo. Muchos latinos valoran también la cercanía física, que es también una forma de expresar personalismo, y se puede expresar dando la mano, haciendo contacto visual y con golpecitos en la espalda (Juckett 52).

Es importante repetir que no todos la latinos tienen los mismos valores o en los mismos grados. Sin embargo, saber que estos valores pueden tener implicancias en el cuidado de salud de muchos pacientes latinos es vital para que los profesionales médicos den atención médica de calidad con competencia cultural.

Bibliografía

Juckett G. Caring for Latino patients. Am Fam Physician. 2013 Jan 1;87(1):48–54. PMID: 23317025.

National Alliance for Hispanic Health. (2001). Quality health services for Hispanics: The cultural competency component. Retrieved October 20, 2020, from http://www.hrsa.gov/CulturalCompetence/servicesforhispanics.pdf

Preguntas y actividades

1. Usando tus propias palabras explica por qué es importante que los profesionales de la salud conozcan los valores culturales de sus pacientes.
2. Lee los siguientes casos y explica qué valor o valores culturales se expresan en cada caso. Luego, imagina que eres un profesional de la salud, ¿Qué harías en cada caso para mejorar la salud de estos pacientes teniendo en cuenta las posibles diferencias culturales?

a. Maria Ramos (52 años) es una inmigrante mexicana que ha vivido en los Estados Unidos por 10 años. Habla un inglés muy limitado y trabaja en un restaurante lavando platos. Maria tiene prediabetes, pero no ha seguido las instrucciones de su doctora y su presión arterial y nivel de azúcar no han mejorado desde la última cita. Maria dice que la doctora le dio un plan de comidas que no le gusta porque no incluye ingredientes de su cultura y que siente que las citas son muy apresuradas. Maria dice que no comprendió las instrucciones sobre los medicamentos para controlar su presión arterial, pero tuvo vergüenza de hacer preguntas en su última cita.

b. Carlos es un joven (16 años) nacido en los Estados Unidos. Sus padres son inmigrantes de Guatemala. Últimamente Carlos sufre de dolores intensos de cabeza. Sus padres han tratado de calmar los síntomas con hierbas. También, llevaron a su hijo al curandero, quien les dijo que Carlos sufre de 'susto'* e hizo una ceremonia para curarlo. Los dolores de cabeza continúan y los padres de Carlos lo llevan al hospital. La madre de Carlos trae regalitos para el doctor y la enfermera como muestra de gratitud, pero ellos los rechazan.

c. Valeria tiene 21 años. Ella es una inmigrante de El Salvador que ha vivido en los Estados Unidos desde que tenía 2 años. Valeria sufre de intensos dolores menstruales. Su madre la lleva a la ginecóloga, quien le pregunta a Valeria sobre sus relaciones sexuales. Valeria y su madre no quieren responder a estas preguntas por vergüenza y deciden nunca más volver a esta ginecóloga.

d. Carolina Perez tiene 38 años. Carolina es de Venezuela, pero ha vivido en los Estados Unidos por 10 años. Carolina es una ingeniera de sistemas, y ella habla fluidamente el inglés. Carolina está tratando de tener un bebé, pero recientemente sufrió de un aborto espontáneo. Carolina fue a la doctora para verificar que todo está bien luego del aborto. La doctora tenía muchos pacientes ese día, y estuvo muy apurada durante la consulta de Carolina. También, fue insensible y le dijo a Carolina que es posible que tenga problemas para tener hijos porque tiene casi 40 años. Carolina se sintió muy mal luego de la visita y cambió de doctora.

e. La señora Flor (90 años) vive sola en Nueva York. Ella es de Puerto Rico y tiene un inglés limitado. La señora Flor no se ha sentido bien recientemente y tuvo que ser hospitalizada porque perdió el conocimiento. Su vecina la encontró desmayada y llamó a la ambulancia. La vecina contacto a los hijos de la señora Flor, Jose y Miranda, quienes se apresuraron al hospital. Cuando llegaron, el Dr. Parker habló con ellos sobre la condición crítica de su madre, quien ha sido diagnosticada con enfermedad obstructiva pulmonar. Su condición es muy avanzada e imposible de tratar a este punto. El Dr. Parker sugiere un hospital para enfermos terminales. Jose no dice nada, pero Miranda se molesta mucho y dice que nunca abandonaría a su madre.

LECTURA

Rol del intérprete médico

Los intérpretes médicos deben ser usados cuando el/la proveedor/a de salud y su paciente hablan lenguas diferentes. Contar con un/a intérprete médico es un derecho que está protegido por la ley en los Estados Unidos a través del Título VI del Acta de Derechos Civiles de 1964, que indica que es una ofensa criminal discriminar a las personas basado en su lengua (Jacobs, 2018). Los intérpretes médicos generalmente pasan exámenes de fluidez lingüística en inglés y un idioma adicional, además de entrenamiento adicional sobre cuestiones culturales y de ética. Los intérpretes médicos entrenados no solamente permiten que la comunicación lingüística entre profesionales médicos y pacientes sea efectiva y correcta, sino que también pueden ayudar con las posibles diferencias culturales y ser un defensor de los derechos del paciente. Debido a este entrenamiento, se recomienda usar intérpretes

---

* El susto es una enfermedad folclórica de la cultura latina causada por una experiencia traumática y se expresa con síntomas como el miedo y la ansiedad.

médicos profesionales y no a parientes o amigos del paciente. Si los profesionales médicos hablan un poco de la lengua del paciente, todavía se recomienda usar intérpretes médicos para asegurarse que no haya ningún malentendido lingüístico o cultural. Se ha comprobado que usar intérpretes médicos entrenados puede reducir la frecuencia de errores (Flores, 2003).

Tipos de intérpretes médicos

- En persona: algunos centros de salud cuentan con intérpretes médicos profesionales como parte de su personal. Otros centros de salud contratan intérpretes médicos como empleados independientes y se les paga por hora de trabajo.
- Interpretación remota a través del teléfono o por videoconferencia. Muchos centros de salud contratan compañías que ofrecen interpretación remota cuando se requiera. Si se usa únicamente el teléfono, pueden existir problemas de comunicación porque el o la intérprete no ve el lenguaje corporal o gestos del paciente y profesional de salud.
- Personal que habla una segunda lengua: Este tipo de interpretación se debe usar con cuidado ya que el personal médico debe ser consciente de sus posibles limitaciones lingüísticas.
- Muchos pacientes traen a amigos o parientes para que interpreten por ellos. Esto puede violar las leyes de privacidad del paciente, y puede causar malentendidos lingüísticos con posibles consecuencias graves. Los parientes y amigos solo se deben usar en casos de emergencia y nunca se deben usar niños.

Modos de interpretación

El modo más común de interpretación médica es el consecutivo, en el cual el o la intérprete interpreta inmediatamente luego del paciente y proveedor médico. Para facilitar y asegurar una interpretación precisa, el o la intérprete generalmente pide al paciente y proveedor médico que hablen en frases cortas. El o la intérprete es la voz del paciente y proveedor médico. Por eso, habla en primera persona y no en tercera persona. Es decir si el proveedor médico dice: "What brings you here today?". El o la intérprete interpreta al español, por ejemplo, "¿Qué le trae por aquí hoy" y no "El doctor pregunta que le trae por aquí hoy". El o la intérprete usa la tercera persona solamente si hay un problema de comunicación lingüística o cultural. Por ejemplo, si el paciente dice: "Tengo un catarro" y el o la intérprete no sabe la palabra 'catarro', puede decir en inglés y español: "El intérprete va a hacer una pausa. No entiendo que es la palabra 'catarro'. ¿Qué significa exactamente?". Es importante hacer este tipo de pausas para asegurar una interpretación correcta y precisa. La ley de oro del intérprete es repetir todo lo que se dice, tal y cómo se dice, sin omitir ni añadir nada.

El segundo modo de interpretación médica más común es la traducción a la vista, que se usa cuando el o la intérprete interpreta un documento escrito como un folleto o un consentimiento.

Otro modo de interpretación médica es la interpretación simultánea, en el cual el o la intérprete interpreta al mismo tiempo que el o la proveedor/a de salud y el o la paciente. Este tipo de interpretación se usa en casos de emergencia, en la terapia física o en otras situaciones en las cuales es mejor no hacer pausas.

Pautas para una buena interpretación médica

- Se recomienda que el o la intérprete se posicione al lado o detrás del paciente para que el proveedor médico evite mirar al intérprete y se dirija directamente al paciente.
- El o la intérprete debe comportarse siempre en forma profesional, explicando su trabajo al proveedor y al paciente, evitando ser informal con el o la paciente, y respetando la privacidad de la conversación.

- Es importante que el o la intérprete continúe su educación y entrenamiento con las mejores y más actuales prácticas para su profesión.

Importancia de los intérpretes médicos para pacientes hispanohablantes:

La investigación demuestra que el uso de intérpretes médicos profesionales puede mejorar la relación entre pacientes y proveedores médicos y, por lo tanto, tener un efecto positivo en la salud de los pacientes (Jacobs, 2001). Debido que existen millones de hispanohablantes en los Estados Unidos y que la confianza es un valor importante en la cultura latina, el uso de intérpretes médicos puede tener un gran impacto en los niveles de satisfacción de los pacientes hispanohablantes, mejorar su confianza hacia las instituciones médicas y, por lo tanto, ayudar a prevenir enfermedades y mejorar, a largo plazo, la salud de esta comunidad.

Bibliografía

Flores G, Laws MB, Mayo SJ, Zuckerman B, Abreu M, Medina L, Hardt EJ. "Errors in medical interpretation and their potential clinical consequences in pediatric encounters." Pediatrics. 2003 Jan;111(1):6–14. doi: 10.1542/peds.111.1.6. PMID: 12509547.

Jacobs, Barb, et al. "Medical Interpreters in Outpatient Practice." Annals of Family Medicine, vol. 16, no. 1, Jan. 2018, pp. 70–76. EBSCOhost, doi:10.1370/afm.2154.

Jacobs EA, Lauderdale DS, Meltzer D, Shorey JM, Levinson W, Thisted RA. "Impact of interpreter services on delivery of health care to limited-English-proficient patients." J Gen Intern Med. 2001 Jul;16(7):468–74. doi: 10.1046/j.1525-1497.2001.016007468.x. PMID: 11520385; PMCID: PMC1495243.

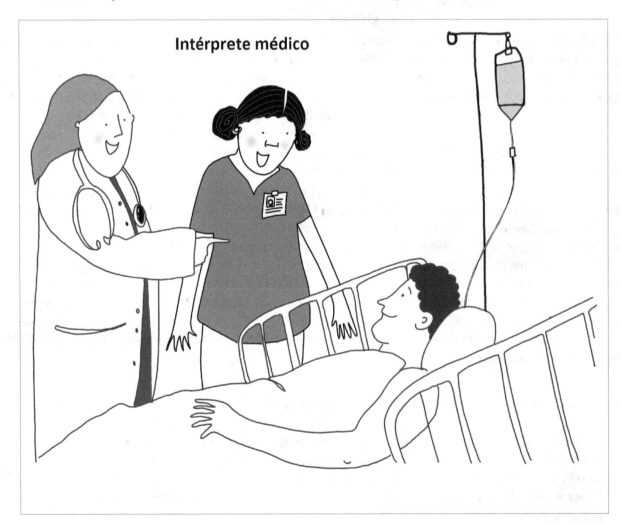

Intérprete médico

Preguntas de la lectura

1. Usando tus propias palabras explica por qué es importante usar intérpretes médicos entrenados y no familiares y amigos.
2. Imagina que eres un/a intérprete médico. Preséntate al médico y al paciente y explica tu trabajo y lo que ellos deben hacer durante la consulta.
3. Explica los posibles beneficios de usar un intérprete médico profesional en persona que uno en forma remota.
4. ¿Por qué crees que es importante que los intérpretes médicos tengan una educación continua?

Actividades de la lectura

A. Lee los siguientes casos y discútelos en grupos. ¿Qué problemas presenta cada caso?

1. Samantha es una doctora que tomó varias clases de español en la universidad. Su español es muy fluido, pero no es perfecto. Uno de los pacientes de Samantha tiene un inglés limitado. Samantha decide no usar un intérprete porque quiere tener una relación directa y personal con su paciente. El paciente se alegra de que su doctora hable español. Sin embargo, Samantha se da cuenta rápidamente que no entiende algunas palabras del paciente. Por vergüenza, decide continuar la consulta sin llamar al intérprete.
2. Carla ha vivido en los Estados Unidos por más de 20 años y habla fluidamente el inglés. Su idioma materno es el español. Cara tiene un chequeo anual con su doctora. Cuando llega a la consulta, hay un intérprete para ella. Nadie le preguntó si ella necesitaba uno. El hospital asume que Carla necesitaba un intérprete porque su apellido es García López.
3. El Dr. Smith necesita explicar a la familia de su paciente sobre su grave situación médica. El paciente está en coma. El Dr. Smith sabe que una de las enfermeras del hospital es de Venezuela y le pide que lo ayude a interpretar para la familia del paciente. La enfermera usa regionalismos propios de Venezuela que la familia no entiende porque ellos son de Chile.
4. El Hospital de Virginia contrata intérpretes por teléfono. La Señora Alicia Florian habla español como segunda lengua, pero su lengua materna es el quechua. Su inglés es muy limitado. El Hospital no cuenta con intérpretes en quechua, pero deciden contratar a un intérprete que hable español porque asumen que son lenguas similares.
5. Luego que la intérprete Mary ha terminado la consulta, la paciente le pide ayuda con cuestiones legales. Mary le da su número personal a la paciente y le dice que la puede llamar más tarde.
6. El Señor Jorge dice a la recepcionista que no habla inglés. Se solicita un intérprete para el paciente. Cuando el paciente habla con la enfermera, ésta comenta a la intérprete: "I can't believe these people live in this country for so long and they don't learn the language". La intérprete interpreta este comentario en español al paciente.

CAPÍTULO 2

LA SALUD DEL PACIENTE LATINX EN LOS ESTADOS UNIDOS

VOCABULARIO

Las partes del cuerpo y los órganos

Partes del cuerpo

Cabeza	head
Cara	face
Piel	skin
Cabello/pelo	hair
Cuero cabelludo	scalp
Frente	forehead
Ojos	eyes
Cejas	eyebrows
Párpado	eyelid
Pestañas	eyelashes
Nariz	nose
Fosa nasal	nostril
Cachetes, mejillas	cheeks
Labios	lips
Boca	mouth
Dientes	teeth
Lengua	tongue
Madíbula, quijada	jaw
Mentón, barbilla	chin
Oreja	ear
Pabellón de la oreja	pinna
Cuello	neck
Garganta	throat
Nuca	nape
Hombros	shoulders
Espalda	back
Brazo	arm

Antebrazo	forearm
Codo	elbow
Muñeca	wrist
Mano	hand
Dedos	fingers
Meñique	pinky
Dedo anular	ring finger
Dedo índice	index finger
Dedo medio	middle finger
Pulgar	thumb
Uñas	nails
Palma de la mano	hand palm
Pecho	chest
Senos	breast
Pezón	nipple
Axila, sobaco	armpit
Abdomen	abdomen
Costillas	ribs
Barriga	belly
Ombligo	navel
Cintura	waist
Cadera	hip
Ingle	groin
Vagina	vagina
Pelvis	pelvis
Vulva	vulva
Clitoris	clitoris
Pene	penis
Escroto	scrotum
Pierna	leg
Muslo	tigh
Rodilla	knee
Entrepierna	inner thigh
Espinilla, canilla	shin
Pantorrilla	calf
Tobillo	ankle
Pies	feet
Dedos del pie	toes
Dedo gordo	thumb
Talón	heel
Trasero	rear
Nalgas	buttocks
Vello	body hair

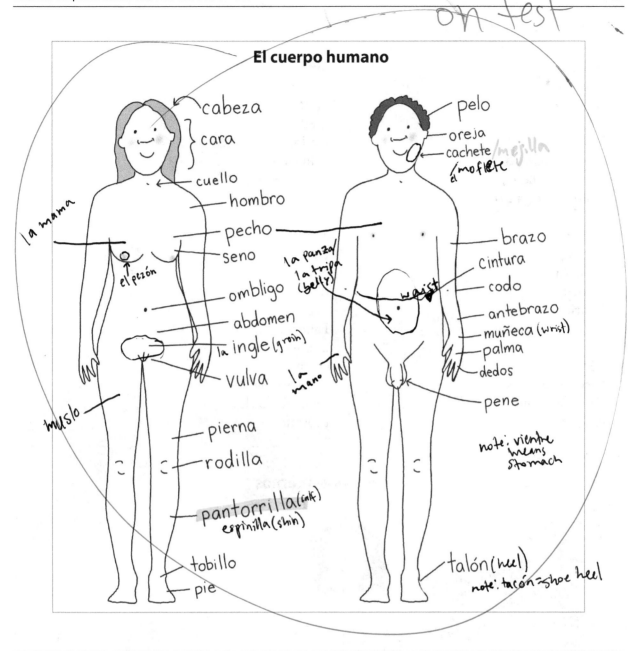

El cuerpo humano

Órganos internos

Cerebro	brain
Oído	inner ear
Tiroides	thyroid
Amígdalas	tonsils
Úvula, campanilla	uvula
Encías	gums
Laringe	larynx
Tráquea	trachea
Esófago	esophagus
Corazón	heart
Pulmones	lungs
Bronquios	bronchial tubes
Diafragma	diagraphm
Estómago	estomach

Hígado	liver
Riñones	kidneys
Uréteres	ureters
Uretra	urethra
Vejiga	bladder
Vesícula biliar	gallbladder
Intestino grueso	large intestine
Intestino delgado	small intestine
Bazo	spleen
Ano	anus
Recto	rectum
Páncreas	pancreas
Testículos	testes
Ovarios	ovaries
Tubos de falopio	Fallopian tubes
Útero	uterus
Cérvix	cervix
Vasos deferentes	vas deferens
Vesículas seminales	seminal vesicles
Próstata	prostate

Órganos internos

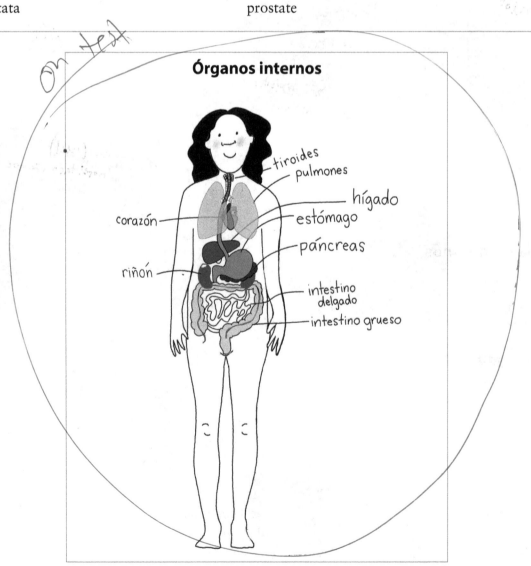

Preguntas generales

En consultorio médico

¿Qué le trae por aquí hoy?	What brings you here today?
¿Cómo se ha sentido recientemente?	How have you felt recently?
¿Cómo se siente hoy?	How do you feel today?
¿Cómo se encuentra?	How are you?

Frases sobre los síntomas y el dolor

Del profesional de la salud:

Por favor, describa su dolor del 1 al 10.	Please describe your pain from 1 to 10
El uno es que no hay dolor en absoluto y 10 es el dolor más intenso que ha sentido.	1 is that there is no pain at all and 10 is the most intense pain you have ever felt.
¿Qué molestias tiene?	What discomfort do you have?
¿Dónde le duele?	Where does it hurt?
Por favor, describa su dolor. ¿es agudo, punzante? ¿es constante o viene y va?	Please describe your pain. It is sharp, stabbing? Is it constant or does it come and go?
¿Está tomando algo para aliviar el dolor?	Are you taking something to relieve your pain?
¿Cuándo empezó el dolor/los síntomas?	When did the pain/symptoms start?
¿Ha sentido este dolor antes?	Have you felt this pain before?
¿Hay algo que mejora o empeora el dolor?	Is there anything that improves or worsens the pain?
¿Le duele si aprieto aquí?	Does it hurt if I press here?
¿Tiene fiebre/tos/sarpullido?	Do you have a fever/cough/ a rash?

Del paciente:

¿Es mi condición grave?	Is my condition serious?
¿Qué puedo hacer para aliviar mi dolor?	What can I do to relieve my pain?
¿Es contagioso?	Is it contagious?
¿Por qué tengo este problema?	Why do I have this problem?
¿Cuándo me voy a mejorar/curar?	When will I get better/cured?
¿Debo quedarme en casa o puedo trabajar/estudiar normalmente?	Should I stay at home or can I work /study normally?
¿Puedo hacer ejercicio?	Can I exercise?
¿Voy a necesitar cirugía?	Will I need surgery?
¿Tengo que volver/regresar?	Do I have to come back?

Preguntas sobre el historial médico

¿Hay alguna enfermedad en su familia?	Is there any illness in your family?
¿Cómo murieron sus abuelos?	How did your grandparents die?

¿Ha estado hospitalizado/a alguna vez? ¿Hubo alguna complicación?

Have you ever been hospitalized? Were there any complications?

¿Tiene alguna alergia?

Do you have allergies?

¿Ha tenido alguna cirugía?

Have you had any surgery?

¿Alguien en su familia o usted tiene problemas a largo plazo como enfermedades cardíacas, diabetes, enfermedades renales, desórdenes sanguíneos, enfermedad pulmonar?

Does anyone in your family or you have long-term problems like heart disease, diabetes, kidney disease, blood disorders or lung disease?

¿Alguien en su familia o usted sufre de presión arterial alta, colesterol alto o asma?

Does anyone in your family or you have high blood pressure, high cholesterol or asthma?

¿Alguien en su familia o usted sufre o ha sufrido de cáncer, derrame, demencia o Alzheimer, osteoporosis o desórdenes genéticos?

Does anyone in your family or you have or have had cancer, stroke, dementia or Alzaimer's disease, osteoporosis or genetic disorders?

Preguntas sobre el estilo de vida

¿Fuma? ¿Cuántos cigarros al día?

Do you smoke? How many cigarettes a day?

¿Toma alcohol? ¿Cuánto a la semana?

Do you drink alcohol? How much per week?

¿Hace ejercicio? ¿Qué tipo de ejercicio y con qué frecuencia?

Do you exercise? What type of exercise and how often?

¿Está experimentando estrés últimamente?

Are you experiencing stress lately?

¿Sigue alguna dieta especial?

Do you follow any special diet?

Preguntas sobre medicamentos

Del profesional de salud:

¿Qué medicamentos toma actualmente?

What medications are currently taking?

¿Cuándo empezó a tomar el medicamento?

When did you start taking this medicine?

¿Ha experimentado algún efecto secundario del medicamento?

Have you experienced any side effects?

¿Toma algún medicamento sin receta?

Do you take any over the counter medication?

¿Usa algún remedio natural/vitaminas?

Do you use any natural remedy /vitamins?

Del paciente:

¿Cómo debo tomar este medicamento?

How should I take this medicine?

¿Va a tener efectos secundarios?

Will it have side effects?

¿Qué debo hacer si olvido una dosis?

What should I do if I miss a dose?

¿Cuándo va a empezar a hacer efecto el medicamento?

When is the medicine going to start working?

¿Qué debo hacer si los efectos secundarios son graves?

What should I do if the side effects are serious?

¿Cómo puedo saber más sobre este medicamento?

How can I know more about this medicine?

¿Por cuánto tiempo debo tomar el medicamento?

How long should I take the medicine?

¿Qué debo hacer si necesito renovar la receta?

¿Cuánto cuesta esta medicina?

¿Dónde puedo comprar esta medicina?

¿Cubre mi seguro de salud el costo de esta medicina?

¿Debo tomar el medicamento en ayunas o con comida?

What should I do if I have to refill the prescription?

How much does this medicine cost?

Where can I buy this medicine?

Does my health insurance cover the cost of this medicine?

Should I take the medicine on an empty stomach or with food?

Frases sobre pruebas

Del profesional de salud:

Vamos a hacer unos análisis de sangre/orina/esputo.

We are going to do some blood/urine/sputum tests.

Vamos a tener los resultados esta tarde/mañana/la siguiente semana.

We will have the results this afternoon/morning/next week.

La prueba no causa dolor/efectos secundarios.

The test doesn't cause any pain/side effects.

Por favor, manténgase quieto/a durante el examen.

Please stay still during the test.

Luego de la prueba, vamos a discutir los resultados.

After the test we will discuss the results.

Es necesario que no coma nada (en ayunas) el día de la prueba.

It is necessary that you do not eat anything the day of the test.

Del paciente:

¿Me va a doler la prueba?

¿Cuándo vamos a saber los resultados?

¿Qué pasa si la prueba es positiva/negativa?

¿Es necesaria esta prueba?

Will the test hurt?

When will we know the results?

What does it mean if the test is positive or negative?

Is this test necessary?

Actividades de vocabulario

A. ¿Qué parte o partes del cuerpo usamos para estos casos? Puede haber más de una respuesta posible.

    1. Leer un libro: _____
    2. Hablar por teléfono: _____
    3. Tocar el piano:_____
    4. Jugar al fútbol: _____
    5. Masticar el pollo:_____
    6. Caminar: _____
    7. Levantar pesas:_____
    8. Silbar: _____
    9. Correr:_____
    10. Vestirse:_____

B. Completa el siguiente crucigrama en español:

Across   Down

2. shoulder   1. heart
4. foot   3. wrist
5. hand   4. leg
8. kidneys   6. nose
9. head   7. arm
11. hair   10. brain
13. bladder   12. liver
14. knee   15. fingers
17. eye   16. mouth
18. lungs   18. skin

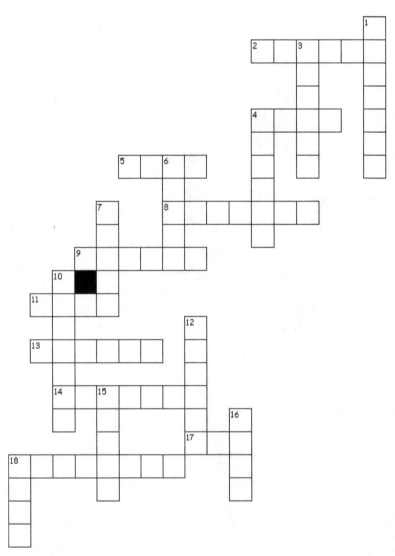

C. Encuentra las siguientes palabras en esta sopa de letras

BAZO   BOCA   CABEZA   CINTURA   CORAZÓN
COSTILLAS   DEDOS   GARGANTA   MANO   MEJILLAS
MUÑECA   NARIZ   OREJAS   PÁNCREAS   PIERNA
PIES   PULMONES   RODILLA   TOBILLO   CODO
OJOS

S	A	L	L	I	J	E	M	B	B	T	S	X
A	T	N	A	G	R	A	G	N	A	R	I	Z
L	C	A	B	E	Z	A	Ó	S	Y	Z	A	Q
L	A	O	W	Q	R	Z	V	Z	Q	A	O	R
I	N	P	B	U	A	C	E	Ñ	U	M	M	G
T	R	Á	T	R	L	D	O	A	V	M	A	X
S	E	N	O	M	L	U	P	D	S	V	O	O
O	I	C	B	P	I	Y	E	A	O	Y	D	N
C	P	R	I	G	D	D	J	Q	J	N	M	P
B	I	E	L	B	O	E	Y	G	O	O	A	G
U	S	A	L	S	R	F	C	N	Q	C	R	M
M	C	S	O	O	B	U	L	S	A	S	H	J

D. Escribe los nombres que faltan en los cuerpos humanos:

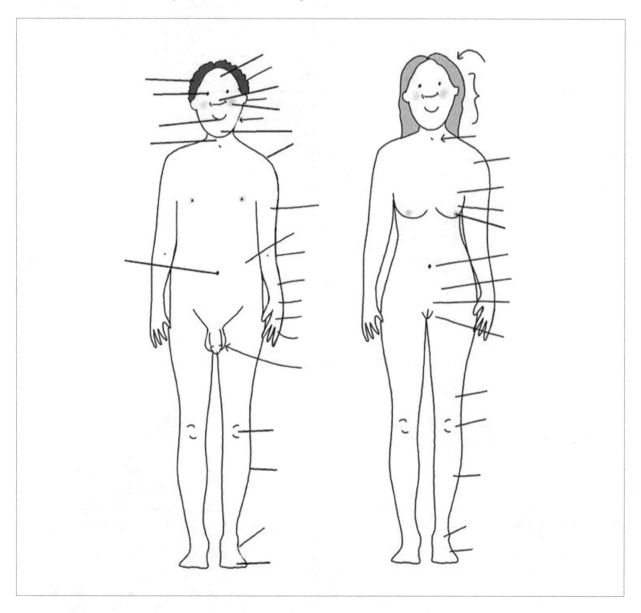

E.   Expresiones con el cuerpo humano

¿Qué expresiones conoces en español o en inglés que usen partes del cuerpo humano? Explica el significado en inglés.

Por ejemplo: Tener la lengua larga, hablar por los codos.

F.   Completa el siguiente cuadro siguiendo el ejemplo del sistema digestivo. Usa las palabras de este capítulo. También, puedes usar más palabras que conozcas.

Sistemas del cuerpo	Partes externas del cuerpo	Órganos internos	Función principal
Digestivo y excretor	Abdomen, barriga, boca, dientes, lengua	Encías, esófago, estómago, hígado, vesícula biliar, páncreas, intestino delgado, intestino grueso, riñones, ano, recto, hígado	Convertir alimento en energía para el cuerpo y desechar los residuos no digeridos como heces.
Cardiaco			
Respiratorio			
Auditivo			
Sensorial (vista)			
Locomotor (movimiento)			
Integumentario (piel, uñas, pelo)			
Reproductor femenino			
Reproductor masculino			

G. Usando las palabras de vocabulario de este capítulo, completa estos diálogos:

1. Un paciente tiene un dolor intenso de espalda. Su doctor primario le hace preguntas sobre su historia familiar y sobre su tipo de dolor.
2. Una doctora receta un nuevo medicamento para controlar las alergias de su paciente. La paciente hace diferentes preguntas sobre el medicamento.
3. Una mujer recientemente sufrió de un ataque al corazón. Ella y su dietista tienen una conversación sobre su nutrición.
4. Un paciente ha tenido problemas gastrointestinales por varios meses. Su doctor hace exámenes de sangre. El paciente y su doctor discuten los resultados de la prueba.
5. Un paciente hace varias preguntas a su doctor sobre el electrocardiograma que necesita tomar la semana entrante.
6. Un joven universitario presenta síntomas comunes de la gripe. Su doctor primario le hace preguntas sobre sus síntomas.
7. Una paciente hace la primera cita con su médico primario. La doctora le hace preguntas sobre su salud en general, historia familiar, medicamentos y estilo de vida.

DIÁLOGO

A. Antes del diálogo. Discute las siguientes preguntas con un compañero/a:

1. ¿Cuáles crees que son algunas de las enfermedades que afectan más a la población latinx? Nombra 3 enfermedades y explica las razones culturales, sociales y económicas por las que estas enfermedades son comunes en esta población.
2. ¿Qué sabes sobre la hipertensión? ¿Cuál es la presión arterial sana? ¿Cuáles son los síntomas? ¿Cuáles son las formas de prevención? ¿Qué efectos puede tener la presión arterial alta en la salud de las personas?

Un chequeo general

La Sra. Flor visita a su médico primario (Dra. Garcia) para su chequeo anual. La enfermera mide la presión arterial de la paciente y observa que su presión es un poco alta. La enfermera hace notar esto a la doctora.

Dra. Garcia: Sra. Flor, me alegra de verla de nuevo. ¿Cuándo fue la última vez que hizo su chequeo anual?

Sra. Flor: Creo que fue en marzo del año pasado.

Dra. Garcia: ¿Y cómo está su salud en general? ¿Cómo se ha sentido recientemente?

Sra. Flor: Todo bien, gracias a Dios. Bueno, como usted sabe, tengo azúcar, pero tomo medicación para eso. Estoy tratando de comer más saludablemente, pero no me gustan mucho los vegetales.

Dra. Garcia: Entiendo, pero, como hablamos la vez pasada, es muy importante que incluya muchos vegetales en su dieta para controlar su diabetes. ¿Cómo está su familia? ¿Sigue yendo a las clases de baile con su hija?

Sra. Flor: Estamos bien. Mario sigue trabajando, pero últimamente se queja a cada rato de dolores de espalda. Yo le digo que tiene que ir al doctor, pero, él es bien orgulloso, y, bueno, no quiere ir. Los niños están bien. Carla está en su primer año en la universidad. Manuelito salió bien inquieto.

Pero, sí, todos estamos bien, gracias a Dios. Ya no voy a la clase de baile porque nos mudamos y ahora el gimnasio está muy lejos.

Dra. Garcia: Recuerdo a Manuelito. Estuvo haciendo sus travesuras la última vez que lo vi, pero, eso es normal a su edad. Dígale a su esposo que los dolores de espalda pueden ser un síntoma de algo más grave. Anímele a que venga a verme pronto. Veo en el sistema que ya le toca su chequeo anual. ¿Cuándo se mudaron? La última vez que hablamos, me dijo que le gustaban mucho las clases de baile. Tal vez puede encontrar un gimnasio cerca de su nuevo vecindario.

Sra. Flor: Nos mudamos hace un par de meses. La renta subió demasiado. Encontramos una casita cerca del centro. Tiene un patio grande para que Manuelito juegue con sus amiguitos.

Dra. Garcia: Muy bien. Parece que su presión arterial está un poquito alta. Lo normal es 120/80. La de usted es 130/80.

Sra. Flor: Oh, no. Dios mío. ¿Qué es eso de la presión arterial? ¿Es serio?

Dra. García: No se preocupe demasiado. Vamos a ayudarla. La presión de la sangre se divide en 2 números. El primer número es su presión cuando su corazón late. El segundo número es su presión cuando su corazón se relaja. Es normal que la presión cambie durante el día. A veces cuando estamos nerviosos, nuestra presión sube un poco. ¿Estaba nerviosa cuando la enfermera la revisó?

Sra. Flor: No, no estaba nerviosa para nada.

Dra. Garcia: Ok. Bueno. Como usted tiene diabetes, es importante cuidar su presión arterial.

Sra. Flor: Pero ¿Qué he hecho para tener este problema? No he sentido ninguna diferencia.

Dra. García: La hipertensión muchas veces no muestra signos de alarma, por eso es bueno que la hayamos detectado a tiempo. Usted tiene prehipertensión. Algunos factores de riesgo son la genética, la edad, y el estilo de vida como la dieta, el estrés y el ejercicio. Pero, no se preocupe, voy a darle un folleto con recomendaciones para controlar su presión.

Sra. Flor: Gracias, doctora. Quiero estar sana para mi familia. Voy a comer mejor y hacer ejercicio. ¿Tengo que tomar pastillas?

Dra. Garcia: Felizmente hemos podido detectar el problema a tiempo. Entonces, por el momento, no va a tomar medicación. Vamos a crear un plan para reducir el estrés, hacer más ejercicio y mejorar la dieta. En un mes, vamos a chequear su presión otra vez. Si reduce, vamos a seguir con el plan, pero si no mejora, vamos a hablar sobre tomar medicación. ¿Qué le parece?

Sra. Flor: Está bien. Ojalá el plan no sea demasiado difícil. Tengo miedo de que no funcione.

Dra. García: No se preocupe. El plan va a ser simple de seguir. Lo vamos a hablar juntas. Primero, es importante que reduzca la sal en sus comidas, y que coma más vegetales. Este folleto explica bien el tamaño de las porciones que debe comer, y tiene algunas sugerencias para todas las comidas del día. ¿Ok?

Sra. Flor: Ok. Lo voy a leer en casa, y voy a dejar de poner tanta sal en las comidas.

Dra. Garcia: Muy bien. También, es importante que haga ejercicio todos los días. Puede salir a caminar con su esposo o tomar clases de baile. Es importante que haga ejercicio todos los días por al menos 30 minutos. ¿Sí?

Sra. Flor: Le voy a decir a Mario que debemos salir a caminar por el parque en las mañanas, y voy a buscar una clase de baile cerca de mi casa.

Dra. Garcia: Excelente. Finalmente, el estrés puede ser un factor para la presión alta. Es posible que la mudanza de la casa haya causado un poco de estrés. El ejercicio puede ayudar a reducir el estrés.

Este folleto tiene otras sugerencias. Hay apps que le pueden ayudar a meditar. Hablar con alguien sobre sus problemas también puede ayudar. ¿Qué le parece?

Sra. Flor: Es cierto que he estado un poco estresada últimamente. La verdad es que no sé nada de apps ni de computadoras, pero le voy a decir a mi hija que me ayude. Gracias, doctora.

Dra. Garcia: Yo tampoco soy buena con la tecnología, pero me gustan mucho los apps de meditación. A veces, con solo 5 minutos, ya estoy más calmada. ¿Tiene preguntas, Sra. Flor?

Sra. Flor: No creo. Ojalá que mejore pronto, pues.

Dra. García: Si hace los cambios, creo que vamos a ver una mejora en un mes. No se preocupe. Todo va a estar bien.

Sra. Flor: Si Dios lo quiere. Entonces, ¿hago una cita para un mes?

Dra. Garcia: Sí, haga una cita con la recepcionista cuando salga. Y, si tiene preguntas, llame, por favor. Mándale mis saludos a todos en su familia.

Sra. Flor: Gracias, doctora. Yo la llamo si tengo preguntas. Nos vemos en un mes.

Preguntas luego de diálogo

1. Haz una lista de palabras usando palabras o frases del diálogo relacionadas con los siguiente conceptos. Mira el primero como un modelo:

   - Profesionales de la salud: médico primario, enfermera.
   - Síntomas:
   - Enfermedades:
   - Estilo de vida:
   - Familia:
   - Palabras o expresiones nuevas:

2. ¿Para qué va la Sra. Flor al médico? ¿Qué tipo de médico ve?
3. ¿Qué tipo de cosas hace la Dra. García para crear una relación de confianza con su paciente? ¿Cómo es la relación entre doctora y paciente?
4. ¿Qué cambios han habido en la vida de la Sra. Flor? ¿Cómo estos cambios influyen en su salud?
5. ¿Qué problemas de salud tiene la Sra. Flor? ¿A qué se deben estos problemas? ¿Cuál es el plan de tratamiento?
6. ¿Crees que la doctora hizo un buen trabajo en explicar el problema y el tratamiento a la paciente? ¿Crees que la paciente entendió el plan para su problema de salud?
7. Imagina que la Sra. Flor regresa en un mes, pero su presión arterial es peor. ¿Qué crees que sería el nuevo plan?

Actividad luego del diálogo

Con un compañero/a en la clase, investiguen un problema de salud que afecta a la comunidad latinx. Luego, escriban un diálogo entre un/a doctor/a y un/a paciente sobre este problema. El diálogo debe incluir saludo, preguntas generales sobre la salud del paciente, síntomas, diagnóstico y plan de tratamiento. Puedes usar las frases y preguntas de este capítulo.

LECTURA

Choque cultural

El choque cultural es la reacción emocional que puede tener una persona a una nueva cultura. No es una enfermedad específica sino más bien una reacción emocional ante el encuentro de una nueva cultura. La persona puede sentir tristeza, soledad, ansiedad, incomprensión, opiniones negativas hacia la nueva cultura, frustración y nostalgia. Se considera un choque porque la persona se tiene que adaptar a una nueva cultura que puede tener diferentes valores y creencias que la suya. Cada cultura tiene características a las que la persona tiene que asimilarse como por ejemplo, la comida, el idioma y la sociedad en general.

Para los inmigrantes latinos que vienen a los EEUU, los niveles de choque cultural y asimilación a la nueva cultura varían mucho dependiendo de sus experiencias pasadas, su conocimiento de la cultura estadounidense, su fluidez en el inglés, etc. Por ejemplo, para un inmigrante que viene por primera vez a los Estados Unidos que no habla inglés, el choque cultural va a ser más intenso que para un inmigrante que ha visitado los Estados Unidos en el pasado y que habla un poco de inglés. Factores como el estatus migratorio, el conocimiento de la cultura estadounidense, el sistema de apoyo en el nuevo país, etc., influyen en el tiempo y la intensidad del choque cultural. Mientras mayor tiempo pasa el nuevo inmigrante en el país de llegada incrementa el nivel de asimilación a la nueva cultura.

El choque cultural puede tener un efecto en la salud física y emocional de los nuevos llegados. Es importante que la persona que experimenta choque cultural busque el apoyo de sus amigos y familiares.

Preguntas de la lectura

1. ¿Qué es la cultura? Define el término cultura en tus propias palabras.
2. ¿Cómo definirías el choque cultural?
3. ¿Qué pueden sufrir las personas que padecen el choque cultural?
4. ¿Qué es la asimilación? ¿Crees que todos los nuevos migrantes deben asimilarse a la cultura de los Estados Unidos? Explica tu respuesta.
5. ¿Cómo puede variar el choque cultural de una persona que ya había conocido a la nueva cultura antes con una persona que nunca la haya vivido/conocido?
6. ¿Qué aspectos físicos y emocionales se enumeran en la lectura?
7. ¿Qué le dirías o cómo ayudarías a una persona que padece de choque cultural?
8. ¿Has vivido la experiencia del choque cultural? Por ejemplo, si has estudiado en algún país extranjero o has visitado otro país, ¿qué te llamó la atención de la nueva cultura?
9. Se sabe que los latinos nacidos en los Estados Unidos tienen, en general, peor salud que la de los latinos inmigrantes recién llegados. Hay muchas razones que explican este fenómeno. ¿Por qué crees que en general los recién llegados tienen mejor salud que los latinos nacidos en este país?

CAPÍTULO 3

NUTRICIÓN Y SALUD EN LA COMUNIDAD LATINA

VOCABULARIO

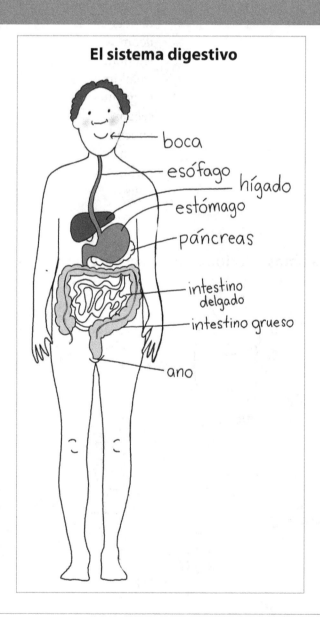

El sistema digestivo

boca
esófago
hígado
estómago
páncreas
intestino delgado
intestino grueso
ano

Tracto gastrointestinal	digestive tract
Boca	mouth
Saliva	saliva
Glándulas salivales	salivary glands

Esófago	esophagus
Hígado	liver
Estómago	stomach
Jugos digestivos	digestive juices
Quimo	chyme
Bacterias	bacteria
Páncreas	pancreas
Jugo pancreático	pancreatic juices
Vesícula biliar	gallbladder
Bilis	bile
Enzimas digestivas	digestive enzymes
Flora intestinal	intestinal flora
Duodeno	duodenum
Íleon	ileum
Yeyuno	jejunum
Intestino delgado	small intestine
Intestino grueso	large intestine
Intestino ciego	cecum
Apéndice	appendix
Colon	colon
Recto	rectum
Ano	anus

Palabras relacionadas con el sistema digestivo

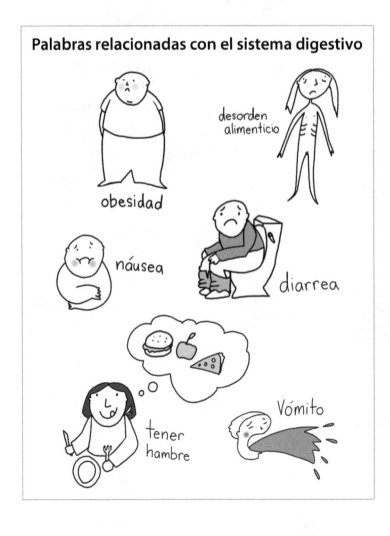

Absorber	to absorb
Acidez estomacal	heartburn
Adelgazar, bajar de peso	to lose weight
Almacenar	to store
Aminoácidos	amino acids
Antiácidos	antacids
Azúcares	sugars
Cálculos biliares	kidney stones
Carbohidratos	carbohydrates
Colonoscopia	colonoscopy
Desnutrición	malnutrition
Desorden alimenticio	eating disorder
Diabetes	diabetes
Diarrea	diarrhea
Digerir	to digest
Diverticulitis	diverticulitis
Dolor abdominal	abdominal pain
Dulces	sweets
Empacho/ estar empachado(a)	indigestion
En ayunas	on an empty stomach, fasting
Enzimas	enzymes
Endoscopia	endoscopy
Enfermedad celiaca	celiac disease
Enfermedad de reflujo gastroesofágico	acid reflux
Engordar, subir de peso	to gain weight
Eructo	burp
Estreñimiento/ estar estreñido(a)	constipation /to be constipated
Frutas y verduras	fruits and vegetables
Gastritis	gastritis
Gastroenterología	gastroenterology
Gastroenterólogo	gastroenterologist
Granos	grains
Grasas y aceites	fat and oils
Heces	stool
Hemorroides	hemorrhoids
Índice de masa corporal	body mass index
Indigestión	indigestion
Malabsorción	malabsorption
Masticar	to chew
Minerales	minerals
Náusea	nausea
Nutrientes	nutrients
Obesidad	obesity
Pirámide nutricional	nutritional pyramid
Plan de comidas	meal plan
Porciones	portions
Probióticos	probiotics
Proteínas	proteins

Síndrome de intestino irritable	irritable bowel disease
Suplementos alimenticios	dietary supplements
Tener hambre/ estar hambriento/a	to be hungry
Tener sed/ estar sediento/a	to be thirsty
Tragar	to swallow
Transportar	to transport
úlcera péptica	peptic ulcer
Vitaminas	vitamines
Vomitar/arrojar	to throw up

Preguntas y expresiones sobre alimentación

Del profesional de la salud:

Describa su dieta en general, por favor.	Describe your diet in general, please.
¿Tiene alergia a algún alimento?	Do you have a food allergy?
¿Cuál es su peso?	What is your weight?
¿Ha subido o bajado de peso recientemente?	Have you gained or lost weight recently?
¿Ha experimentado algún malestar estomacal recientemente?	Have you experienced any stomach problems recently?
Vamos a hacerle una prueba de orina/sangre.	We are going to do a urine/blood test.

Del paciente:

Tengo alergia a _____	I have allergies to_____
He bajado/subido de peso recientemente	I have gained/lost weight recently
Me duele mucho el estómago	I have a stomachache
Me siento hinchado/a	I feel bloated
No puedo ir al baño	I can't go to the bathroom/ I am constipated
Tengo náuseas	I feel nauseous
No tengo ganas de comer/ No tengo apetito	I don't have an appetite
¿Debo estar en ayunas para el examen?	Do I fast before the test?

Actividades de vocabulario

Cómo funciona el sistema digestivo

El sistema digestivo está formado por el tracto intestinal (que pasa desde la boca, el esófago, el estómago, el intestino delgado, el intestino grueso hasta el ano), el hígado, el páncreas, y la vesícula biliar. La función del sistema digestivo es procesar los nutrientes de la comida para que sean absorbidos en el cuerpo para usarlos para energía, crecimiento y reparación de las células.

Los alimentos son descompuestos químicamente en partes pequeñas en la boca a través de los dientes y saliva. Este bolo alimenticio pasa al estómago a través del esófago. En el estómago, el bolo alimenticio se mezcla con los jugos gástricos. Este producto se llama quimo. El quimo pasa por el intestino delgado. En la primera parte del intestino delgado o duodeno, el quimo se mezcla con los jugos del páncreas y la bilis, que es producido por el hígado. Luego, el intestino grueso absorbe el agua. Los productos de desecho se convierten en heces y pasan por el ano al exterior.

El metabolismo es la velocidad con que el cuerpo puede procesar los alimentos. La detoxificación es la eliminación de sustancias tóxicas del organismo. La sangre se filtra en el hígado, donde deja las toxinas y se purifica, cumpliendo con la función hematológica.

Preguntas de la lectura

1. ¿Qué órganos son parte del sistema digestivo?
2. ¿Cuál es la función del sistema digestivo?
3. ¿Qué es el metabolismo?
4. ¿Qué es la detoxificación?
5. Usando tus propias palabras explica qué es la función del páncreas, el hígado, la vesícula biliar, el intestino delgado y el intestino grueso.

Actividades sobre la alimentación y nutrición

A. Escribe las palabras correctas del sistema digestivo:

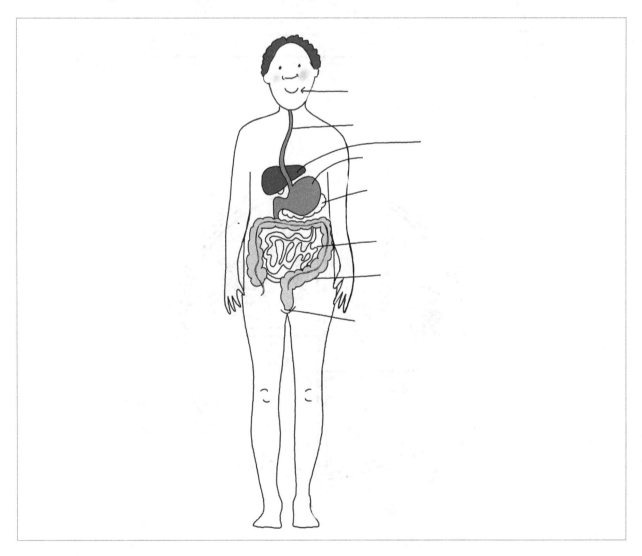

B. Las pirámides de comida

1. Observa la pirámide alimenticia y "mi plato" (my plate) y discute con tu compañero/a las diferencias y semejanzas.

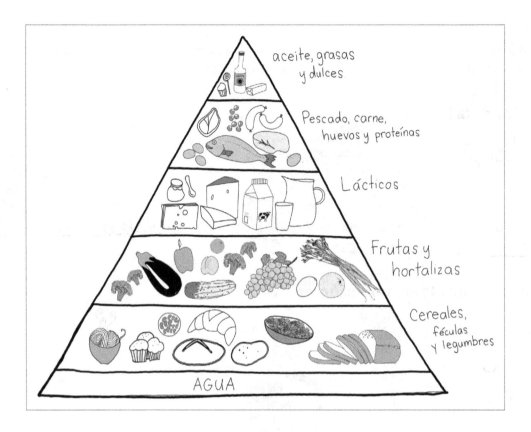

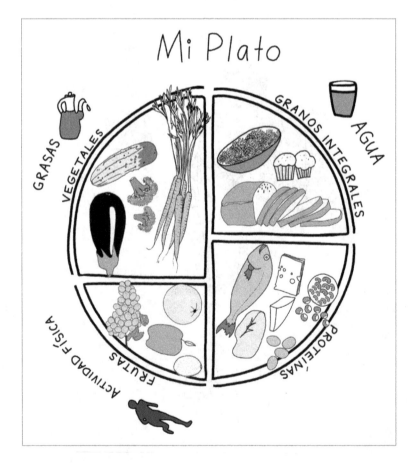

Respondan a estas preguntas:

1. ¿Qué granos conocen?
2. ¿Qué verduras conocen?

3. ¿Qué frutas conocen?

4. ¿Qué aceites conocen?

5. ¿Qué lácteos conocen?

6. ¿Qué carnes y legumbres conocen?

7. Averiguen en la internet qué cantidad de comidas (porciones) sugiere la pirámide de los Estados Unidos y compárenla con Mi plato. ¿Observan frutas diferentes entre ellos? Preparen una presentación sobre las diferencias y semejanzas que notas.

8. ¿Piensan que algunos de los alimentos pueden cambiar según el país de origen de la persona?

9. ¿Cómo se pueden adaptar estas pirámides para personas que tienen un tipo de dieta especial cómo los vegetarianos, los veganos, los pescetarianos, las personas con ciertas alergias, etc.?

C. Elige un país latinoamericano o caribeño y haz una presentación de la comida típica de ese país. Menciona cuál es el origen de la comida (por ejemplo si tienen un origen indigena, africano o español).

D. Mira la lista e imágenes de alimentos abajo. Imagina que eres un/a dietista y debes preparar un plan de comida especial para una persona con prediabetes. Escribe un plan de comida para el desayuno, almuerzo, cena y merienda para esta persona. Debes incluir el tamaño de las porciones y una lista de alimentos para cada comida.

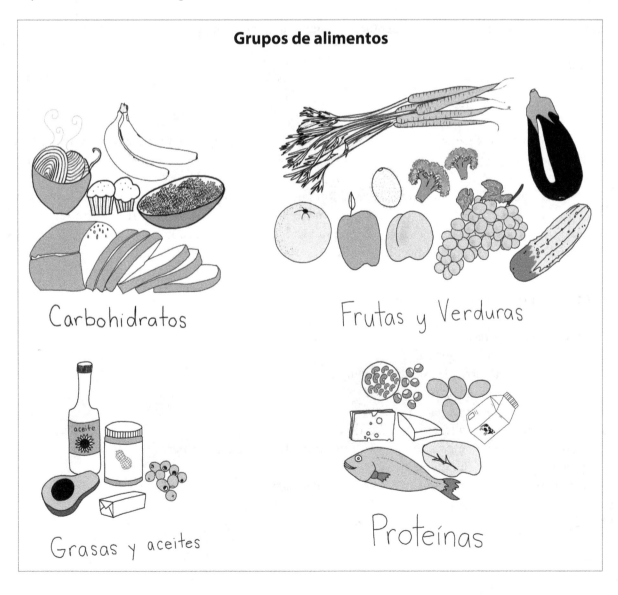

Grupos de alimentos

Carbohidratos

Frutas y Verduras

Grasas y aceites

Proteínas

Una selección de comida sana ayudará a una persona diabética a controlar su diabetes. Ya se sabe que los carbohidratos son una fuente de energía, pero si son ingeridos en exceso pueden ocasionar a la persona problemas serios de salud.

- Granos y verduras: pastas, cereales, maíz, frijoles, papas, arroz. Siempre es mejor comer pastas y arroz integral.

- Frutas: frutas secas, frescas y enlatadas.

- Proteínas: carne, pollo, pescado (tratar de consumirlos dos veces a la semana), huevos, queso, nueces, frijoles, lentejas, quinoa, tofu, almendras, aguacate.

- Grasas: aceite, mantequillas, mayonesa (con mucha moderación).

- Tratar de evitar las galletas, tortas, pasteles dulces, helados o comerlos con moderación.

- Tratar de ingerir alimentos bajos en carbohidratos.

- Hacer ejercicios todos los días por lo menos por 30 minutos.

- Elaborar un plan saludable de alimentación y hacer una cita con la nutricionista

- Reducir la sal.

- Limitar la ingesta de alcohol.

- Es muy importante siempre leer las etiquetas de comida para una buena información nutricional, azúcares, calorías y grasas.

E. Imagina que eres un/a paciente que ha sido diagnosticado/a con diabetes y estás en la consulta con tu doctor/a. Prepara un breve diálogo entre paciente y doctor/a. Luego, vas a presentar el diálogo en forma oral. Puedes usar las preguntas de abajo u otras preguntas con todas tus dudas sobre la diabetes. Puedes usar el Internet para contestar las preguntas.

Preguntas para usar en esta actividad

1. ¿Qué es la diabetes?
2. ¿Qué tipo de diabetes tengo?
3. ¿Hice algo para sufrir de esta enfermedad?
4. ¿Cómo puedo controlar mi diabetes?
5. ¿La diabetes tiene cura?
6. ¿Cuáles son las complicaciones de la diabetes?
7. ¿Qué tipo de dieta tengo que hacer? ¿Qué alimentos no puedo comer?
8. ¿Tengo que tomar alguna medicación?
9. ¿Qué tan seguido debo hacerme el análisis de sangre?
10. ¿Dónde puedo comprar un glucómetro?
11. ¿Cómo debo usar el glucómetro?

F. Traduce la etiqueta del inglés al español. Si no sabes la palabra en español búscala en un diccio-
    nario. Luego, busca un producto en tu cocina y lee la etiqueta. ¿Crees que es un alimento sano
    o no basado en la etiqueta? ¿A qué prestas atención en la etiqueta para decidir si un alimento es
    sano o no? Compara tu producto con el de tus compañeros de clase.

Nutrition Facts

8 servings per container
Serving size   2/3 cup (55g)

Amount per serving
Calories   230

	% Daily Value*
Total Fat 8g	**10%**
Saturated Fat 1g	**5%**
Trans Fat 0g	
Cholesterol 0mg	**0%**
Sodium 160mg	**7%**
Total Carbohydrate 37g	**13%**
Dietary Fiber 4g	**14%**
Total Sugars 12g	
Includes 10g Added Sugars	**20%**
Protein 3g	
Vitamin D 2mcg	10%
Calcium 260mg	20%
Iron 8mg	45%
Potassium 235mg	6%

* The % Daily Value (DV) tells you how much a nutrient in
a serving of food contributes to a daily diet. 2,000 calories
a day is used for general nutrition advice.

Fuente: https://www.fda.gov/food/food-labeling-nutrition/changes-nutrition-facts-label

G. Lectura: Los trastornos de la alimentación

Los trastornos alimenticios afectan la salud física y mental. Comúnmente se presentan durante la
adolescencia o la adultez temprana, aunque se pueden presentar en otras etapas de la vida. Hay
muchos trastornos alimenticios: anorexia, bulimia, atracones de comida, etc.

La anorexia nerviosa es un trastorno de la imagen corporal ante el temor de ganar peso. Las personas afectadas cuentan calorías constantemente, se pesan todos los días (incluso más de una vez por
día) y hacen ejercicios constantemente. Los síntomas pueden incluir delgadez extrema, pérdida de
masa ósea, anemia, debilidad muscular, lanugo y presión arterial baja. La anorexia en casos extremos
puede ser mortal.

La bulimia está relacionada con la anorexia nerviosa. La enfermedad se caracteriza por atracones de comida. La persona que la padece tiende a comer excesivamente y vomitar (se producen el vómito ellas/ellos mismas/mismos), tomar laxantes o diuréticos.

La ortorexia es la obsesión de comer comida sana, generalmente está asociada a la bulimia y la anorexia. Algunos deportistas sufren de ortorexia.

Para reflexionar:

1. Los estereotipos y la publicidad generan presión especialmente en las mujeres en relación a la delgadez. Busca imágenes publicitarias en revistas, internet y tráelas a clase para discutir con tus compañeros. Piensa en cuál es la influencia de los estereotipos sociales y la publicidad en relación a nuestra imagen corporal.
2. Para muchas personas de la comunidad latinx, la comida es muy importante en las celebraciones familiares. También, rechazar la comida o no terminarla puede ser visto como un signo de falta de respeto. ¿Cómo crees que estas tradiciones pueden afectar la dieta de una persona latina? ¿Cómo estas tradiciones pueden chocar con la presión social que reciben las y los adolescentes latinx sobre las ideas del 'cuerpo perfecto'?

DIÁLOGO

Una visita al nutricionista

La Sra. López visita a un nutricionista (Dr. Rizzo).

Dr. Rizzo: Sra. López, qué gusto verla hoy. ¿En qué la puedo ayudar?

Sra. López: Pues vea, doctor. Estoy muy preocupada por mi peso. He subido mucho de peso este año.

Dr. Rizzo: Cuénteme un poco más. ¿Cuáles son sus comidas? ¿Qué desayuna, almuerza y cena?

Sra. López: Desayuno café, nada más. Luego como al mediodía me viene un hambre tremenda y me como unas galletas o unos panes. Luego, espero a mi marido para comer juntos la cena. Y ahí comemos bastante: pollo, frijoles, papas, arroz.

Dr. Rizzo: ¿A qué hora cenan?

Sra. López: A eso de las 10 de la noche o más tarde a veces.

Dr. Rizzo: Creo que el problema es el horario en que comen, y que pasen tantas horas sin comer en la mañana. Es mucho mejor tener una dieta equilibrada, donde desayune bien, almuerce bien y cene más temprano.

Sra. López: Está bien, doctor, entiendo, pero, en las mañanas nunca tengo mucha hambre.

Dr. Rizzo: No se preocupe. Ahora vamos a hacerle una dieta personalizada para usted.

Sra. López: Gracias.

Preguntas y actividades luego del diálogo

1. ¿Para qué va la Sra. López al médico? ¿Qué tipo de médico ve?
2. ¿Por qué come tan tarde la señora López? ¿Por qué crees que el Dr. Rizzo recomienda que la paciente cene más temprano?
3. ¿Qué problema de salud tiene la Sra. López? ¿A qué se deben estos problemas?
4. ¿Crees que el doctor hizo un buen trabajo en explicar el problema y el tratamiento a la paciente?
5. ¿Qué le hubieras sugerido tú a la Sra. López?
6. Continúa el diálogo entre el Dr. Rizzo y la Sra. López con el plan de comidas para la paciente.
7. Crea un diálogo con un compañero/a sobre un problema relacionado con la nutrición. Selecciona una de las siguientes posibilidades o crea tu propia situación:

   a. Diálogo entre una paciente (mujer de 31 años) que quiere bajar de peso y su nutricionista. La madre de la paciente tiene problemas de hipertensión y su padre sufre de diabetes.
   b. Diálogo entre un hombre adulto con prediabetes y su doctora. Hay historia de diabetes en su familia. El hombre tiene un poco de sobrepeso.
   c. Diálogo entre una adolescente con un problema alimenticio y su nutricionista. La adolescente está experimentando algunos cambios en su vida que le causan mucho estrés: el divorcio de sus padres y la mudanza a una nueva ciudad.
   d. Diálogo entre una paciente con gastritis (mujer de 52 años) y su doctor. La paciente ha experimentado signos de gastritis en las últimas semanas. El doctor y la paciente discuten los síntomas, la dieta de la paciente y su estilo de vida.

LECTURA

Antes de leer

Con un/a compañero/a en la clase, discute estas preguntas en forma oral:

1. ¿Qué es la diabetes? ¿Conoces a alguien que sufra de esta enfermedad?
2. ¿Qué deben hacer las personas con diabetes para controlar su enfermedad?
3. ¿Qué puede pasar si una persona no controla su diabetes?
4. Las personas que sufren de diabetes son más propensas a otros problemas de salud. ¿Sabes qué otros problemas?

Lectura: La diabetes

(texto adaptado de varias páginas web de los CDC. Las referencias exactas están al final el texto)

El páncreas produce una hormona llamada insulina que permite que el azúcar en la sangre entre a las células del cuerpo para que estas la usen como energía. Si una persona tiene diabetes su cuerpo no produce suficiente insulina, no puede usar adecuadamente la insulina o las células dejan de responder a la insulina.

Estas son algunas cifras de la diabetes según el CDC:

- 34.2 millones de adultos en Estados Unidos tienen diabetes
- Es la séptima causa principal de muerte
- La diabetes es la principal causa de insuficiencia renal

Tipos de diabetes

La diabetes tipo 1 es causada por una reacción autoinmunitaria (el cuerpo se ataca a sí mismo por error) que impide que el cuerpo produzca insulina. Aproximadamente del 5 al 10% de las personas que tienen diabetes tienen el tipo 1. Por lo general, los síntomas de este tipo de diabetes aparecen rápidamente. Generalmente se diagnostica en niños, adolescentes y adultos jóvenes. Las personas que tienen diabetes tipo 1 deben recibir insulina todos los días para sobrevivir.

Con la diabetes tipo 2, el cuerpo no usa la insulina adecuadamente y no puede mantener el azúcar en la sangre a niveles normales. Aproximadamente del 90 al 95% de las personas con diabetes tienen diabetes tipo 2. Es una enfermedad que se desarrolla a lo largo de muchos años y generalmente se diagnostica en los adultos, pero también se presenta cada vez más en los niños, los adolescentes y los adultos jóvenes. Es posible que no presente ningún síntoma; por lo tanto, es importante que las personas se hagan un análisis de sus niveles de azúcar en la sangre si está en riesgo. La diabetes tipo 2 se puede prevenir con cambios de estilo de vida saludables, como bajar de peso, tener una alimentación saludable y hacer actividad física regularmente.

La diabetes gestacional aparece en mujeres embarazadas que nunca han tenido diabetes. La diabetes gestacional generalmente desaparece después de que nace el bebé, pero aumenta el riesgo de que las madres tengan diabetes tipo 2 más adelante en la vida. También hace más probable que cuando el bebé sea niño o adolescente sea obeso y que presente diabetes tipo 2 más adelante en la vida.

Factores claves de la diabetes

Prueba A1C. Esta prueba mide el nivel promedio de glucosa en la sangre durante los últimos 3 meses. Su médico debería hacerle la prueba A1C por lo menos dos veces al año. La meta para muchas personas con diabetes es obtener un valor de A1C por debajo de 7. Puede que sea diferente en su caso. Pregunte cuál es la meta para usted.

Presión arterial. Una medida de cuánto tiene que trabajar el corazón para mantener la circulación de la sangre. La meta de la mayoría de las personas con diabetes es tener una presión arterial por debajo de 140/90.

Colesterol. Un tipo de grasa que se encuentra en la sangre. Hay dos tipos de colesterol en la sangre: LDL y HDL. El LDL, o colesterol "malo", puede acumularse y tapar los vasos sanguíneos. Esto puede causar un ataque cardíaco o un derrame cerebral. El HDL, o colesterol "bueno", ayuda a eliminar el colesterol "malo" de los vasos sanguíneos.

Pregúntele a su médico qué puede hacer para alcanzar sus niveles deseados en la prueba A1C, la presión arterial y el colesterol.

La diabetes y la comunidad latinx (adaptado de la CDC, https://www.cdc.gov/diabetes/spanish/resources/features/hispanic-diabetes.html)

La comunidad latina, en general, tienen más probabilidades de presentar diabetes tipo 2 (17 %) que las personas no hispanas de raza blanca (8 %).

Pero ese 17 % es solo un promedio para todos los grupos de latinos en los Estados Unidos. Las probabilidades de presentar diabetes tipo 2 se relacionan con los antecedentes de la persona. Por ejemplo, una persona con herencia puertorriqueña tiene aproximadamente el doble de probabilidades de presentar diabetes tipo 2 que una persona con antecedentes sudamericanos.

Además, los latinos tienen tasas más altas de insuficiencia renal causada por la diabetes, así como de ceguera y pérdida de la vista relacionadas con la diabetes.

Los antecedentes familiares y étnicos, los estilos de vida y la dieta son factores determinantes en el desarrollo de esta enfermedad.

El control de la diabetes

La persona que tiene diabetes necesita tomar decisiones todos los días para manejar los niveles de azúcar en la sangre. Eso incluye comer alimentos saludables, hacer actividad física la mayoría de los días, tomar medicamentos si es necesario y hacerse chequeos con regularidad.

El manejo de la diabetes es un desafío para cualquiera, pero existen barreras adicionales para la comunidad latinx como:

- Comunicación: Si la persona no se puede comunicar totalmente con sus médicos, o si ellos no entienden sus valores y preferencias, es menos probable que siga las instrucciones del tratamiento y que haga cambios de estilo de vida.
- Cultura: Algunos latinos usan medicina natural o tradicional en lugar de los tratamientos estándar para la diabetes. Los cambios en la dieta también pueden ser un desafío.
- Falta de seguro médico. Debido a que muchos latinos no tienen acceso al seguro médico, es posible que no se hagan chequeos anuales que pueden detectar pre-diabetes.

Para muchos latinos, existe una fuerte conexión con la familia. Cuando un miembro de la familia tiene que cambiar lo que come para manejar la diabetes, esto afecta a toda la familia, pero puede ser una oportunidad para que todos hagan cambios saludables, lo cual es particularmente importante para los niños. Los niños y los adolescentes hispanos o latinos tienen también un mayor riesgo de presentar diabetes tipo 2, y aprender hábitos alimentarios saludables desde temprano les da la mejor oportunidad de prevenirla.

Prediabetes

Las personas latinas tienen más probabilidades de presentar prediabetes. En la prediabetes, los niveles de azúcar en la sangre son más altos de lo normal, pero todavía no llegan a niveles lo suficientemente altos para que se diagnostique la diabetes tipo 2. Las personas con prediabetes son más propensas a desarrollar diabetes tipo 2 y otros problemas de salud como enfermedades del corazón y derrame cerebral.

Fuentes:

Centers for Disease Control and Prevention (March 2020). Diabetes tipo 1. Retrieved from: https://www.cdc.gov/diabetes/spanish/basics/type1.html

Centers for Disease Control and Prevention (December 2017). Información sobre la diabetes. Retrieved from: https://www.cdc.gov/diabetes/spanish/basics/diabetes.html#:~:text=Con%20la%20diabetes%20tipo%202,tiene%20la%20diabetes%20tipo%202.

Centers for Disease Control and Prevention (October 2019). Los hispanos o latinos en los Estados Unidos y la diabetes tipo 2. Retrieved from: https://www.cdc.gov/diabetes/spanish/resources/features/hispanic-diabetes.html

Luego de leer

Discute las siguientes preguntas en grupos luego de leer las lecturas sobre la diabetes:

1. Imagina que eres un/a profesional de la salud y tienes un paciente latinx con prediabetes. Explícale qué es la prediabetes y la diabetes y qué cambios debe hacer para que no desarrolle diabetes. Ten en cuenta posibles diferencias culturales en tu plan de tratamiento.
2. Usando tus propias palabras explica cuáles son las diferencias entre diabetes 1, 2 y diabetes gestacional.
3. ¿Qué otros problemas de salud están conectados con la diabetes?
4. Las lecturas explican muchas pruebas y números importantes. Identifica 2 pruebas y 3 números importantes para una persona que tiene diabetes.
5. ¿Cómo afecta la diabetes a la comunidad latinx? ¿Qué retos específicos presenta esta enfermedad para una persona latina?
6. La diabetes tipo 2 es considerada uno de los retos de salud más importantes para los países desarrollados. ¿Por qué crees que las tasas de esta enfermedad han subido tanto en las últimas décadas?

CAPÍTULO 4

SEXUALIDAD Y LA COMUNIDAD LATINX

VOCABULARIO

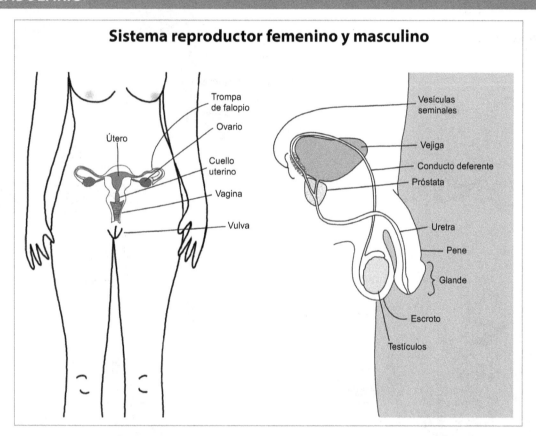

Sistema reproductor femenino y masculino

Sistema reproductor femenino

Cuello uterino	cérvix
Ovarios	ovaries
Trompas de falopio	fallopian tube
Útero	uterus
Vagina	Vagina

Sistema reproductor masculino

Conducto deferente	vas deferens
Escroto	scrotum
Glande	glans
Pene	penis
Próstata	prostate
Testículos	testicles
Uretra	urethra
Vejiga	bladder
Vesículas seminales	seminal vesicles

Formas de anticonceptivos

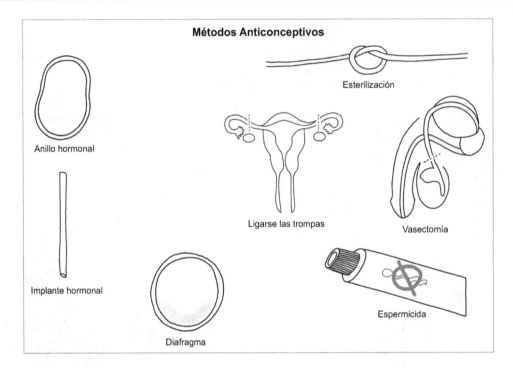

Anillo hormonal	hormonal ring
Aparato intrauterino	intrauterine device
Condones (masculino y femenino)	condom
Diafragma	digrapham
Espermicida	spermicide
Esterilización	sterilization
Implante hormonal	birth control implant
Inyección hormonal	hormonal injection
Ligarse las trompas	to tie tubes
Parche	patch
Píldoras anticonceptivas	contraceptive pills
Vasectomía	vasectomy

Enfermedades de transmisión sexual

Clamidia	chlamydia
Gonorrea	gonorrhoea
Hepatitis B y C	hepatitis B and C
Herpes	herpes
Sífilis	syphilis
Tricomoniasis	trichomoniasis
Verrugas genitales	genital warts
VIH, SIDA	HIV, AIDS
Virus de papiloma humano, VPH	human papillomavirus, HPV

Expresiones relacionadas con el sistema reproductor femenino

Aborto	abortion
Aborto espontáneo	miscarriage
Acné hormonal	hormonal acne
Amenorrea	amenorrhea
Calambre	cramp
Cáncer de cuello uterino	cervical cancer
Dar a luz	to give birth
Dar consentimiento	to grant consent
Dar de mamar, amamantar	to breastfeed
Depresión posparto	postpartum depression
Desmayo	faint
Embarazo	pregnancy
Endometriosis	endometriosis
Estar embarazada	to be pregnant
Ganar peso	to gain weight
Histerectomía	hysterectomy
Menopausia	menopause
Menstruación, período, regla	period
Náuseas	nausea
Perder peso	to lose weight
Preeclampsia	preeclampsia
Quistes ováricos	ovarian cysts
Secreción	discharge
Síndrome de ovario poliquístico	polycystic ovarian syndrome
Síndrome premenstrual	premenstrual syndrome
Violencia doméstica	domestic violence

Expresiones relacionadas con el sistema reproductor masculino

Antígeno prostático	prostate antigen
Cálculos renales	kidney stones
Cáncer de próstata	prostate cancer
Cáncer testicular	testicular cancer
Circuncisión	circumcision
Disfunción eréctil	erectile dysfunction
Erección	erection
Espermatozoides	sperm
Esterilidad	sterility
Examen de tacto rectal	digital rectal exam
Eyacular	to ejaculate
Incontinencia urinaria	urinary incontinence
Semen	semen
Testosterona	testosterone
Torsión testicular	testicular torsion

EXPRESIONES Y PREGUNTAS IMPORTANTES DURANTE LA HISTORIA SEXUAL Y LA SEXUALIDAD EN LA VISITA AL DOCTOR/A ?

Voy a hacerle algunas preguntas sobre su vida sexual. Hago estas preguntas a todos mis pacientes. Entiendo que son preguntas sensibles, pero son importantes para su salud.	I'm going to ask you a few questions about your sex life. I ask these questions to all my patients. I understand that these are sensitive questions, but they are important for your health.
¿Es usted sexualmente activo/a? ¿Con hombres, mujeres o ambos?	Are you sexually active? With men, women or both?
¿Cuántos compañeros/as sexuales tiene?	How many sexual partners do you have?
¿Usa algún método anticonceptivo?	Do you use any contraceptive method?
¿Usted y su pareja(s) usan métodos de protección contra infecciones de transmisión sexual?	Do you and your partner (s) use methods of protection against sexually transmitted infections?
¿Usa drogas?	Do you use drugs?
¿Alguna vez ha sido diagnosticado/a con una infección de transmisión sexual? ¿Cuándo? ¿Cómo fue tratado/a?	Have you ever been diagnosed with a sexually transmitted infection? When? How were you treated?
¿Actualmente está usted tratando de concebir?	Are you currently trying to conceive?
¿Alguna vez ha estado embarazada? ¿Cuántas veces?	Have you ever been pregnant? How many times?
¿Cómo fue su embarazo?	How was your pregnancy?
¿Cómo fue su parto?	How was your delivery?
¿Tuvo un parto natural o cesárea?	Did you have a natural delivery or a C-section?
¿Cuándo fue su último papanicolaou? ¿Recuerda cuál fue el resultado?	When was your last pap smear? Do you remember what the result was?

Actividades de vocabulario

A. Escribe los nombres correctos para el sistema reproductor femenino:

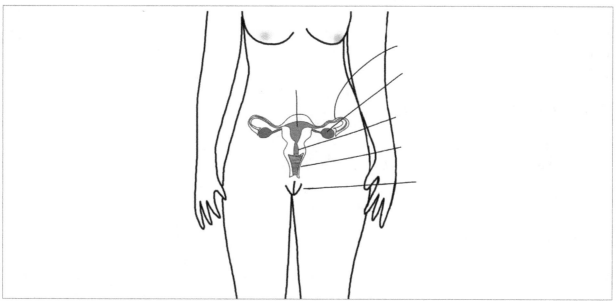

B. Completa las siguientes oraciones usando las palabras y expresiones de la lista de vocabulario de este capítulo:

1. Ligarse las ____trompas____ es un método de esterilización para las mujeres.
2. En la ____vejiga____ se acumula la orina procedente de los riñones hasta que se elimina del cuerpo.
3. La función de la ____próstata____ es producir el líquido que forma parte del semen.
4. Los ____condones/preservativos____ son el único método anticonceptivo que protege a las personas contra las enfermedades de transmisión sexual.
5. El ____aparato intrauterino____ es un pequeño dispositivo que se coloca en el útero para evitar embarazos. Es duradero, reversible y uno de los métodos anticonceptivos más eficaces que existen.
6. La ____gonorrhoea____ es una infección de transmisión sexual muy común que afecta especialmente a adolescentes y personas de entre 20 y 30 años. También es conocida como blenorragia.
7. El ____VPH____ es la infección sexualmente transmitida más común que existe. Por lo general, es inofensivo y desaparece espontáneamente, pero algunos tipos pueden provocar verrugas genitales o cáncer.
8. El ____síndrome de ovario poliquístico____ es una afección en la cual una mujer tiene unos niveles muy elevados de hormonas (andrógenos). Se pueden presentar muchos problemas como resultado de este aumento en las hormonas, incluyendo: irregularidades menstruales, infertilidad, problemas de la piel como ____el acné hormonal____ y aumento en el número de pequeños quistes en los ____ovarios____.
9. Uno de los primeros signos del embarazo es la falta de ____la regla/período/menstruación____.
10. Los ____cálculos renales____ pueden formarse cuando la orina tiene un alto contenido de ciertas sustancias que forman cristales.
11. El ____examen de tacto rectal____ puede realizarse en los hombres como parte de un examen físico completo para revisar la próstata.

C. Ejercicio de traducción. Traduce el siguiente texto extraído de la CDC (https://www.cdc.gov/std/chlamydia/stdfact-chlamydia.htm) al español:

How do I know if I have chlamydia?

Most people who have chlamydia have no symptoms. If you do have symptoms, they may not appear until several weeks after you have sex with an infected partner. Even when chlamydia causes no symptoms, it can damage your reproductive system.

Women with symptoms may notice

- An abnormal vaginal discharge;
- A burning sensation when urinating.

Symptoms in men can include

- A discharge from their penis;
- A burning sensation when urinating;
- Pain and swelling in one or both testicles (although this is less common).

Men and women can also get infected with chlamydia in their rectum. This happens either by having receptive anal sex, or by spread from another infected site (such as the vagina). While these infections often cause no symptoms, they can cause

- Rectal pain;
- Discharge;
- Bleeding.

You should be examined by your doctor if you notice any of these symptoms or if your partner has an STD or symptoms of an STD. STD symptoms can include an unusual sore, a smelly discharge, burning when urinating, or bleeding between periods.

Center for Disease and Control and Prevention (2014). Chlamydia. CDC Fact Sheet. Retrieved from: https://www.cdc.gov/std/chlamydia/stdfact-chlamydia.htm

D. Más actividades de vocabulario.

1. Imagina que trabajas en el centro de salud de estudiantes de tu universidad y una estudiante va a tu oficina a hablar sobre opciones sobre métodos anticonceptivos. La estudiante es sexualmente activa y tiene 2 compañeros sexuales. Explícale cuáles son sus opciones para prevenir embarazos e infecciones de transmisión sexual. También, habla de la importancia de hacerse un examen para detectar cualquier posible infección de transmisión sexual.

2. Imagina que vas a dar una charla sobre métodos anticonceptivos para estudiantes de secundaria de tu escuela local. Prepara una breve presentación de la importancia de usar estos métodos, describe algunos de los métodos más importantes (su uso, efectividad y efectos secundarios). Tus compañeros de clase van a imaginar que son los estudiantes de secundaria y te van a hacer preguntas al final de tu presentación.

3. Imagina que eres parte de un grupo de estudiantes en tu universidad que promueve conductas sexuales saludables. Tu grupo ha sido invitado a hablar sobre la importancia del

consentimiento y cómo reportar un caso de agresión o violación sexual. Prepara una breve presentación sobre estos temas. Tus compañeros de clase van a imaginar que son los estudiantes de universidad y te van a hacer preguntas al final de tu presentación.

4. Imagina que tú y tu compañero/a son una pareja que está planeando empezar una familia. Van a hablar con su doctora de cabecera. Completa un diálogo en el que la doctora discute la importancia de los cuidados prenatales, cómo prepararse antes del embarazo, etc. La pareja también hace preguntas a la doctora sobre todas las dudas y preocupaciones que tienen antes del embarazo.

5. Mira la infografía de abajo sobre el aumento de casos de enfermedades de transmisión sexual en los EEUU. Crea un folleto dirigido a la comunidad hispanohablante de tu localidad explicando las formas de prevención contra estas enfermedades.

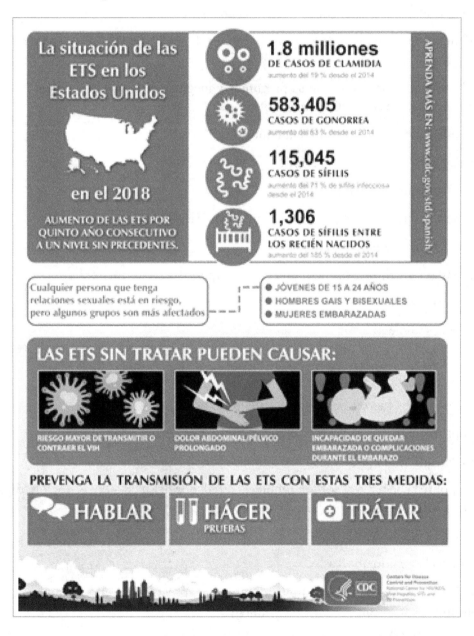

Fuente: Center for Disease Control and Prevention. Enfermedades de transmisión sexual (ETS). La situación de la STDS en los Estados Unidos en 2018. Retrieved from http://www.cdc.gov/std/spanish/infografias.htm

DIÁLOGO

La Sra. Luna Perez y su consulta con la ginecóloga

La señora Luna Pérez (40 años) va a la oficina de la Doctora López para hacerse un chequeo gine-cológico. La enfermera le tomó su temperatura, su peso y le dio una bata para que se ponga antes de que entrara la doctora López para hacerle su chequeo.

Dra. López: Buenos días, señora Luna, ¿cómo se encuentra hoy?

Sra. Luna: Me encuentro bien. Gracias, doctora.

Dra. López: Viene a hacerse un chequeo ginecológico, ¿verdad?

Sra. Luna: Sí, nos hemos mudado de estado y hace más de un año que no voy al ginecólogo. Por eso estoy aquí.

Dra. López: Le voy a hacer primero unas preguntas y luego pasaré a revisarla, y le haré una prueba de papanicolaou. ¿Está casada? ¿Cuántos años tiene?

Sra. Luna: Sí, estoy casada y tengo cuarenta años.

Dra. López: ¿Cuándo fue su último período?

Sra. Luna: Fue hace unos quince días.

Dra. López: ¿Son sus períodos regulares o irregulares? ¿Tiene dolor?

Sra. Luna: Son regulares y no tengo dolores.

Dra. López: ¿Sangra mucho en sus períodos o los períodos son muy fuertes?

Sra. Luna: Son normales, son regulares.

Dra. López: ¿Ha estado embarazada alguna vez?

Sra. Luna: Dos veces, tengo dos hijos hermosos. Tengo una hija que se llama María, tiene diez años y un hijo que se llama José y tiene seis años.

Dra. López: ¿Los partos fueron normales (vaginales) o por cesárea?

Sra. Luna: El primer parto fue normal y el segundo fue por cesárea.

Dra. López: ¿Por qué su segundo parto fue por cesárea?

Sra. Luna: Mi pobre bebé tenía el cordón umbilical alrededor de su cuello y la doctora dijo que tenían que hacer una cesárea de urgencia para salvar a mi bebé.

Dra. López: ¿Ha tenido abortos (espontáneos o quirúrgicos)?

Sra. Luna: No, no he tenido abortos.

Dra. López: ¿Ha tomado o usado algún método anticonceptivo? Como por ejemplo: condones, pas-tillas anticonceptivas, dispositivos, parche o implante.

Sra. Luna: Tomo pastillas anticonceptivas desde hace más de doce años.

Dra. López: ¿Cuándo fue su último papanicolaou?

Sra. Luna: Hace dos años.

Dra. López: ¿Alguna vez ha tenido un resultado anormal de su papanicolaou?

Sra. Luna: No, nunca he tenido un resultado anormal.

Dra. López: ¿Alguien en su familia ha tenido cáncer de útero, ovarios o senos?

Sra. Luna: Mi mamá tuvo cáncer de seno y tuvo que hacerse una mastectomía parcial y estuvo con tratamiento de quimioterapia. Ya hace cinco años que está bien. Los doctores dicen que está en remisión. Mi abuela tuvo cáncer de ovarios y le hicieron una histerectomía pero después de un año lamentablemente falleció.

Dra. López: Lo siento mucho ¿Alguna vez ha tenido una enfermedad de transmisión sexual? Como por ejemplo: sífilis, gonorrea, herpes vaginal, verrugas genitales, enfermedad pélvica inflamatoria, clamidia.

Sra. Luna: No, nunca he tenido una enfermedad de transmisión sexual.

Dra. López: ¿Y su esposo?

Sra. Luna: Tampoco.

Dra. López: ¿Cuándo fue la última vez que se hizo una prueba para enfermedades de transmisión sexual?

Sra. Luna: Mmm pienso que nunca.

Dra. López: ¿Ha tenido algún problema en el útero o en los ovarios? Como por ejemplo: cáncer, fibromas, quistes, endometriosis.

Sra. Luna: No, nunca he tenido esos problemas.

Dra. López: ¿Cuándo se hizo la última mamografía?

Sra. Luna: Hace tres años.

Dra. López: Después de que la revise le daré una orden para que se haga una mamografía. Tiene que llamar al hospital para tener una cita en radiología para hacerse la mamografía.

Sra. Luna: De acuerdo.

Dra. López: Por favor pase a la camilla. Le voy a hacer una examinación en general y le voy a examinar sus pechos (senos) y le haré la prueba del papanicolaou. También examinaré sus glándulas tiroides y su útero. Acuéstese por favor y ponga los pies aquí.

Responde las siguientes preguntas sobre el diálogo con un compañero/a:

1. ¿Por qué la Sra. Luna va al consultorio de la doctora López?
2. ¿La Sra. Luna está casada? ¿Tiene hijos?
3. ¿La señora Luna tiene problemas con su periodo?
4. ¿Estuvo embarazada la señora Luna? ¿Cómo fueron los embarazos?
5. ¿La señora Luna toma anticonceptivos?
6. ¿Cómo fueron los resultados de sus papanicolaou anteriormente?
7. ¿Tiene la señora Luna antecedentes en su familia de cáncer de seno u ovarios? Explica.
8. ¿Qué pruebas le va a ordenar la doctora?
9. ¿Qué va a examinar la doctora? ¿Por qué es importante examinar la glándula tiroides?
10. ¿Piensa que la doctora debería hacerle una prueba para saber si tiene alguna enfermedad de transmisión sexual? Explica tu respuesta.

Actividad del diálogo

La doctora López llama a la señora Luna con los resultados de los análisis. Con un compañero/a continúen el diálogo con la visita de la señora Luna a la oficina de la doctora López.

LECTURA

El cáncer de cuello uterino

(texto adaptado de la CDC, https://www.cdc.gov/spanish/cancer/cervical/basic_info/index.htm)

Todas las mujeres tienen riesgo de contraer cáncer de cuello uterino. Este cáncer se presenta con más frecuencia en mujeres mayores de 30 años. Infección duradera por ciertos tipos del virus del papiloma humano (VPH) es la causa principal del cáncer de cuello uterino. El VPH es un virus común que puede transmitirse de persona a persona durante las relaciones sexuales. Por lo menos la mitad de las personas sexualmente activas adquirirán el VPH en algún momento de su vida, aunque pocas mujeres contraerán el cáncer de cuello uterino.

Cuando el cáncer de cuello uterino se detecta en sus etapas iniciales, las posibilidades de tratamiento exitoso son muy altas.

Síntomas:

Generalmente, en su etapa inicial, el cáncer de cuello uterino no presenta síntomas. En etapas avanzadas puede causar sangrado o flujo vaginal anormal después de tener relaciones sexuales. Estos síntomas pueden ser causados por otra afección que no sea cáncer, pero la única forma de saberlo es consultar con su médico.

Factores de riesgo:

Casi todos los cánceres de cuello uterino son causados por el virus del papiloma humano (VPH).

Otros factores que pueden aumentar el riesgo de cáncer de cuello uterino son:

- Tener el VIH u otra afección que debilite el sistema inmunitario
- Fumar
- Tomar pastillas anticonceptivas durante mucho tiempo (cinco años o más)
- Haber dado a luz a tres bebés o más
- Tener varias parejas sexuales

Lo más importante que usted puede hacer para prevenir el cáncer de cuello uterino es hacerse pruebas de detección en forma periódica.

Pruebas de detección:

Existen dos pruebas de detección que pueden ayudar a prevenir el cáncer de cuello uterino o a encontrarlo en etapas iniciales:

- La prueba de Papanicolau (o citología vaginal) busca *precánceres,* que son cambios en las células del cuello uterino que podrían convertirse en cáncer si no se tratan en forma adecuada.
- La prueba del VPH busca el virus (virus del papiloma humano) que puede causar este tipo de cambios celulares.

Ambas pruebas se pueden hacer en un consultorio o centro médico.

Cuándo realizarse la prueba

Si tiene entre 21 y 29 años

Debe comenzar a realizarse la prueba de Papanicolau a los 21 años de edad. Si los resultados de su prueba de Papanicolaou son normales, es posible que su médico le diga que puede esperar tres años para hacerse la siguiente.

Si tiene entre 30 y 65 años

Hable con su médico acerca de cuál opción es la más adecuada para usted:

- Solo la prueba de Papanicolau. Si los resultados de su prueba de Papanicolau son normales, es posible que su médico le diga que puede esperar tres años para hacerse la siguiente.
- Solo la prueba del VPH. A esto se le llama *prueba del VPH primaria*. Si los resultados de su prueba del VPH son normales, es posible que su médico le diga que puede esperar cinco años para hacerse la siguiente prueba de detección.
- Una prueba del VPH junto con la prueba de Papanicolau. A esto se le llama *pruebas conjuntas*. Si los resultados de ambas pruebas son normales, es posible que su médico le diga que puede esperar cinco años para hacerse la siguiente prueba de detección.

Si tiene más de 65 años

Es posible que su médico le diga que ya no tiene que hacerse más la prueba si ocurre lo siguiente:

- Si los resultados de sus pruebas de detección han sido normales por varios años, o
- Le han extirpado el cuello uterino como parte de una histerectomía completa.

Resultados de las pruebas

Si el resultado de las pruebas indica la presencia de células anormales que pueden convertirse en cáncer, su médico le informará si necesita un tratamiento. En la mayoría de los casos, el tratamiento evita que las células se tornen cancerosas.

Si sus resultados son normales, tiene muy poca probabilidad de contraer cáncer de cuello uterino en los próximos años.

La vacuna contra el VP

La vacuna contra el VPH protege contra los tipos de VPH que causan el cáncer de cuello uterino, vagina y vulva con mayor frecuencia.

- La vacunación contra el VPH se recomienda para los preadolescentes de 11 a 12 años, pero puede comenzar desde los 9 años.
- La vacuna contra el VPH también se recomienda para todas las personas hasta los 26 años, si es que aún no se han vacunado.
- Es posible que algunos adultos entre los 27 y 45 años, que todavía no se hayan vacunado, decidan vacunarse contra el VPH después de hablar con su médico. La vacunación contra el VPH en este rango de edad proporciona menos beneficios, debido a que más personas ya han estado expuestas a este virus.

Otras medidas para prevenir el cáncer de cuello uterino

Las siguientes medidas también pueden disminuir su riesgo de contraer cáncer de cuello uterino:

- No fume.
- Use condones durante las relaciones sexuales.
- Limite el número de parejas sexuales.

El cáncer de cuello latino y las latinas

El cáncer de cuello uterino era la primera causa de muerte por cáncer en las mujeres en Estados Unidos. Sin embargo, en los últimos 40 años, el número de casos de cáncer de cuello uterino y las muertes relacionadas con este cáncer han disminuido significativamente. Esta disminución se debe en gran parte a que muchas mujeres están haciéndose pruebas de Papanicolau periódicamente.

Las latinas sufren de tasas más altas de este tipo de cáncer que las mujeres blancas no hispanas. Algunas de las razones para estas tasas son:

- Las latinas tienen menos acceso al seguro médico que otros grupos étnicos, y por lo tanto, no se hacen la prueba de detección con la misma frecuencia
- Las latinas tienen mayores nuevos casos de VIH que las blancas no hispanas
- El índice de fertilidad de las latinas es mayor entre las latinas que las blancas no latinas

Porcentajes de cáncer de cuello uterino por grupo étnico en los Estados Unidos (CDC 2017)

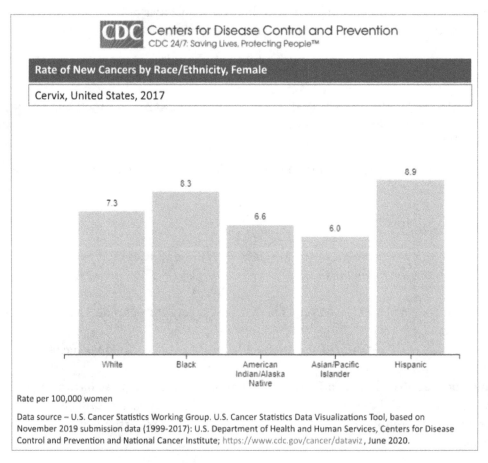

Fuente:

Center for Disease and Control and Prevention (2015). Información básica sobre el cáncer de cuello uterino. Retrieved from: https://www.cdc.gov/spanish/cancer/cervical/basic_info/index.htm

Preguntas luego de la lectura

1. Usando tus propias palabras, explica cuáles son las causas, síntomas, formas de prevención y factores de riesgo del cáncer de cuello uterino.
2. Imagina que eres un/a enfermero/a en una escuela. Algunos padres de familia no quieren vacunar a sus hijos contra el VPH. Explica por qué esta vacuna es importante para sus hijos.
3. Mira el gráfico con las tasas de cáncer de cuello uterino de la lectura. ¿Por qué crees que las mujeres afroamericanas y las latinas son dos grupos especialmente afectados por esta enfermedad?

Cáncer de próstata

(adaptado del CDC: http://www.cdc.gov/spanish/cancer/prostate/index.htm)

La próstata es una parte del aparato reproductor masculino ubicada debajo de la vejiga y delante del recto. Es muy pequeña; tiene el tamaño de una nuez. La función de la próstata es producir el líquido que forma parte del semen.

¿Cuáles son los síntomas del cáncer de la próstata?

Los síntomas pueden ser diferentes en cada persona:

- Dificultad para comenzar a orinar
- Micción frecuente especialmente por la noche
- Dolor y ardor al orinar
- Sangre en la orina y el semen
- Dolor persistente en la cadera, espalda o pelvis
- Dolor al eyacular

¿Cómo se diagnostica el cáncer de próstata?

Una biopsia es el procedimiento que se puede hacer para diagnosticar el cáncer. Se extrae una pequeña muestra de tejido de la próstata para analizarla en un microscopio y observar si hay células cancerosas. Una escala de Gleason se determina durante el análisis en el microscopio. Si hay cáncer la escala indica la probabilidad de que el cáncer se disemine. Esta escala va del 2 al 10. El puntaje más bajo indica que hay menor probabilidad de que el cáncer se disemine.

¿Cómo se trata el cáncer de próstata?

Existen distintos tipos de tratamiento para el cáncer de próstata.

- Vigilancia activa: mediante estudios rutinarios del antígeno prostático, tacto rectal y biopsias.
- Cirugías: la prostatectomía es una operación en donde los médicos extirpan la próstata.
- Radioterapia: el uso de rayos X de alta energía para destruir el cáncer.
- Crioterapia: se coloca una sonda para destruir las células cancerosas.
- Quimioterapia: se administran medicamentos para reducir el tamaño del tumor.
- Hormonoterapia: evita que las células cancerosas obtengan las hormonas que necesitan para multiplicarse.

Porcentajes de cáncer de próstata por grupo étnico en los Estados Unidos (CDC 2017)

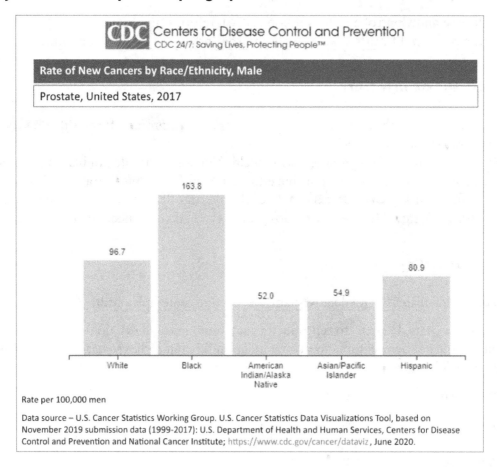

Fuente:

Centers for Disease Control and Prevention (2020). Cáncer de próstata. Retrieved from: https://www.cdc.gov/spanish/cancer/prostate/index.htm

Preguntas luego de la lectura

1. Explica con tus propias palabras cuáles son los síntomas del cáncer de próstata y cuáles son los tratamientos.
2. De acuerdo al gráfico de la lectura sobre las tasas de cáncer de próstata entre los hombres en los Estados Unidos, los hombres afroamericanos sufren de mayores niveles de esta enfermedad. ¿Por qué crees que este grupo es desproporcionadamente afectado por esta enfermedad?
3. Haz un diálogo con un/a compañero/a de clase en donde uno es el/la médico y el otro un paciente con cáncer de próstata que busca información sobre tratamiento.

VIH y los latinx

El VIH es un virus que se propaga a través de determinados líquidos corporales y ataca el sistema inmunitario del cuerpo, específicamente las células CD4, también llamadas células T. Las células CD4 son células especiales que ayudan al sistema inmunitario a luchar contra las infecciones. Cuando el

VIH no se trata, reduce la cantidad de células CD4 (células T) que hay en el cuerpo y este daño al sistema inmunitario hace que le sea cada vez más difícil luchar contra las infecciones y algunas otras enfermedades. Los cánceres o infecciones oportunistas se aprovechan del sistema inmunitario muy débil y son señal de que la persona tiene SIDA.

Solamente se puede contraer o transmitir el VIH a través de determinadas actividades. Lo más común es que las personas lo contraigan o transmitan a través de sus comportamientos sexuales o el uso de jeringas o agujas.

Solamente ciertos líquidos corporales —la sangre, el semen, el líquido preseminal, las secreciones rectales, las secreciones vaginales y la leche materna— de una persona que tiene el VIH pueden transmitir el virus. Estos líquidos deben entrar en contacto con las membranas mucosas o con tejidos lesionados de la otra persona, o ser inyectados directamente al torrente sanguíneo (con una aguja o jeringa) para que ocurra la transmisión. Las membranas mucosas se encuentran dentro del recto, la vagina, el pene y la boca.

En los Estados Unidos, el VIH se transmite principalmente mediante lo siguiente:

- Tener relaciones sexuales anales o vaginales con una persona que tiene el VIH sin usar condones y no tomar medicamentos para prevenir o tratar el VIH.
  - Para el integrante de la pareja VIH negativo, el sexo anal receptivo (pasivo) es el comportamiento sexual de más alto riesgo, pero también puede obtener el VIH a traves del sexo anal insertivo (activo).
  - Tanto el integrante masculino como el femenino de una pareja puede contraer el VIH a través del sexo vaginal, aunque es menos riesgoso para contraer el VIH que el sexo anal receptivo.
- Compartir con una persona VIH positiva las agujas o jeringas, el agua de enjuague o los otros implementos que se usan para preparar las drogas inyectables. El VIH puede vivir en una aguja usada por hasta 42 días, según la temperatura y otros factores.

Con menor frecuencia, el VIH se puede transmitir:

- De madre a hijo durante el embarazo, en el parto o a través de la lactancia materna. El riesgo puede ser elevado si la madre tiene el VIH y no está tomando medicamentos; sin embargo, las recomendaciones de hacerles la prueba a todas las mujeres embarazadas y de iniciar el tratamiento contra el VIH inmediatamente han reducido la cantidad de bebés que nacen con esta infección.
- Pincharse con una aguja o con otro objeto cortopunzante contaminado con el VIH. Este es un riesgo principalmente para los trabajadores de la salud.

DE LOS 38 739 DIAGNÓSTICOS NUEVOS DE INFECCIÓN POR EL VIH EN LOS ESTADOS UNIDOS Y ÁREAS DEPENDIENTES EN EL 2017:

| EL 26 % FUE ENTRE HISPANOS O LATINOS ADULTOS Y ADOLESCENTES | EL 22 % FUE ENTRE HOMBRES HISPANOS O LATINOS | EL 3 % FUE ENTRE MUJERES HISPANAS O LATINAS |

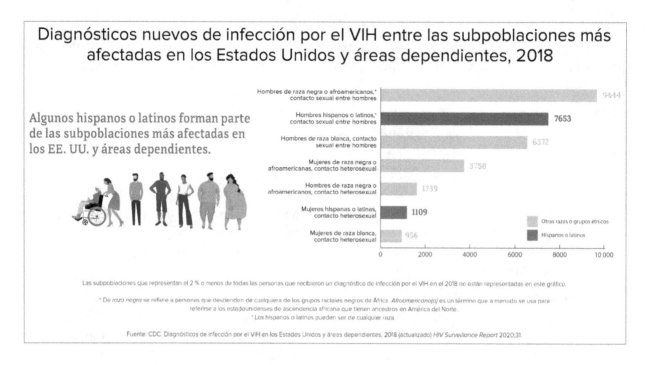

Diagnósticos nuevos de infección por el VIH entre las subpoblaciones más afectadas en los Estados Unidos y áreas dependientes, 2018

Algunos hispanos o latinos forman parte de las subpoblaciones más afectadas en los EE. UU. y áreas dependientes.

Las subpoblaciones que representan el 2 % o menos de todas las personas que recibieron un diagnóstico de infección por el VIH en el 2018 no están representadas en este gráfico.

* De *raza negra* se refiere a personas que descienden de cualquiera de los grupos raciales negros de África. *Afroamericano(a)* es un término que a menudo se usa para referirse a los estadounidenses de ascendencia africana que tienen ancestros en América del Norte.
† Los hispanos o latinos pueden ser de cualquier raza.

Fuente: CDC. Diagnósticos de infección por el VIH en los Estados Unidos y áreas dependientes, 2018 (actualizado) *HIV Surveillance Report* 2020;31.

Fuente: CDC. Diagnósticos de infección por el VIH en los Estados Unidos y áreas dependientes, 2017. *HIV Surveillance Report* 2018;29.

Desafíos para la prevención

- **1 de cada 6 hispanos o latinos con VIH no sabe que lo tiene.** Las personas que no saben que tienen el VIH no pueden aprovechar la atención médica y los tratamientos, y podrían pasar el virus a otros sin saberlo.
- Entre los hispanos o latinos **son más altas las tasas de algunas enfermedades de transmisión sexual (ETS)** que en algunas otras razas o grupos étnicos. Tener otra ETS puede aumentar las probabilidades de contraer o transmitir el VIH.
- **La pobreza, los patrones de migración, los niveles más bajos de estudios y las barreras del idioma** pueden hacer que para algunos hispanos o latinos sea más difícil hacerse pruebas de detección del VIH y buscar atención médica.
- Algunos hispanos o latinos podrían no usar los servicios de prevención del VIH, hacerse la prueba o recibir el tratamiento por **temor a divulgar su situación migratoria.**
- Entre los hispanos o latinos el nivel de **desconfianza en el sistema de atención médica** es alto. Los niveles más bajos de confianza pueden reducir las probabilidades de que visiten un centro médico y ocasionar menor uso de los medicamentos antirretrovirales, así como menor adherencia a esta terapia.
- Aunque no sean factores exclusivos de los hispanos o latinos, **el estigma, el temor, la discriminación y la homofobia** podrían tener impacto en la vida de algunos hispanos o latinos. Estos problemas pueden poner a algunos hispanos o latinos en mayor riesgo de contraer la infección por el VIH.

Diagnósticos nuevos de infección por el VIH entre hombres gais y bisexuales en los EE. UU. y áreas dependientes por raza o grupo étnico, 2018

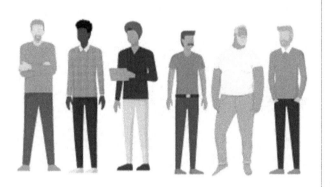

El VIH continúa afectando en gran medida a los hombres gais y bisexuales hispanos o latinos.

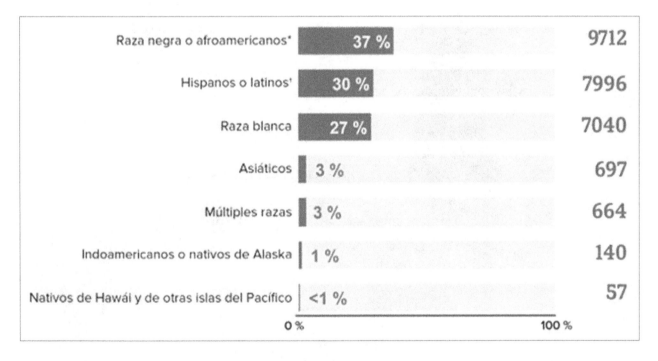

Raza negra o afroamericanos*	37 %	9712
Hispanos o latinos†	30 %	7996
Raza blanca	27 %	7040
Asiáticos	3 %	697
Múltiples razas	3 %	664
Indoamericanos o nativos de Alaska	1 %	140
Nativos de Hawái y de otras islas del Pacífico	<1 %	57

0 %   100 %

http://www.cdc.gov/hiv/spanish/group/msm/hispanic-latino.html

Diagnósticos de infección por el VIH entre hispanos o latinos en los EE. UU. y áreas dependientes, 2014–2018

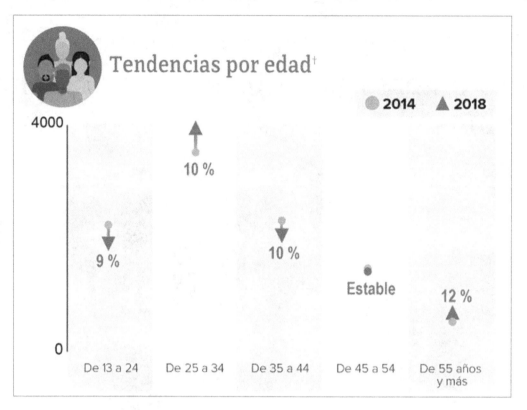

http://www.cdc.gov/hiv/spanish/group/racialethnic/hispaniclatinos/index.html

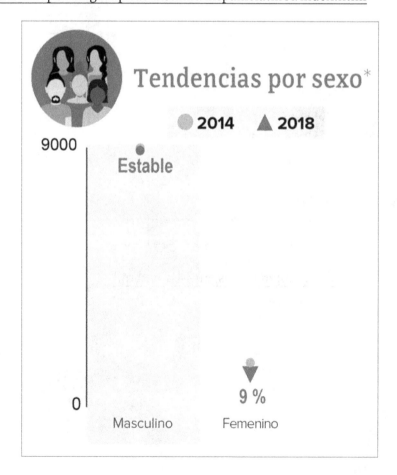

Las cifras

Diagnósticos de infección por el VIH

 De los **37 968 DIAGNÓSTICOS NUEVOS DE INFECCIÓN POR EL VIH** en los EE. UU. y áreas dependientes en el 2018, el 27 % fue entre hispanos o latinos.

http://www.cdc.gov/hiv/spanish/group/racialethnic/hispaniclatinos/index.html

Fuentes de la lectura:

Centers for Disease Control and Prevention (2020). El VIH y los hispanos o latinos. Retrieved from: http://www.cdc.gov/hiv/spanish/group/racialethnic/latinos.html

Centers for Disease Control and Prevention (2020). Información básica sobre el VIH. Retrieved from: https://www.cdc.gov/hiv/spanish/basics/index.html

Preguntas de la lectura

1. ¿Qué es el SIDA y cómo es diferente del VIH? ¿Cómo se contagia?
2. Crea un folleto para la comunidad latinx con información básica sobre el VIH, cómo se contagia y cómo protegerse.
3. Imagina que trabajas en una ONG (organización no gubernamental) enfocada en mejorar la salud de tu comunidad latinx local. Prepara una presentación sobre el VIH, formas de prevención y la importancia de hacerse la prueba. Ten en cuenta que las personas a las que va dirigida tu presentación son un poco conservadoras y hablar directamente de la sexualidad puede ser tabú para algunos de ellos.

LECTURA

true feminity

El machismo, el marianismo y su efecto en la salud de la comunidad latinx

Las expectativas de los roles de género para las comunidad latinas son, en general, tradicionales y binarias. Debido a la fuerte influencia de la religión católica y la historia de colonización, estas expectativas permean varios aspectos de las vidas de las personas de origen latino. El marianismo se refiere a las expectativas tradicionales para las mujeres, mientras el machismo es su contraparte para los hombres. Según esta división binaria, se espera que las mujeres tengan un rol pasivo en la relación, y sean sumisas y obedientes. Su dominio es el doméstico. Según un reporte del Pew Research Center (2014), de todas las madres en los Estados Unidos, las mujeres hispanas son el grupo más propenso a quedarse en casa con sus hijos. 38% de las madres hispanas con niños menores de 18 años se quedan en casa en comparación con el 29% de las mujeres blancas no hispanas.

También, se espera que las mujeres permanezcan vírgenes hasta el matrimonio, donde la reproducción es aceptada y esperada. Las mujeres latinas tienen tasas más altas de embarazo, mayor deseo de tener niños, menor uso de anticonceptivos y más embarazos no planeados en comparación que las mujeres blancas no hispanas (Rodriguez y Fehring 2012).

Por otro lado, las expectativas para los hombres es que tengan un papel dominante en la relación, sean fuertes y provean para sus familias. Su dominio es el público. También, se les permite a los hombres experimentar sexualmente antes del matrimonio, y tener varias parejas puede ser visto como un ejemplo de la virilidad. Esta división tradicional de los roles de género rechaza la homosexualidad, el uso de anticonceptivos, el aborto y cualquier comportamiento que difiera de las expectativas del marianismo y el machismo.

Afortunadamente, estos valores tradicionales están siendo retados por las nuevas generaciones, y sectores de la Iglesia católica son ahora más progresistas y abiertos a nuevas ideas. Es importante no hacer generalizaciones sobre la comunidad latinx, como "todos los hombres latinos son machistas". Estos son estereotipos y no representan la complejidad y diversidad de esta comunidad. Sin embargo, es importante tener en cuenta que los roles tradicionales de género dentro de esta comunidad pueden tener un impacto en la salud de algunos de sus miembros.

Estos patrones culturales afectan varios aspectos de las vidas de las personas, especialmente el área de la salud. Debido a que se espera que las mujeres sean vírgenes hasta el matrimonio, la educación sexual se basa en la abstinencia. Una vez que la mujer se casa, se espera que tenga hijos y no use anticonceptivos. Las decisiones sobre la sexualidad en la relación son tomadas por los hombres. El aborto es visto como un pecado. Esta es una de las razones por las que las latinas tienen el índice de natalidad - número de hijos- más alto que otros grupos étnicos en los EEUU. (CDC, informe sobre el índice de fertilidad de 2019).

La homosexualidad es rechazada y vista como una perversión y pecado. También, se cree que el VIH/SIDA solo afecta a los homosexuales y es una castigo por pervertir las órdenes de Dios. Esta es una de las razones por las que muchos hombres latinos que tienen relaciones con otros hombres no se hacen la prueba del VIH y si tienen el virus lo pueden pasar a sus mujeres. Los latinos tienen el mayor número de casos nuevos de esta enfermedad en los EEUU (CDC 2013).

Otras formas en las que estas expectativas sociales afectan la salud de las comunidad latina son:

- Algunos hombre latinos no quieren hacerse la prueba para detectar el cáncer de próstata porque piensan que el examen puede afectar su hombría.
- La violencia doméstica afecta a esta comunidad en tasas muy altas. Muchas mujeres no reportan este tipo de violencia porque es visto como un "crimen privado"; es decir, que pertenece al dominio privado. También, la violencia se normaliza porque se espera que los hombres sean fuertes y dominantes en la relación. Por otro lado, muchas mujeres que son víctimas de este tipo de violencia no reciben el apoyo de su comunidad, y dependen económicamente de sus esposos, por lo que optan por quedarse en una relación violenta.
- Debido a que se espera que las mujeres hagan las tareas domésticas y cuiden de los niños, muchas veces las mujeres no priorizan su propia salud, y son más propensas a contagiarse de enfermedades que afectan a otros miembros de la familia porque se espera que cuiden de los enfermos.
- Los índices de embarazo adolescente son muy altos en esta comunidad. De acuerdo con la organización Power to Decide, el embarazo adolescente entre las latinas fue casi dos veces mayor (27 nacimientos por cada 1000 personas) en comparación con las mujeres blancas no latinas (12 nacimientos por cada 1000 personas) en el 2018. Estos altos índices se explican porque la educación sexual entre los latinos muchas veces se basa en la abstinencia y hablar de la sexualidad se considera todavía un tema tabú.

Fuentes:

Centers for Disease Control and Prevention (2019). Births in the United States, 2019. Retrieved from: https://www.cdc.gov/nchs/products/databriefs/db387.htm

Centers for Disease Control and Prevention. *HIV Surveillance Report*, Vol. 23; February 2013. HIV diagnosis data are estimates from all 50 states, the District of Columbia, and 6 U.S. dependent areas. Rates do not include U.S. dependent areas.

Pew Research Center (April 24, 2014). Among Hispanics, immigrants are more likely to be stay-at-home moms and to believe that's best for kids. Retrieved from: https://www.pewresearch.org/fact-tank/2014/04/24/among-hispanics-immigrants-more-likely-to-be-stay-at-home-moms-and-to-believe-thats-best-for-kids/

Power to Decide. National Data (2018). Retrieved from: https://powertodecide.org/what-we-do/information/national-state-data/national

Rodriguez, Dana, and Richard J Fehring. "Family Planning, Natural Family Planning, and Abortion Use among U.S. Hispanic Women: Analysis of Data from Cycle 7 of the National Survey of Family Growth." The Linacre quarterly vol. 79, 2 (2012): 192–207. doi:10.1179/002436312803571429

Preguntas de la lectura

1. Usando tus propias palabras, explica qué es el marianismo y qué es el machismo.
2. Haz una lista de por lo menos 5 formas en cómo el marianismo y el machismo pueden afectar la vida de las personas. Por ejemplo: se espera que las mujeres estudien carreras 'maternales' como la enfermería o la educación, y se espera que los hombres estudien carreras más científicas como la ingeniería o la medicina.
3. ¿Existen comportamientos machistas que afectan la salud de las personas en los Estados Unidos? Discute con un compañero/a cómo las expectativas tradicionales de los roles de género afectan la salud de los estadounidenses.
4. ¿Crees que comportamientos o ideas machistas se pueden 'desaprender'? ¿Por qué sí o por qué no?

CAPÍTULO 5

MATERNIDAD Y CUIDADOS DEL BEBÉ

VOCABULARIO

Del embarazo y el parto

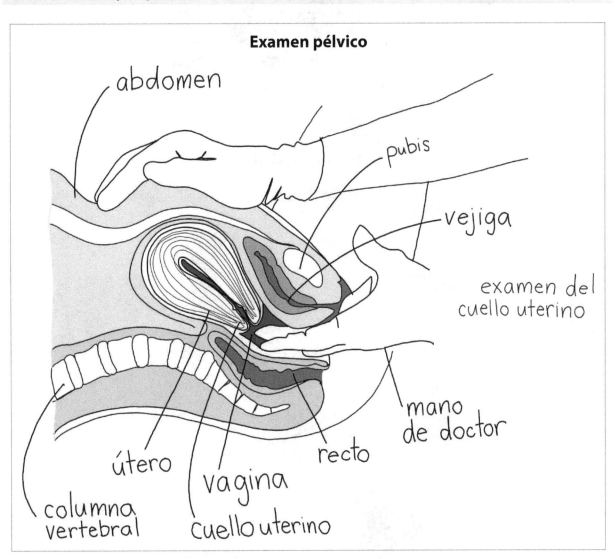

Examen pélvico

abdomen

pubis

vejiga

examen del
cuello uterino

mano
de doctor

recto

útero

vagina

cuello uterino

columna
vertebral

El embarazo

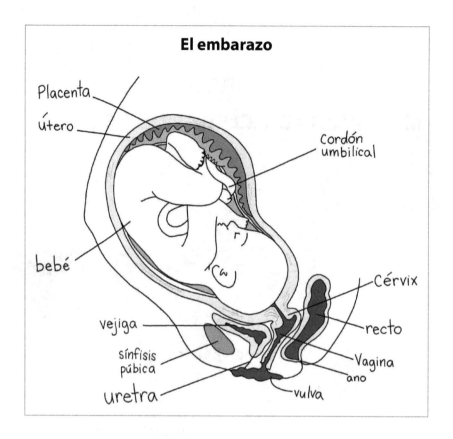

Placenta
útero
bebé
Cordón umbilical
Cérvix
recto
Vagina
ano
vulva
vejiga
sínfisis púbica
uretra

La maternidad

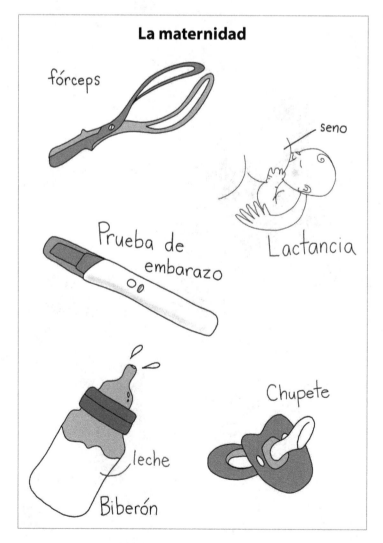

fórceps

seno

Lactancia

Prueba de embarazo

leche

Biberón

Chupete

Ácido fólico	folic acid
Alumbramiento	delivery
Amniocentesis	amniocentesis
Anemia	anemia
Anestesia	anesthesia
Anestesia general	general anesthesia
Anteparto	antepartum
Babero	bib
Bebé	baby
Biberón, mamadera, mamila	baby bottle
Bolsa de las aguas	amniotic fluid sac
Cambiador	changing pad
Cérvix	cervix
Chupete/chupón	pacifier
Cobija/manta/frazada	blanket
Cochecito	stroller
Contracciones	contractions
Control	check up
Cordón umbilical	umbilical cord
Cortauñas	nail clippers
Cuna	crib
Dar a luz	to give birth
Dar de mamar, dar el pecho, amamantar	to breastfeed
Diabetes gestacional	gestational diabetes
Dolor de parto	labor pain
Doppler	doppler
Ecografía, ultrasonido	ultrasound
Embarazo	pregnancy
Enfermero/a	nurse
Epidural	epidural
Espina bífida	spina bifida
Examen del cuello uterino	cervical exam
Extractor de leche materna	breast pump
Fecha probable de parto	estimated date of delivery
Feto	fetus
Fórceps	forceps
Frecuencia cardiaca fetal	fetal heart rate
Ginecología	gynecology
Ginecólogo	gynecologist
Hipertensión gestacional	gestational hypertension
Hormonas	hormones
Incubadora	incubator
Lactancia	lactation
La regla	period
Las relaciones sexuales	sexual intercourse
Leche	milk
Malparto	miscarriage
Mama/seno	breast

Mareos	dizziness
Mecedora	rocking chair
Moisés	bassinet
Nacimiento	delivery
Obstetra	obstetrician
Ovario	ovary
Pañales	diapers
Partera	midwife
Parto por cesárea	c-section
Parto vaginal	vaginal delivery
Placenta	placenta
Posparto	postpartum
Preeclampsia	preeclampsia
Prueba de embarazo	pregnancy test
Pujar	to push
Recién nacido	newborn
Sala de parto	delivery room
Silla para el auto	car seat
Sillita alta	high chair
Síndrome de muerte súbita del lactante	sudden infant death syndrome
Suelo pélvico	pelvic floor
Tasa de natalidad	birth rate
Toalla femenina/toalla sanitaria	maxi pad
Toallita	washcloth
Trimestre	trimester
Útero	uterus

Preguntas generales sobre el embarazo y el parto (?)

Del proveedor de salud:

1. ¿Cómo se siente hoy?   How do you feel today?

2. ¿Cómo está el bebé?   How is the baby?

3. ¿Tiene mareos?   Are you dizzy?

4. ¿Cómo va el embarazo?   How is the pregnancy going?

5. ¿Cuándo fue la última vez que tuvo su   When was the last time that you had your
   período?   period?

6. ¿Cuáles fueron sus últimos resultados de su   What were your last pap smear results?
   papanicolaou?

7. ¿Cómo son sus períodos? ¿Son regulares o   How is your period? Are they regular or
   irregulares?   irregular?

8. ¿Qué métodos anticonceptivos ha usado?

What contraceptive methods have you used?

9. ¿Cuándo se hizo la prueba de embarazo casero?

When was the home pregnancy test done?

10. ¿Ha confirmado el embarazo con una prueba de sangre?

Have you confirmed the pregnancy with a blood test?

11. ¿Toma vitaminas prenatales?

Do you take prenatal vitamins?

12. ¿Cuándo le hicieron el ultrasonido?

When was your last ultrasound?

13. ¿Tiene dolor en los senos?

Do you have breast pain?

14. ¿Están hinchados sus tobillos?

Are your ankles swollen?

15. ¿En qué trimestre está?

In which trimester are you?

16. ¿Se siente cansada?

Do you feel tired?

17. ¿Cuándo fue la última vez que le hicieron un análisis de sangre?

When was the last time that you had a blood test?

18. ¿Cuándo se le rompió la bolsa de las aguas?

When did your water break?

19. ¿Es su primer embarazo? Si ya tiene hijos, ¿tuvo algún problema en sus embarazos anteriores? ¿Cómo fueron sus partos anteriores?

Is this your first pregnancy? If you have had children, did you have problems in your previous pregnancies?

20. ¿Ha sufrido algún aborto espontáneo?

Have you ever had a miscarriage?

21. ¿Ha tenido problemas para concebir?

Have you had problems getting pregnant?

22. ¿Sufre alguna enfermedad o alergia? ¿Toma algún tipo de medicamento?

Do you suffer from any disease or allergy? Do you currently take any medication?

23. ¿Existe alguna enfermedad congénita en su familia? ¿Y en la de su pareja?

Is there any congenital disease in your family or in your partner's family?

Preguntas sobre el embarazado de la paciente

1. ¿Qué vitaminas y minerales debo tomar antes y durante el embarazo?

What vitamins and minerals should I take before and during my pregnancy?

2. ¿Qué medicamentos o suplementos no debo tomar?

What medications and supplements should I not take?

3. ¿Por qué tengo tantas náuseas? ¿Puedo hacer algo para evitarlas?

Why do I feel so nauseous? What can I do to avoid nausea?

4. ¿Cuánto peso es normal ganar durante el embarazo?

How much weight is it normal to gain during pregnancy?

5. ¿Qué tipo de dieta debo seguir durante el embarazo?

What kind of diet should I follow during my pregnancy?

6. ¿Puedo hacer ejercicio?

Can I exercise?

7. ¿Es peligroso tener relaciones sexuales durante el embarazo?

Is it dangerous to have sex when you are pregnant?

8. ¿Es normal tener más flujo vaginal durante el embarazo?

Is it normal to have vaginal discharge during the pregnancy?

9. ¿Cuándo es necesaria una cesárea?

When is a c-section necessary?

10. ¿Cómo sabré si el/la bebé está por llegar y debo ir al hospital?

How do I know if the baby is about to come and when should I go to the hospital?

11. ¿Cómo sabré si han comenzado mis dolores de parto?

How would I know when the labor pain has started?

12. ¿Qué debo hacer si se me rompe la fuente?

What should I do when my water breaks?

13. ¿Qué pasa si no tengo dolores de parto después de las 40 semanas de embarazo?

What happens if I don't have labor pain after 40 weeks of pregnancy?

14. ¿Qué es la anestesia epidural? ¿Hay efectos secundarios?

What is epidural anesthesia? Does it have side effects?

15. ¿Alguien me puede acompañar en la sala de parto?

Can someone come with me to the delivery room?

16. ¿Cuántos días voy a necesitar quedarme en el hospital luego del parto?

How many days do I have to stay in the hospital after the delivery?

17. ¿Qué necesito llevar conmigo para el o la bebé?

What should I bring with me for the baby?

18. ¿Cuánto tiempo necesitará quedarse mi bebé en el hospital luego del parto?

How long will my baby need to stay at the hospital after the delivery?

19. ¿Qué pasa si no produzco suficiente leche para amamantar a mi bebé?

What happens if I don't have enough milk to breastfeed my baby?

20. ¿Necesito llevar al hospital un asiento de seguridad para el auto poder llevar a mi bebé a casa?

Do I need to bring a car seat to be able to take my baby home?

Actividades con el vocabulario

A. Con ayuda del Internet, busca la definición que le corresponde a cada palabra:

1. Anemia
2. Amniocentesis
3. Analgesia
4. Anteparto
5. Bolsa de las aguas
6. Parto por cesárea
7. Doppler
8. Epidural
9. Fórceps
10. Anestesia general
11. Diabetes gestacional
12. Lactancia
13. Hipertensión gestacional
14. Prenatal
15. Recién nacido
16. Parto vaginal normal

a. hipertensión arterial y proteínas en la orina
b. entre el embarazo y antes del parto
c. bolsa de líquido que rodea al bebé en el útero
d. ondas de sonido para ver el interior del útero
e. diagnostica problemas en los cromosomas
f. intervención quirúrgica para dar a luz
g. causa pérdida total de conciencia
h. cuando la madre que amamanta a su bebé
i. hipertensión arterial durante el embarazo
j. baja cantidad de glóbulos rojos
k. sin dolor
l. antes del nacimiento
m. se puede escuchar los latidos cardiacos del feto
n. se usa para el dolor en el espacio epidural
ñ. sirve para ayudar al bebé a salir de la vagina
o. diabetes producida por el embarazo

17. Perinatal   p. primer mes de vida del bebé

18. Preeclampsia   r. semana veinte del embarazo hasta el parto

19. Posparto   s. sin uso de fórceps

20. Ecografía   t. posterior al nacimiento

B. Explica los siguientes términos en tus propias palabras:

1. Aborto espontáneo
2. Síndrome de muerte súbita del lactante
3. Diabetes gestacional
4. Cuidados prenatales
5. Monitorización fetal
6. Unidad de cuidados intensivos neonatales

C. Mapas conceptuales. Con un/a compañero/a, creen mapas conceptuales con los siguientes temas:

Ejemplo:

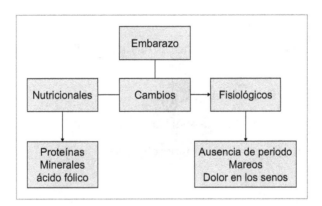

- Cuidados prenatales
- Cuidados del bebé
- Menstruación
- Depresión postparto

D. Con un/a compañero/a completa las siguientes actividades con las situaciones asignadas y luego preséntalas en clase.

1. Una mujer está a punto de dar a luz. Escribe un diálogo entre la pareja de la paciente y su médico obstetra. La pareja explica al obstetra cómo se siente su esposa, el doctor le hace una serie de preguntas, le da consejos y le explica qué debe hacer.
2. Una mujer va a la primera cita con el pediatra con su recién nacido. Haz un diálogo entre la madre y el pediatra. Explica en detalle qué va a examinar el pediatra y todas las preguntas que la madre pueda tener.
3. Una mujer va a su primera cita prenatal. Está muy nerviosa porque es su primer embarazo. La doctora responde a todas las preguntas de esta madre primeriza. Ellas hablan de las cosas que la paciente debe hacer para tener un embarazo saludable y que cosas debe evitar. Al final de la cita, programen la próxima visita.

4. Crea un folleto para las madres sobre el síndrome de muerte súbita del lactante. Piensa que este folleto puede estar en la sala de espera de una pediatra. Escribe con detalles lo que las madres deben hacer, qué es el síndrome, cómo se puede prevenir, las diferencias entre poner a dormir al bebé boca arriba o boca abajo. Puedes usar el Internet para investigar este tema.

DIÁLOGO

Un chequeo prenatal

La señora Mariela Cedermas (30 años) va a la oficina de la Doctora Ruggiero para hacerse un chequeo prenatal. La enfermera le ha tomado su temperatura y su peso y le dió una bata para que se ponga antes de que entrara la doctora Ruggiero para hacerle su chequeo.

Dra. Ruggiero: Buenos días, señora Cedermas ¿Cómo se encuentra hoy? ¿Cómo va el embarazo?

Sra. Cedermas: Me encuentro bien. Gracias, doctora.

Dra. Ruggiero: Muy bien. Hoy vamos a hablar de varias cosas. Vamos a calcular la fecha probable de parto, y sus preferencias para el mismo.

Sra. Cedermas: Sí, eso me gustaría mucho.

Dra. Ruggiero: Como podemos ver en su historia médica, su fecha probable de parto es el 25 de diciembre.

Sra. Cedermas: No lo puedo creer. El mismo día que nació el niño Jesús. Este niño será una bendición.

Dra. Ruggiero: Felicitaciones. Todos los niños son una bendición.

Sra. Cedermas: Gracias, en mi familia somos muy religiosos. Una pregunta doctora: ¿duele mucho la anestesia epidural?

Dra. Ruggiero: Quizás el pinchazo un poco, pero se coloca anestesia local. Igual, le puedo asegurar que duele mucho más el parto sin anestesia.

Sra. Cedermas: Tiene razón.

Dra. Ruggiero: Bueno, ahora vamos a hacer la ecografía (La Dra. pone gel en el abdomen de la paciente, y luego las dos ven el monitor).

Sra. Cedermas: ¡Ahí veo al bebé! Estoy muy emocionada, pero tengo miedo del dolor de parto.

Dra. Ruggiero: Es verdad. Ahí está el bebé, este es el útero, cérvix, ovarios, placenta y cordón umbilical. No se preocupe. La vamos a cuidar a usted y su bebé. Es normal estar preocupada por el dolor de parto, pero con la anestesia, no va a sentir mucho dolor.

Sra. Cedermas: Gracias, doctora. ¿Sabe que este niño es resultado de la falla del control de natalidad? A mi esposo se le rompió el condón.

Dra. Ruggiero: Bueno, me alegra por ustedes. Todo se ve muy bien en la ecografía. ¿Tiene dolor en los senos?

Sra. Cedermas: La verdad que no.

Dr. Ruggiero: ¿Está tomando las vitaminas prenatales de las que hablamos la vez pasada?

Sra. Cedermas: Sí, las tomo todos los días.

Dra. Ruggiero: Muy bien ¿Se siente cansada? ¿Cuándo fue la última vez que le hicieron un análisis de sangre?

Sra. Cedermas: Estoy un poco cansada, pero lo que me preocupa más son las terribles náuseas que tengo todo el día. Me hicieron un análisis de sangre hace poco y todo estaba bien. ¿Qué puedo hacer para mis náuseas, doctora? Toda la comida me da náuseas.

Dra. Ruggiero: Lo siento mucho. Las náuseas son normales, sobre todo en el primer trimestre. Trate de comer comidas blandas como bananas, galletas saladas, avena, huevos, pan. Pero si vomita mucho y no puede retener nada, tiene que hacer una cita. En casos extremos, podemos darle medicamentos para las náuseas. Es posible que luego del primer trimestre, las náuseas desaparezcan.

Sra. Cedermas: No quiero tomar ningún medicamento. Eso le puede hacer daño a mi bebé. Tengo muchas náuseas, pero con mi primer hijo, fue lo mismo, y me sentí mejor luego de los primeros meses.

Dra. Ruggiero: Bueno, estos medicamentos son seguros, pero yo entiendo, a las madres no les gusta tomar ningún medicamento durante el embarazo. Si se siente muy mal y no puede retener líquidos, debe llamarnos para ver qué podemos hacer. Si no puede retener líquidos, es peligroso para su salud.

Responde las siguientes preguntas sobre el diálogo con un compañero/a:

1. ¿Por qué la Sra. Cedermas va al consultorio de la doctora Ruggiero?
2. ¿Cuándo es la fecha probable de parto?
3. ¿Qué pregunta tiene la señora Cedermas sobre la anestesia?
4. ¿Qué opina la doctora Ruggiero sobre la epidural?
5. ¿Qué examen le hace la doctora?
6. ¿Qué se ve en el exámen?
7. ¿Qué piensa la Sra. Cedermas sobre cómo ocurrió el embarazo? ¿Qué piensas tú sobre esto? Explica tu respuesta.
8. ¿Qué recomienda la doctora a la paciente sobre las náuseas?

Actividad del diálogo

1. La doctora Ruggiero llama a la señora Cedermas con noticias sobre algo que encontró en la ecografía que no había visto antes. Con un compañero/a continúen el diálogo de la señora Cedermas y la Dra. Ruggiero pero ahora por teléfono.
2. Las náuseas de la Sra. Cedermas empeoran y ahora todo lo que come y toma lo vomita. Ella decide hacer una cita con la doctora Ruggiero. Con un compañero/a completen el diálogo entre la Sra. Cedermas y la doctora Ruggiero en el que hablan de los siguientes pasos a seguir para prevenir la deshidratación de la paciente.

LECTURA

Las vacunas

Las vacunas ayudan a prevenir enfermedades, por eso es muy importante vacunar a los bebés y niños. También reciben el nombre de inmunizaciones.

Estas son algunas de las principales vacunas:

Difteria, tétanos y tos ferina (DTPa)	diphtheria, tetanus and whooping cough
Hepatitis A y B	hepatitis A and B
Vacuna contra el virus de papiloma humano	Human papillomavirus vaccine
(9 años a 26 años)	(nine-twenty six years old)
Influenza	influenza
Neumococo	pneumococcus
Paperas	mumps
Polio	polio
Rotavirus	rotavirus
Rubeola	rubella
Sarampión	measles
Varicela	chickenpox

Algunos niños pueden tener una reacción a la vacuna y pueden ponerse irritables, tener fiebre e hinchazón donde recibieron las vacunas. Por lo general son reacciones normales; en algunos casos, hay que llamar al médico o llevar al niño al hospital si no pueden respirar, o respira con un silbido, tiene hinchazón en el cuello o rostro (reacción alérgica), convulsiones, problemas para despertarlos, temperatura rectal elevada, llanto constante, sarpullido o urticaria.

Preguntas comunes sobre las vacunas según el CDC:

1. ¿Cuáles son los riesgos y beneficios de las vacunas?
2. ¿Existe algún vínculo entre las vacunas y el autismo?
3. ¿Cuáles son los efectos secundarios de las vacunas?
4. Mi hijo/a está enfermo, ¿lo puedo vacunar igual?
5. ¿Por qué se necesitan tantas dosis de vacunas?
6. ¿Qué vacunas debe recibir mi hijo/a?
7. ¿Qué vacunas debe recibir antes de comenzar la escuela?
8. ¿De qué forma (inyección, gotas) son las vacunas?

Fuente:

Centers for Disease Control and Prevention (May 2019). Preguntas frecuentes sobre la vacunación infantil. Retrieved from: https://www.cdc.gov/vaccines/parents/FAQs-sp.html

Actividades

1. Explícale a una madre qué es la vacuna DTPa y para qué enfermedades sirve.
2. Crea un diálogo entre una madre y un/a médico/a en la que este/a le explica que su hijo/a necesita una prueba de tuberculosis. Explícale en detalle por qué y qué es lo que se le va a hacer al hijo/a. Puedes usar el Internet para investigar sobre el tema.
3. Escribe un diálogo entre una madre o padre que lleva a su hijo/a al pediatra para las vacunas. Explica qué vacunas debe recibir y cuáles son los posibles efectos secundarios (leves) que pueden producir las vacunas y cuáles son los signos que deben observar para llamar al médico inmediatamente.

4. Crea un folleto que puede estar en la sala de espera de un/a pediatra sobre la importancia de las vacunas.

La depresión durante y después del embarazo

Adaptado del CDC: http://www.cdc.gov/reproductivehealth/features/spanish/maternal-depression/index.html

Las mamás y las mujeres embarazadas que pronto lo serán merecen lo mejor, incluso la mejor salud mental. La depresión durante y después del embarazo es común y se puede tratar. La depresión tiene síntomas graves que afectan la vida diaria.

Todas las personas se sienten tristes algunas veces, pero estos sentimientos normalmente se pasan en unos pocos días. La depresión es un trastorno serio del estado de ánimo que puede durar semanas o meses por vez.

La depresión no se manifiesta igual en todas las personas. Puede que algunas personas presenten unos pocos síntomas, mientras que otras podrían tener muchos. La frecuencia con que se presentan los síntomas, su duración y qué tan intensos se sientan puede ser distinto para cada persona.

Síntomas de la depresión

- Tener un estado prolongado de tristeza, ansiedad o "vacío emocional".
- Sentimientos de desesperanza o pesimismo.
- Sentimientos de culpa, no valer nada o impotencia.
- Sentimientos de irritabilidad o inquietud.
- Falta de energía.
- Problemas para concentrarse, recordar detalles y tomar decisiones.
- Dificultad para quedarse dormida o dormir demasiado.
- Comer más de la cuenta o falta de apetito.
- Pensamientos suicidas o intentos suicidas.
- Molestias o dolores que no mejoran con tratamiento.

La depresión posparto es distinta a la tristeza postparto (*baby blues*). La depresión posparto es la depresión que ocurre después de tener un bebé. Los sentimientos de la depresión posparto son más intensos y duran más que los de la "tristeza posparto", un término que se usa para describir la preocupación, tristeza y cansancio que muchas mujeres presentan después de tener un bebé.

Síntomas de la depresión posparto

Los síntomas de la depresión posparto son similares a los de la depresión, pero también pueden incluir:
- Llorar con más frecuencia de lo normal.
- Tener sentimientos de enojo.
- Alejarse de los seres queridos.
- Sentirse distante del bebé.
- Preocuparse o sentirse excesivamente ansiosa.
- Pensar en lastimarse a sí misma o en lastimar al bebé.
- Dudar de su capacidad para cuidar al bebé.

Fuente:

Centers for Disease Control and Prevention (May 2019). La depresión durante y después del parto. Retrieved from: https://www.cdc.gov/reproductivehealth/features/spanish/maternal-depression/index.html

Preguntas de la lectura

Después de leer la lectura contesta las siguientes preguntas:

1. ¿Cuáles son los síntomas de la depresión?
2. ¿Qué es la depresión post parto?
3. ¿Cómo se diferencia la depresión con la depresión post parto?
4. ¿Cómo ayudarías a una madre que sufre de depresión post parto?
5. ¿Cuáles son los estigmas contra la depresión en general y sobre la depresión post parto?
6. Investiga sobre los tratamientos para la depresión post parto y prepara una breve presentación sobre estos tratamientos para la clase.

LECTURA

Cuidado pre y post natal en la comunidad latina

Adaptado del CDC, https://www.cdc.gov/preconception/spanish/planning.html

El cuidado prenatal incluye los cuidados de la salud durante y antes del embarazo. Eso incluye las consultas con el proveedor de salud y las pruebas prenatales. El cuidado prenatal es importante para la salud de la madre y su bebé. También permite al doctor prevenir y descubrir posibles problemas de salud antes, cuando el tratamiento es más efectivo.

El doctor o partera establece un calendario de visitas. Si la mujer es mayor de 35 años o su embarazo es de alto riesgo debido a problemas de salud como la diabetes o presión alta, las visitas al doctor pueden ser más seguidas.

Cuidados antes del embarazo

Las mujeres que quieren quedarse embarazadas pueden tomar ciertas medidas para prepararse:
- Tomar 400 microgramos de ácido fólico todos los días: El ácido fólico es una vitamina B. Si una mujer tiene suficiente ácido fólico en su organismo al menos 1 mes antes de quedar embarazada y durante el embarazo, puede ayudar a prevenir defectos de nacimiento graves en el cerebro y la columna vertebral del bebé.
- Dejar de fumar, consumir alcohol y cualquier droga ilegal.
- Evitar la exposición a sustancias tóxicas.
- Tener un peso saludable. Las personas que tienen sobrepeso tienen un mayor riesgo de sufrir complicaciones durante el embarazo, enfermedades cardíacas, diabetes tipo 2 y ciertos tipos de cáncer (de endometrio, de mama y de colon). Las personas que tienen bajo peso también están en riesgo de tener problemas de salud graves.
- Conocer los antecedentes familiares. Es importante sabr los antecedentes familiares para evitar defectos genéticos y otros problemas de salud del bebé. También es importante que el proveedor de la salud tenga informacion sobre previos abortos espontáneos, muertes de niños, problemas

para lograr un embarazo (infertilidad), así como una afección genética o defecto de nacimiento en un embarazo previo.

Cuidado durante el embarazo

Texto adaptado de https://espanol.womenshealth.gov/a-z-topics/prenatal-care

Es importante seguir las indicaciones del proveedor de salud en las visitas prenatales. Estas son algunas recomendaciones generales para un embarazo saludable:

- Tomar 400 a 800 microgramos de ácido fólico.
- No tomar bebidas alcohólicas.
- No fumar. Fumar durante el embarazo es la causa más prevenible de enfermedades y muertes en mujeres y bebés.
- Tomar ciertos medicamentos durante el embarazo puede causar defectos de nacimiento. Es importante que la mujer y su proveedor de salud discutan todos los medicamentos, incluyendo medicamentos de venta libre, suplementos alimenticios y herbales.
- Vacunarse contra la gripe. Las mujeres embarazadas pueden contraer gripes muy fuertes y necesitar cuidados hospitalarios.
- Evitar las radiografías.

Alimentos permitidos y prohibidos

- Comer una variedad de alimentos saludables y tomar mucho líquido, especialmente agua.
- Consumir todos los nutrientes necesarios, incluyendo hierro. Consumir suficiente hierro evita que la anemia, la cual está asociada a nacimientos prematuros y de bajo peso.
- Lavar las frutas y los vegetales antes de su consumo. No consumir carne o pescado crudos o con poca cocción.
- No consumir pescados con grandes cantidades de mercurio.

Recomendaciones para el entorno

- Evitar exposición a químicos como insecticidas, solventes, plomo, mercurio y pintura.
- Si la mujer tiene un gato, debe hablar con su médico sobre la toxoplasmosis. Esta infección se da a causa de un parásito que se puede encontrar en las heces de los gatos. Se puede disminuir el riesgo permaneciendo alejada de los residuos felinos y usando guantes cuando se realizan trabajos de jardinería.
- Evitar el contacto con los roedores.
- Mantenerse alejada del humo de segunda mano.

Los controles prenatales

En la primera consulta prenatal, el médico probablemente:

- Pregunta sobre antecedentes médicos, incluyendo enfermedades, intervenciones quirúrgicas o embarazos previos
- Haga preguntas sobre los antecedentes médicos de la familia
- Realice un examen físico completo, incluyendo un examen pélvico y un examen de Papanicolaou
- Haga análisis de sangre y de orina
- Mida la presión arterial, altura y peso
- Calcule la fecha estimada de parto

En la mayoría de las visitas prenatales:

- Se controla la presión arterial de la madre
- Se calcula cuánto aumentó de peso la madre
- Se toman las medidas del abdomen de la madre para controlar el crecimiento del bebé (una vez que comienza a notarse)
- Control del ritmo cardíaco del bebé

Cuidado prenatal para las latinas

Debido a que las latinas, en comparación con otros grupos étnicos en los Estados Unidos, tienen menor acceso a la atención médica por diferentes factores como falta de cobertura médica, y barreras lingüísticas y culturales, muchas de ellas no reciben cuidado prenatal adecuado. Esto especialmente afecta a las latinas inmigrantes de estatus socioeconómicos bajos. A pesar de estos obstáculos, los índices de mortalidad infantil y bajo peso al nacer son bajos entre las latinas, 7.4% en comparación con 13.6% de mujeres afroamericanas y 7% en mujeres blancas no hispanas (CDC, 2018). El apoyo de la comunidad y la familia, índices menores de uso de tabaco y una buena alimentación durante el embarazo son algunos de los posibles factores que explican esta paradoja: buenos resultados de parto a pesar de inadecuada atención prenatal.

Porcentaje de muerte al nacer entre diferentes grupos étnicos (CDC, 2016)

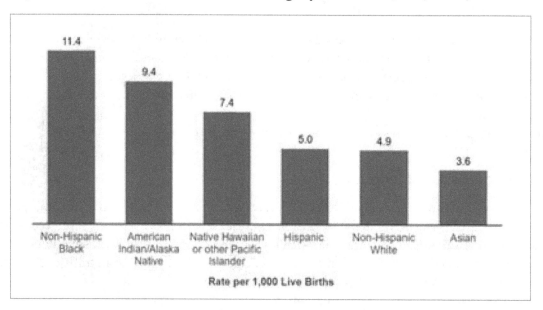

*Source: p. 80 of the User Guide to the 2016 Period Linked Birth/Infant Death Public Use File Cdc-pdf [PDF – 1.25MB]

Porcentajes del peso al nacer entre diferentes etnicidades entre 2014 y 2016

Figure 3. Singleton low birthweight, moderately low birthweight, and very low birthweight rates, by race and Hispanic origin: United States, 2014–2016

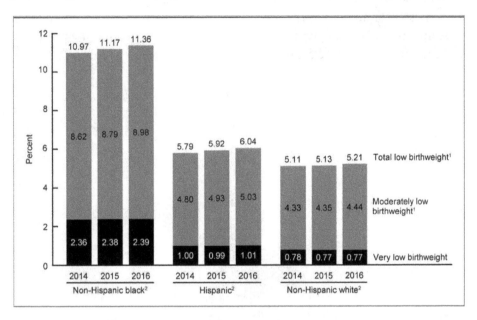

[1]Significant increases in total low birthweight and moderately low birthweight rates in 2016, compared with 2014 and 2015 ($p < 0.05$).
[2]For each year, difference in the rate across race and Hispanic-origin categories are statistically significant for all low birthweight categories ($p < 0.05$).
NOTES: Data do not add to total due to rounding. Access data table for Figure 3 at: https://www.cdc.gov/nchs/data/databriefs/db306_table.pdf#3.
SOURCE: NCHS, National Vital Statistics System, Natality.

Fuentes:

Center for Disease Control and Prevention. (February 2020). Embarazo. Retrieved from: https://www.cdc.gov/pregnancy/spanish/

Center for Disease Control and Prevention. (2018). National Vital Statistics Reports. Vol. 67, No. 8. Retrieved 3 December 2018 from: https://www.cdc.gov/nchs/data/nvsr/nvsr67/nvsr67_08-508.pdf

Office on Womens' Health (April 2019). Cuidado prenatal. Retrieved from: https://espanol.womenshealth.gov/a-z-topics/prenatal-care

Preguntas de la lectura

Luego de leer sobre el cuidado prenatal, completa las siguientes actividades y preguntas:

1. Crea un folleto que se podría encontrar en una sala de espera en un hospital sobre el cuidado prenatal. Incluye la información que crees más importante sobre lo que una mujer debe saber sobre el cuidado prenatal.
2. ¿Qué son 3 cosas que debe hacer una mujer para tener un embarazo saludable y 3 cosas que no debe hacer?
3. Usando tus propias palabras explica por qué es importante que las mujeres tengan acceso a un buen cuidado prenatal.

4. Según los cuadros de la lectura, las tasas de mortalidad infantil y bajo peso al nacer son más altas entre la población afroamericana, ¿por qué crees que estas tasas son más altas en este grupo?
5. Existe mucha información en el internet sobre el cuidado antes y durante el embarazo, pero hay poca información sobre el cuidado postparto para las madres, ¿por qué crees que el enfoque del cuidado médico es en la atención prenatal y la salud de los bebés y no en el cuidado luego del parto para las mujeres? Haz una investigación sobre el cuidado postnatal y presenta tus hallazgos en la clase en una presentación de 5 minutos.

CAPÍTULO 6

TRABAJO, SISTEMA MUSCULOESQUELÉTICO Y SALUD EN LA COMUNIDAD LATINX

VOCABULARIO

Los músculos

Tenemos más de 600 músculos en el cuerpo. Hay músculos lisos como los que se encuentran en las vísceras y los músculos estriados; y rojos que son los músculos esqueléticos y del corazón.

Look at graphic on slides to study.

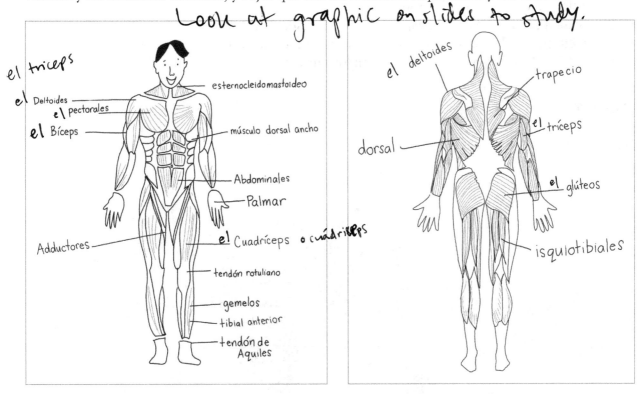

Bíceps	biceps
Cuadrices	quadriceps
Extensores	extensor
Frontal	frontal
Gemelos	calf muscle
Glúteo	gluteus
Menisco	meniscus

Pectorales	pectoralis
Temporal	temporal
Tendón de Aquiles	achilles tendon
Tensores	tensor
Tibial	tibial
Tríceps	triceps

Enfermedades musculares comunes

- Lumbago: es un dolor en la espalda muy fuerte, generalmente se presenta después de cargar algo muy pesado, la falta de ejercicio, tensión nerviosa, etc.
- Tortícolis: es un dolor en la nuca generalmente por dormir en una mala posición.
- Problemas en la nuca: causados por cualquier golpe, mal movimiento. Puede ser muy doloroso.
- Lesiones del menisco: muchos atletas sufren de esta dolencia; muchas veces se tienen que operar las rodillas.
- Torceduras: pueden suceder haciendo ejercicios o algún tipo de desgarro de los ligamentos.
- Calambres: contracciones repentinas e involuntarias de los músculos. Pueden suceder en cualquier momento y causar un dolor intenso.
- Distrofia muscular: causa debilidad muscular y pérdida de la masa muscular.
- Esclerosis múltiple: enfermedad autoinmunitaria que afecta el cerebro y la médula espinal.
- Fibromialgia: condición que causa dolor en los músculos y cansancio.

Los huesos

Hay 206 en el cuerpo humano:

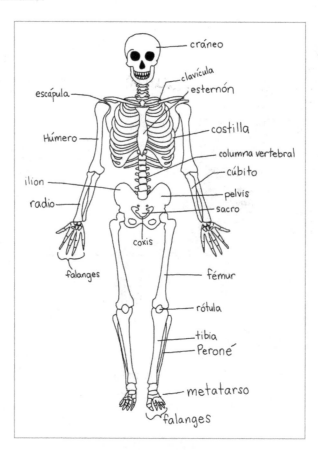

Clavícula	clavicle, collar bone
Columna vertebral	spinal column
Costilla	ribs
Coxis	coccyx
Cráneo	cranium
Cúbito	ulna
Escápula	scapula
Esternón	sternum
Falanges	phalanx
Fémur	femur
Húmero	humorous
Ilión	illium
Metatarso	metatarsus
Omóplato	scapula
Pelvis	pelvis
Peroné	fibula
Radio	radious
Rótula	patella/kneecap
Sacro	sacrum
Tibia	tibia

Enfermedades de los huesos

- Osteoporosis: enfermedad esquelética en la que se produce una disminución de la densidad de masa ósea.
- Mal de Paget: es deformante y ataca los huesos de las extremidades inferiores, de la pelvis, de la columna vertebral y del cráneo.
- Desviación de la columna vertebral: puede ser la escoliosis, desviación lateral de la columna.
- Luxaciones: ocurren generalmente después de un accidente; es una dislocación.
- Osteomielitis: es una bacteria que puede atacar a los huesos.
- Fracturas: ruptura de un hueso. Por lo general, se usa un yeso para inmovilizar el hueso roto por un tiempo hasta que se solidifica nuevamente.
- Raquitismo: causa huesos blandos y débiles en niños.

Las articulaciones

Donde se unen dos o más huesos como por ejemplo: muñeca, rodilla, codo, hombro, cadera y tobillo.

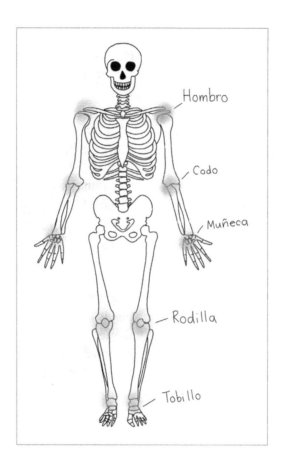

Enfermedades de las articulaciones

* Artritis: inflamación de las articulaciones que produce mucho dolor.
* Artrosis: forma más común de artritis; es una enfermedad de la vejez, muchas veces hay que hacer una operación para reemplazar ciertas articulaciones como la cadera y la rodilla.
* Bursitis: inflamación dolorosa que afecta los pequeños sacos llenos de líquido que proporcionan amortiguación a los huesos.
* Dislocaciones: lesiones que sacan de lugar a los huesos.
* Gota: es una forma común y dolorosa de artritis. Produce hinchazón, enrojecimiento, calor y rigidez en las articulaciones (Medlineplus)
* Tendinitis: inflamación e irritación de un tendón.

Fuente:

Medline Plus (September 2019). La gota. Retrieved from: https://medlineplus.gov/spanish/gout.html#:~:text=La%20gota%20es%20una%20forma,de%20unas%20sustancias%20llamadas%20purinas.

Preguntas sobre el sistema musculoesquelético ⑦

¿Le duelen las articulaciones?	Do you have pain in your joints?
¿Tiene dolor en el cuello o en la espalda?	Do you have pain in your neck or back?
¿Le duelen los músculos?	Do your muscles hurt?
¿Siente debilidad muscular general?	Do you feel general muscle weakness?
¿Ha tenido alguna vez una fractura o luxación?	Have you ever had a fracture or a sprain?
¿Hace cuánto tiempo?	How long ago?
- el año pasado	last year

Vocabulario adicional sobre el sistema musculoesquelético

Articulaciones	joints
Cabestrillo	sling
Cartílagos	cartilages
Colágeno	collagen
Desgarrar	to tear
Dislocarse	to dislocate
Enseyar	to put on a cast
Esqueleto	skeleton
Férula, tablilla	splint
Fractura	fracture
Hematoma	hematoma
Hormigueo	tingling
Huesos	bones
Ligamento	ligament
Músculos	muscles
Ortopeda, ortopedista, traumatólogo/a	orthopedist
Quitar el yeso	to remove the cast
Rayos X	X rays
Reumatólogo/a	reumatologist
Tejido conjuntivo	connective tissue
Tendones	tendons
Torcedura, esguince	sprain
Tornillo	screw
Yeso	cast

Actividades de vocabulario

A. Escribe los nombres correctos de los huesos del cuerpo humano:

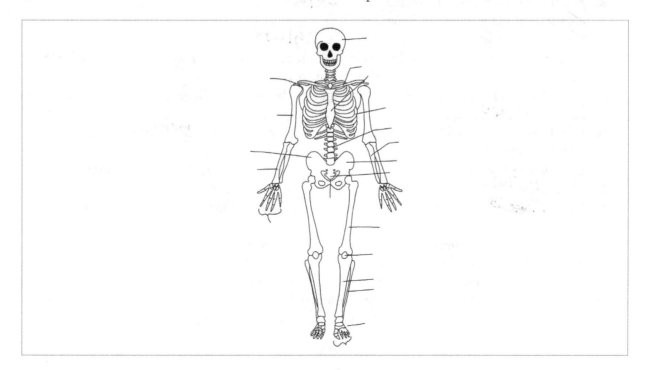

B. Une la palabra con su función:

1. Articulación   _5_ proporcionan sostén al cuerpo y ayudan a darle forma.
2. Ligamento   _3_ responsables de contraerse para poder generar todos los movimientos.
3. Músculo   _4_ transmite fuerza entre músculos y huesos.
4. Tendón   _2_ permite el movimiento, pero evita también mover los huesos de modo excesivo.
5. Hueso   _1_ lugares del cuerpo en los cuales se unen los huesos.
6. Cartílago   _6_ protege a los huesos impidiendo que se froten entre sí.

C. Traduce las siguientes oraciones en español.

- The patient likes to run every day. In the last couple of days, he has experienced a sharp pain in his left knee and tingling in the sole of his feet.
- I am Dr. Florian and I am your rheumatologist. You are showing signs of rheumatoid arthritis that is a disease in which the immune system attacks the joints. You will need X-rays to help track the progression of the disease in your joints over time.
- I was playing soccer when another player bumped into me. I fell and I am experiencing a piercing pain and inflammation in my right ankle.
- I am Dr. Garcia, and I am your orthopedist. Are you here to remove the cast from your right arm? Before removing the cast, I will examine your arm. I will also take an X-ray of the arm when it's still in the cast and check your pain level. When the arm is out of the cast, I will examine it again to check for pain and see if you have a good range of motion.

D. Llena los espacios vacíos con la palabra correcta

Radio _(forearm bone)_   ~~localizado~~   menisco _(meniscus)_   ~~clavícula~~   ~~glúteo~~
~~sordo~~   rótula _(kneecap)_   tibia   cólicos _(obstruction/intolerance)_   cráneo

1. El doctor le dijo a su paciente que tenía rota la ___clavícula___ por no haber usado su cinturón de seguridad y golpearse el hombro con la guantera (_glove compartment_) del carro.
2. El dolor de la mujer en su espalda es ___sordo___. Siente dolor en la espalda baja todo el día y es un dolor persistente.
3. Cuando María hace sentadillas trabaja el ___glúteo___.
4. "Doctor, no es un dolor en todo el cuerpo, es aquí mismo, en la rodilla, está ___localizado___ ___ aquí en la pantorrilla"
5. Mi antebrazo me duele, me caí y me golpeé mi brazo en el suelo, creo que me fracturé mi ___radio___.
6. El ligamento de mi rodilla está bien, pero creo que me lastimé el ___menisco___ por hacer tanto aeróbicos.
7. El ___cráneo___ es la estructura ósea que protege el cerebro humano.
8. Mi ___rótula___ no está bien, no puedo doblar la rodilla.
9. La ___tibia___ es un hueso en la pierna más grande que el peroné.

E. Selecciona una de las enfermedades/ problemas de salud mencionados en este capítulo. Luego, investiga un poco más sobre los síntomas y el tratamiento. Usando las preguntas sobre el sistema musculoesquelético, escribe un breve diálogo entre un/a paciente que está experimentando un problema de salud del sistema musculoesquelético y su doctor/a. El diálogo debe incluir preguntas sobre los síntomas, estilo de vida del paciente y su historia médica.

DIÁLOGO

Un malestar generalizado

El Sr. Manuel Ramírez (51 años) trabaja en Virginia para una compañía que almacena heno. Últimamente, el Sr. Ramírez no se ha sentido bien. Tiene tos, dificultad para respirar y dolores musculares. El Sr. Ramírez visita a su doctor de cabecera, la Dra. Torres, para hablar de sus síntomas. El enfermero que toma los signos vitales nota que el paciente tiene un poco de fiebre.

Dra. Torres: Hola, Sr. Ramirez, ¿qué le trae por aquí hoy?

Sr. Ramirez: Hola, doctorcita. Bueno, mire, últimamente no me he sentido muy bien. Al principio, pensé que era una gripe, pero sigo enfermo y me siento cada vez peor.

Dra. Torres: Lo siento mucho. Dígame, ¿cuáles son sus síntomas?

Sr. Ramirez: Pues, tengo malestar general, no me siento bien. No puedo respirar bien, me canso rápido. También, he bajado de peso; no tengo mucho apetito. Y eso es raro, Dra., porque siempre he comido bien.

Dra. Torres: Umm, ¿desde cuándo tiene estos síntomas? ¿Ha notado otros síntomas?

Sr. Ramirez: Por los últimos dos o tres años, tengo una tos que no se va, pero es peor en el invierno. En los últimos meses, me siento muy cansado; hay días que hasta me cuesta trabajar ¿Será la gripe, doctora?

Dra. Torres: Bueno, puede ser la gripe. Hablemos un poco más y es posible que necesitemos hacer pruebas. ¿Sigue trabajando con la misma compañía? Es de agricultura, ¿verdad?

Sr. Ramirez: Aja, trabajo ahí por ya 10 años, recogiendo y almacenando el heno, la paja y granos. Ahora, soy el supervisor de almacenaje, doctora.

Dra. Torres: Felicitaciones. ¿Pasa más tiempo en almacenaje ahora?

Sr. Ramirez: Sí pues, ahora que soy el supervisor.

Dra. Torres: ¿Y ha notado moho donde trabaja?

Sr. Ramirez: Pues, cuando movemos el heno y la paja, hay bastante polvo. ¿Tendré alergia?

Dra. Torres: Vamos a hacer una pruebas de sangre, rayos X y un test de respiración.

Sr. Ramirez: ¿Y estas pruebas duelen?

Dra. Torres: No, para la prueba de sangre, solo va sentir un pinchazo, pero no duele mucho. La prueba de los rayos X y la de respiración no duelen en absoluto. La prueba de rayos X es como una fotografía de sus pulmones. La prueba de respiración es para determinar cómo están funcionando sus pulmones. Solo dura unos 15 minutos.

Sr. Ramirez: ¿Y por qué tengo que hacerme tantas pruebas? ¿Vamos a saber los resultados hoy? ¿Tendré cáncer, doctora?

Dra. Torres: Las pruebas son para descartar algunas enfermedades, pero, no se preocupe demasiado. Es posible que la exposición al moho en su trabajo esté afectando sus pulmones. No creo que sea cáncer, Sr. Ramírez. Es bueno que haya venido a verme. No se preocupe, vamos a saber pronto el problema y hacer un plan de tratamiento. ¿Tiene otras preguntas?

Sr. Ramirez: Mi esposa me insistió que viniera. Yo pensaba que eran alergias o quizás un catarro. Gracias a Dios que vine. Ojalá no sea nada grave. ¿Cuándo me van a hacer las pruebas?

Dra. Torres: La prueba de sangre y los rayos X las podemos hacer hoy mismo. Los resultados los tendremos en unos 3 o 4 días. Para la prueba de respiración, tiene que hacer una cita con la recepción cuando salga. Y, no se preocupe. Todo va estar bien. Le voy a decir al enfermero que venga para que le saque un poquito de sangre. Luego, él lo va a llevar a la sala de radiografías para la prueba de rayos X.

Sr. Ramirez: Ok, doctorcita. ¿Qué tengo que hacer antes de la prueba de respiración?

Dra. Torres: Muy buena pregunta. No puede fumar por lo menos 4 horas antes del examen y use ropa holgada cuando venga para la prueba. Cuando sepamos todos los resultados, lo vamos a llamar para hacer una cita para hablar del tratamiento. ¿Está bien?

Sr. Ramírez: Sí, muchas gracias, por todo.

Dra. Torres: De nada. Si tiene cualquier duda, nos llama. Nos vemos pronto.

Preguntas del diálogo

Luego de leer, el diálogo, completa las siguientes preguntas y actividades:

1. ¿Cuál es la razón de la visita del Sr. Ramírez? ¿Cuáles son sus síntomas?
2. ¿Por qué la Dra. Torres hace preguntas sobre el trabajo del Sr. Ramírez?
3. El Sr. Ramírez usa el tiempo futuro para hacer preguntas sobre posibles diagnósticos. Por ejemplo: "¿Tendré alergia?", "¿Será cáncer?" ¿Por qué se usa este tiempo verbal en estos casos?
4. ¿Que tipo de pruebas ordena la Dra. Torres?
5. ¿Qué te parece la interacción entre el paciente y la doctora?
6. Luego de completar las pruebas y obtener los resultados, la Dra. Torres sospecha que el paciente tiene la enfermedad del pulmón del granjero o "Farmer 's lung disease". Investiga en Internet sobre esta enfermedad y su tratamiento. Luego, con un/a compañero/a hagan un diálogo en el que la Dra. Torres discute los resultados de las pruebas, el diagnóstico y el tratamiento para el paciente.

LECTURA

La insolación

La insolación es un serio problema de salud que padecen los trabajadores del campo, de la construcción, jardineros y todo aquel que debe trabajar afuera todo el día bajo el calor agobiante del verano. Algunos de los síntomas comunes son dolor de cabeza, mareos, fatiga, desorientación, confusión, convulsiones, temperatura corporal elevada, arritmias, alucinaciones y pérdida del conocimiento. Es muy importante que la persona que tenga estos síntomas sea tratada rápidamente ya que, en casos extremos, puede producirse la muerte.
Para prevenir una insolación:

- se debe beber muchos líquidos (como el agua y las bebidas que contengan electrolitos). No se debe beber bebidas que contengan cafeína.
- se debe usar un sombrero y si es posible gafas de sol.
- tomar descansos.

Los síntomas de la deshidratación son falta de energía, irritabilidad, piel que no vuelve a su sitio al pellizcarla y soltarla, sed, micciones menos frecuentes, fatiga, aturdimiento, mareos, boca y mucosa secas, y respiración y ritmo cardiaco acelerados. En general se puede tratar en casa tomando líquidos especialmente los que contengan electrolitos. Si la deshidratación es moderada quizás se tenga que tener atención médica y recibir ayuda con líquidos intravenosos.

Las personas que trabajan afuera también padecen otros tipos de enfermedades como la dermatitis, infecciones de las vías urinarias, infecciones parasitarias y tuberculosis. También los trabajadores tienen acceso limitado a la atención de salud debido a falta de transporte, horarios de atención limitada en las clínicas, alto costo de la atención médica (la mayoría no tiene seguro de salud), falta de intérpretes y barreras lingüísticas y culturales para los trabajadores que no hablan inglés o tienen un inglés limitado.

Fuente:

Centers for Disease Control and Prevention (September 2017). Síntomas y signos de advertencia de enfermedades relacionadas con el calor. Retrieved from: https://www.cdc.gov/es/disasters/extreme-heat/warning.html

Contesta las siguientes preguntas

1. ¿Cuáles son los síntomas de la insolación?
2. ¿Qué es lo más importante que tiene que hacer la persona si presenta los síntomas de la insolación?
3. ¿Por qué crees que si el paciente no recibe atención rápida se puede morir?
4. ¿Qué es lo que hay que hacer para prevenir la insolación?
5. ¿Qué es la deshidratación y cuáles son los síntomas?
6. ¿Qué otras enfermedades pueden padecer las personas que trabajan al aire libre por muchas horas?
7. ¿Cuáles son las algunas barreras que enfrentan los trabajadores del campo para el acceso a la atención médica?

Actividad

Con un compañero/a crea un folleto dirigido a los trabajadores que pasan mucho tiempo afuera que explique cómo prevenir, cuáles son los síntomas y lo que hay que hacer si una persona padece de insolación o deshidratación.

Problemas de salud relacionados con los trabajos

Los trabajos que hacen los miembros de la comunidad latinx son una parte fundamental de la economía de los Estados Unidos.

De acuerdo con el Bureau of Labor Statistics (BLS), en el 2014, los latinos constituían el 27.3% de trabajadores de construcción, el 23.1% de industrias como la agricultura, silvicultura, pesca y caza, y el 22.3% en entretenimiento y hospitalidad.

Porcentajes de las industrias en que trabajan las personas de origen latino, 2014

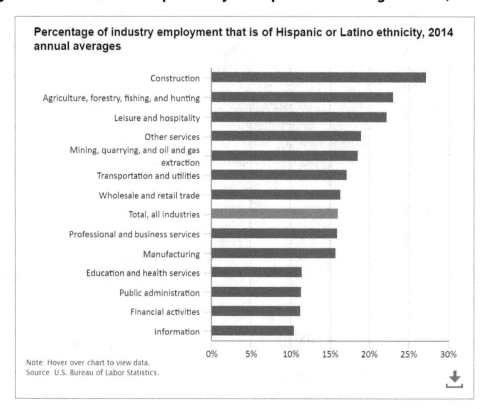

Percentage of industry employment that is of Hispanic or Latino ethnicity, 2014 annual averages

Note: Hover over chart to view data.
Source: U.S. Bureau of Labor Statistics.

Porcentajes de los tipos de empleos que hacen las personas de origen latino, 2014

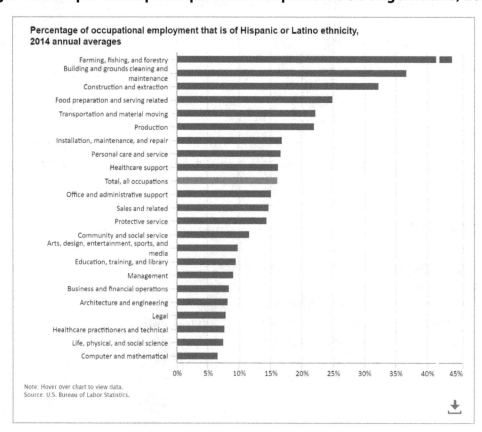

Percentage of occupational employment that is of Hispanic or Latino ethnicity, 2014 annual averages

Note: Hover over chart to view data.
Source: U.S. Bureau of Labor Statistics.

Muchos de estos trabajos, como la agricultura, son fundamentales para el funcionamiento de la vida en los Estados Unidos. Lamentablemente, muchas veces este aporte no es reconocido y muchos latinos, especialmente los inmigrantes sin documentación legal, experimentan discriminación, abuso y falta de acceso a recursos vitales como atención médica asequible. Además, muchos de estos trabajos son manuales y/o se desarrollan al aire libre, lo cual expone a los trabajadores a mayores riesgo de accidente o muerte en el trabajo. Algunos de los accidentes más comunes en el lugar de trabajo son cortaduras, torceduras, dolor muscular, caídas, esfuerzo excesivo, etc. De hecho, la tasa de muerte o accidente en el trabajo es mucho más alta entre los latinos que otros grupos étnicos en los Estados Unidos. Algunas razones que explican estas tasas son:

- Muchos de los trabajos que desempeñan los latinos son más riesgosos como la construcción, electricidad, agricultura, etc.
- Las instrucciones de prevención y seguridad muchas veces solo están en inglés. Para los latinos que no hablan inglés o tienen un inglés limitado, esta puede ser una barrera que no les permite comprender cómo protegerse contra accidentes o los peligros de usos de pesticidas o maquinarias.
- Algunos de estos trabajos son temporales y los trabajadores vienen a los Estados Unidos con una visa temporal. Pueden tener temor de reportar un problema o accidente por miedo a que no les renueven la visa el año siguiente.
- Si los trabajadores no tienen documentación legal, pueden tener miedo de reportar un problema o abuso en el trabajo, o buscar atención médica por temor a la deportación o represalias.
- Muchas veces, los trabajadores no tienen cobertura médica y no buscan ayuda médica por los altos costos de los servicios de salud.

Algunas de las formas de proteger a los trabajadores latinos de accidentes o muertes en el trabajo son:

- Proveer entrenamiento de trabajo en español y traducciones al español del equipo, herramientas e instrucciones de seguridad.
- Mejorar el acceso a una atención médica de calidad accesible para trabajadores sin importar su estatus migratorio.
- Educar a los trabajadores sobre sus derechos y formas de abogar por sus derechos y hacer reclamos sin miedo a represalias.

Fuente:

Bureau of Labor Statistics, U.S. Department of Labor, The Economics Daily, Hispanics and Latinos in industries and occupations on the Internet at https://www.bls.gov/opub/ted/2015/hispanics-and-latinos-in-industries-and-occupations.htm (visited March 07, 2021).

Actividades luego de la lectura

1. Investiga cuáles son los 5 sectores de trabajo más peligrosos en los Estados Unidos, y el porcentaje de latinos que hay en cada sector. ¿Por qué crees que estos sectores de trabajo son tan peligrosos? ¿Por qué crees que hay ciertos sectores de trabajo con altos porcentajes de latinos y otros con pocos porcentajes?
2. ¿Cuáles son las 3 áreas de la economía más importantes en tu comunidad? ¿Cuál crees que es el papel de los trabajadores latinos en esas áreas?
3. Busca en el Internet instrucciones de seguridad para un producto, maquinaria o herramienta de trabajo. Por ejemplo, para un pesticida o un tractor. Luego, traduce las instrucciones al español.
4. La lectura menciona varios posibles problemas de salud en el lugar de trabajo para los latinos. ¿Cuáles son otros posibles problemas de salud a corto y largo plazo?
5. La lectura describe varias posibles soluciones para proteger más a los trabajadores latinos, ¿cuáles crees que son otras posibles soluciones?

LECTURA CULTURAL

César Chávez y Dolores Huerta

César Chávez nació en Arizona de descendencia mexicana. Después de la gran depresión económica en Estados Unidos, su familia se mudó a California buscando trabajo agrícola. César Chavez trabajó en el campo junto a sus padres. Durante toda su infancia y adolescencia, él sufrió junto a su familia de discriminación racial, salarios insignificantes y situaciones laborales peligrosas, como por ejemplo, el uso de pesticidas. Los trabajadores agrícolas habían trabajado por años bajo condiciones inhumanas sin poder quejarse a las autoridades. Entonces, en 1952, César Chávez se hizo miembro del servicio comunitario, el cual es un grupo para proteger los derechos humanos de los latinos. Chávez quería hacer hincapié en los derechos humanos de los trabajadores agrícolas. Cuando se da cuenta que esta organización no cumple con lo que él quería para los trabajadores agrícolas, deja la organización y junto con Dolores Huerta fundan la asociación de los trabajadores del campo (Farm Workers Association) en 1965. En ese mismo año, junto con el comité de los trabajadores agrícolas (Agricultural Workers Organizing Committee), hacen un paro general (contra los dueños de las uvas) en California. En 1966, los sindicatos se unen formando United Farm Workers. Hubo muchos boicots en contra de los dueños de los campos. En 1968, hizo una huelga de hambre y también protestas no violentas.

Después de muchos años de lucha, en 1970, los dueños de los campos de uvas (grapes growers) llegan a un acuerdo con el sindicato. Gracias a todos sus esfuerzos y dos huelgas de hambre llega a cumplir su sueño de tener mejores sueldos y el mejoramiento de las condiciones laborales no solo para los trabajadores en California sino también en otros estados de Estados Unidos. Muchas personas lo apoyan. Entre ellos están Jese Jackson y Robert Kennedy. César Chávez murió en 1993, y hasta el día de hoy es reconocido como uno de los activistas de derechos humanos para los latinos más grande de la historia. Dolores Huerta continuó con este trabajo. Hoy en día hay una fundación Dolores Huerta para apoyar a los campesinos. Por su inmenso trabajo y por su lucha defendiendo los derechos humanos de los trabajadores latinos, en 2012, recibió la medalla presidencial de la libertad (Presidential Medal of Freedom) en la Casa Blanca (White House) bajo la presidencia de Barack Obama.

Contesta las siguiente preguntas de la lectura

1. ¿Cómo piensas que la historia de César Chávez lo hace emerger como un gran líder del movimiento campesino?
2. ¿Por qué crees que hizo una huelga de hambre?
3. ¿Qué otras personas de la historia conoces que hayan participado en movimientos pacíficos para luchar a favor de los derechos humanos?
4. ¿Cómo se forma la United Farm Workers?
5. ¿Por qué es importante el rol de Dolores Huerta (como mujer, madre y activista) en las décadas de los 60 y 70?
6. ¿Qué le entrega el presidente Barack Obama a Dolores Huerta y por qué es tan importante este reconocimiento? ¿Qué otras personas conoces que han recibido este premio?

Actividad

Ve a la página de la fundación de Dolores Huerta y haz una pequeña investigación acerca de la fundación, qué tipo de fundación es y cuál es el mensaje de la fundación. http://doloreshuerta.org/

CAPÍTULO 7

LA SALUD DE LOS NIÑOS LATINOS, SISTEMA RESPIRATORIO Y AUDITIVO

VOCABULARIO

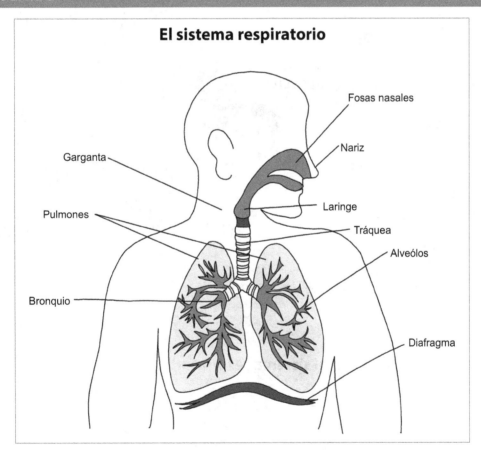

El sistema respiratorio

Fosas nasales

Nariz

Garganta

Laringe

Pulmones

Tráquea

Alveólos

Bronquio

Diafragma

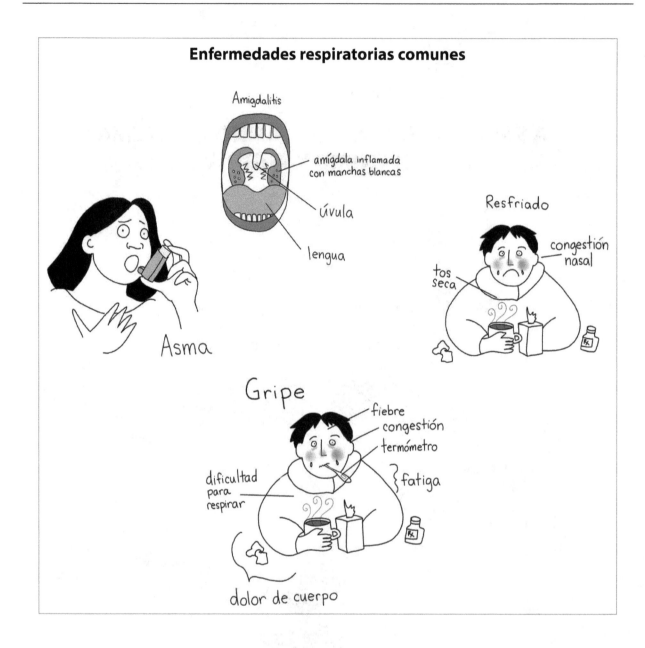

Enfermedades respiratorias comunes

Amigdalitis

amígdala inflamada con manchas blancas

úvula

lengua

Asma

Resfriado

congestión nasal

tos seca

Gripe

fiebre
congestión
termómetro

fatiga

dificultad para respirar

dolor de cuerpo

Expresiones relacionadas con el sistema respiratorio

Alvéolo	alveolus
Amigdalitis	tonsillitis
Asma	asthma
Bronquio	bronchial tube
Bronquiolo	bronchiole
Bronquitis	bronchitis
Congestión nasal	nasal congestion
Dificultad para respirar	difficulty breathing
Dióxido de carbono	carbon dioxide
Enfisema	emphysema
Escupir	to spit
Esputo	spit

Estar ronco/ronca	to be hoarse
Falta de aliento	shortness of breath
Faringe	pharynx
Fatiga	fatigue
Fibrosis pulmonar	pulmonary fibrosis
Fosas nasales	nasal cavities
Garganta	throat
Gripe	flu
Hipo	hiccup
Intubado/a	intubated
Laringe	larynx
Laringitis	laryngitis
Mucosidad	mucus
Nariz	nose
Neumonía	pneumonia
Oxígeno	oxygen
Pulmones	lungs
Resfriado	a cold
Respiración rápida	fast breathing
Respirar	to breath
Ronquera	hoarseness
Tos con flema	cough with phlegm
Toser	to cough
Tos seca	dry cough
Tráquea	trachea
Vías respiratorias	airways

Actividades de vocabulario para el sistema respiratorio

A. Escribe los nombre correctos para el sistema respiratorio:

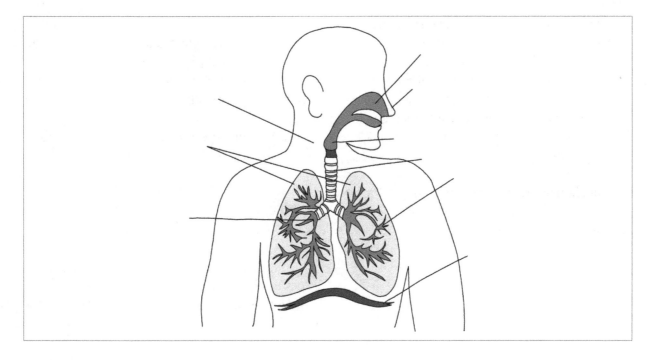

B. Lee el siguiente texto sobre los pesticidas y completa las actividades luego de leer:

Riesgos de los pesticidas

Como indicamos en el capítulo anterior, una de las industrias más importantes en la que trabajan los latinos en los Estados Unidos es la agricultura. Por ello, esta comunidad está más expuesta a los pesticidas y sus posibles riesgos de salud. Los pesticidas pueden tener efectos en la salud a corto y largo plazo. Algunos de los efectos inmediatos a la exposición de pesticidas son irritación de la nariz, garganta y piel. Otros efectos son picazón, sarpullido y ampollas. Las personas también pueden experimentar náusea, mareos y diarrea. Estos síntomas son similares a otras enfermedades comunes como la gripe o la indigestión. Por eso, muchas personas no buscan ayuda médica o son mal diagnosticados cuando presentan estos signos.

Los efectos a largo plazo de los pesticidas pueden presentarse luego de muchos años de exposición. Algunos de los efectos a largo plazo son tumores, malformaciones congénitas, infertilidad y otros problemas con el sistema reproductivo, daños al sistema neurológico, pulmones, riñones y otros órganos. Los pesticidas también pueden aumentar los riesgos de cáncer al cerebro, próstata, ovarios y otros tipos de cáncer.

Los niños y las personas con problemas respiratorios como el asma son más propensos a sufrir de los efectos dañinos de los pesticidas.

Algunas posibles soluciones para mitigar los daños de la exposición a los pesticidas incluyen:

- Uso de equipo protector para los trabajadores agrícolas
- Entrenamiento del uso correcto de pesticidas
- Educación sobre los riesgos de los diferentes tipos de pesticidas
- Uso de pesticidas orgánicos o métodos naturales

Actividad luego de la lectura

Completa las siguientes actividades y preguntas. Puedes usar el Internet si no sabes la respuesta:

1. ¿Qué son los pesticidas y para qué se usan?
2. Además de los efectos mencionados en la lectura, ¿cuáles son otros efectos a corto y largo plazo de la exposición a pesticidas? Menciona 2 efectos a corto plazo y 2 efectos a largo plazo.
3. Imagina que trabajas en una organización cuyo objetivo es crear conciencia sobre los efectos dañinos de los pesticidas para los trabajadores latinos. Crea un folleto o infográfico para esta organización. También, puedes crear una breve presentación.
4. Además de las soluciones mencionadas en la lectura, ¿cuáles crees que son otras 2 posibles soluciones?

C. Une la palabra con sus síntomas o definición:

1. Asma	_3_ Dificultad para usar la voz.
2. Bronquitis	_4_ Inflamación de la garganta.
3. Ronquera	_1_ Inflamación de las vías respiratorias. Se necesita un inhalador.
4. Amigdalitis	_5_ Fiebre, escalofríos, dolor muscular, congestión.

5. Gripe

6. Enfermedad de obstrucción pulmonar crónica

7. Resfriado común

8. Cáncer de pulmón

_8_ Mutación anormal de las células de los pulmones.

_2_ Inflamación de los bronquios.

_7_ Moqueo nasal, tos, congestión. *moco*

_6_ Causada por la exposición al cigarrillo a largo plazo.

D. Ejercicio de traducción. Traduce el siguiente texto del CDC sobre la gripe. Luego, explica las diferencias entre la gripe y el resfriado común.

Texto extraído del CDC:

Los síntomas y los signos del gripe comienzan de repente. (normalmente) *Las personas que*

Flu signs and symptoms usually come on suddenly. People who are sick with flu often feel some or all of these symptoms: *están enfermas con el gripe se sienten a menudo algunos o todos de estes síntomas:*

- Fever or feeling feverish/chills *— fiebre o escalofríos y febrícula*
- Cough *— tos*
- Sore throat *— dolor de garganta*
- Runny or stuffy nose *— muqueo nasal o congestión*
- Muscle or body aches
- Headaches *— dolor de cabeza*
- Fatigue (tiredness) *— fatiga*
- Some people may have vomiting and diarrhea, though this is more common in children than adults. *— algunas personas pueden vomitar o experimentar diarrea, aunque este es más común en los niños que los adultos. (en)*

Fuente:

Centers for Disease Control and Prevention (August 2020). Flu Symptoms and Diagnosis. Retrieved from: https://www.cdc.gov/flu/symptoms/index.html#:~:text=Flu%20signs%20and%20 symptoms%20usually,Cough

E. Ejercicio sobre pandemias y el sistema respiratorio

Covid-19 (2019) y otras pandemias en el pasado crearon una crisis de salud y económica mundial. Imagina que es el año 2100 y hay una nueva pandemia que afecta especialmente el sistema respiratorio. Describe este virus imaginario: formas de contagio, síntomas, diagnosis, etc. También, puedes crear un dibujo del virus. Tú y tus compañeros están en el comité para informar al público sobre este nuevo virus. Escribe los puntos más importantes para esta presentación. Esta presentación debe incluir formas de contagio, formas de prevención, posibles síntomas, poblaciones en mayor riesgo, formas de diagnóstico, qué hacer en caso de enfermarse, etc.

F. Lectura sobre el asma y los niños latinos

El asma es una enfermedad crónica en la cual las vías respiratorias se inflaman y estrechan. Esto hace que la persona tenga dificultad para respirar, dolor en el pecho, sibilancias, tos y falta de aliento. Algunas cosas que pueden desencadenar un ataque de asma incluye el moho, el pelo de mascotas, polen, humo de tabaco, químicos en el aire o alimentos, ácaros del polvo, estrés, etc. Algunos factores de riesgo son hereditarios o ambientales como el tipo de trabajo o las condiciones de vivienda. No hay una cura para esta enfermedad, pero se pueden controlar los síntomas con medicamentos y limitando la exposición a los desencadenantes.

Los niños tienen mayor riesgo de sufrir de esta enfermedad que los adultos porque están más expuestos a los desencadenantes en comparación a su tamaño. Los niños de origen afroamericano e hispano sufren de asma en mayores tasas que los otros grupos étnicos.

De acuerdo al Office of Minority Health:

- En el 2015, 2.2 millones de hispanos reportaron tener asma.
- Los niños puertorriqueños son dos veces más propensos a tener asma en comparación con los niños blancos no hispanos.
- Los niños hipanos son dos veces más propensos a morir de asma en comparación con los niños blancos no hispanos.
- Los niños que viven debajo de la línea de pobreza son más propensos a estar expuestos a la nicotina que los niños de familias con mayores ingresos, lo cual aumenta su riesgo a infecciones respiratorias.

Fuente:

Office of Minority Health (February 2021). Asthma and Hispanic Americans. Retrieved from: https://minorityhealth.hhs.gov/omh/browse.aspx?lvl=4&lvlid=60

Preguntas sobre la lectura

1. Haz una lista de los posibles factores de riesgo para el asma. Divide estos factores en categorías como "condiciones de vivienda", "tipos de trabajo", "estatus socioeconómico", etc.
2. Según la lectura los niños hispanos son más propensos a sufrir de asma. ¿Por qué crees que este grupo está especialmente afectado por esta enfermedad?
3. ¿Cuáles crees que son las 3 formas de reducir la tasa de asma entre los latinos?

El sistema auditivo

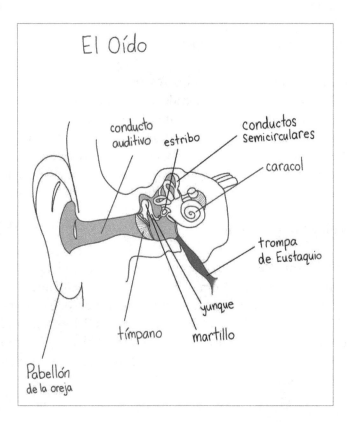

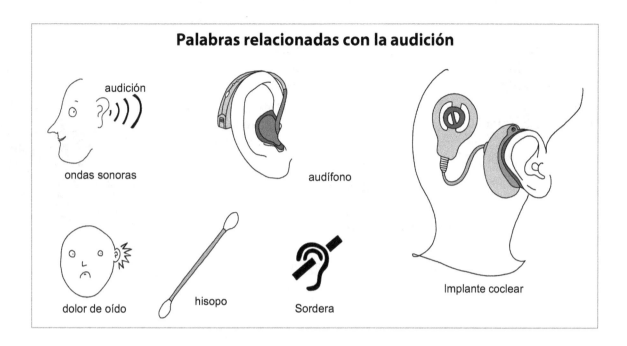

Palabras relacionadas con la audición

audición

ondas sonoras

audífono

dolor de oído

hisopo

Sordera

Implante coclear

Palabras relacionadas con el oído

Altavoz/Parlante	amplifier
Audición	hearing
Audífonos	hearing aid
Cera	ear wax
Cóclea/caracol	cochlea
Con dificultad en el habla	speech-impared
Conducto auditivo	ear canal
Conductos semicirculares	semicircular canals
Dificultad al oír	difficulty hearing
Dolor de oído	ear pain
Equilibrio	balance
Estribo	stapes (stirrup)
Hisopos	cotton swabs
Implante coclear	cochlear implant
Mareos	dizziness
Martillo	malleus (hammer)
Oído interno	inner ear
Oído medio	middle ear
Oído externo	outer ear
Ondas sonoras	sound waves
Otitis media/ infección del oído	ear infection
Pabellón de la oreja	pinna
Patólogo/a del habla	speech pathologist
Pérdida de audición	hearing loss
Secreción del oído	ear discharge
Sibilancia	wheezing
Sordera	deafness

Sordo/sorda	deaf
Tapón del oído	plugged ears
Timbre en el oído	ringing in ears
Tímpano	eardrum
Trompa de Eustaquio	eustachian tube
Vértigo	vertigo/dizziness
Yunque	anvil

Ejercicios de vocabulario para el oído

A. Escribe los nombre correctos para el sistema auditivo:

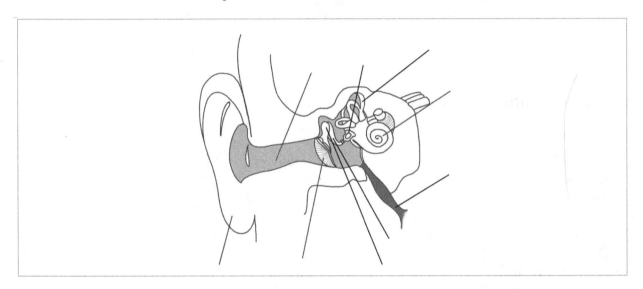

B. Completa las siguientes oraciones usando el vocabulario sobre el oído de este capítulo. Puedes usar el Internet para ayuda:

1. Cuando se produce un sonido fuera del oído externo, las _____ o vibraciones, viajan hasta el conducto auditivo externo y golpean el _____ (membrana timpánica).
2. Se recomienda no usar _____ para limpiarse la cera de los oídos porque pueden lastimarlos.
3. Las personas _____ necesitan audífonos para poder escuchar.
4. Algunos de los síntomas del vértigo son _____ y falta de _____.
5. Un _____ puede ayudar a los niños con todo tipo de dificultades del lenguaje y la comunicación.

C. Une la palabra con su definición:

  a. Cóclea   _C_ Conduce el sonido hasta el tímpano.

  b. Tímpano   _A_ Transforma los sonidos en mensajes nerviosos y los envía al cerebro.

c. Conducto auditivo

_E_ Capta las vibraciones sonoras y las redirige al interior del oído.

d. Martillo

_B_ Vibra cuando es golpeado por el sonido. Estas vibraciones mueven los huesillos en el oído medio.

e. Pabellón de la oreja

_D_ Uno de los huesos que transmite las vibraciones sonoras.

D. Ejercicio de traducción. Traduce este texto sobre las infecciones de oído. [texto adaptado del CDC]

Ear Infection _infección de oído, otitis media_

Symptoms _el síntoma_

Common symptoms of middle ear infection in children can include:
Los síntomas comunes de una otitis media en niños puede incluir

- Ear pain _dolor de oído_
- Fever _la fiebre_
- Fussiness or irritability _irritabilidad_
- Rubbing or tugging at an ear _tirarse de la oreja / frotarse la oreja_ (tugging) (rubbing)
- Difficulty sleeping _dificultad para dormir_

When to Seek Medical Care _Cuando buscar atención médica_

See a doctor if your child has: _vea un doctor si su hijo tiene:_

- A fever of 102.2°F (39°C) or higher _una fiebre de 102.2 grados F o más alta_
- Pus, discharge, or fluid coming from the ear _pus, secreción, o fluido viene de la oreja_
- Worsening symptoms _síntomas que peoran_
- Symptoms of a middle ear infection that last for more than 2–3 days _síntomas que dura más de 2 o 3 días_
- Hearing loss _pérdida de audición_

Treatment

A doctor will determine what type of illness your child has by asking about symptoms and doing a physical examination. Your doctor can make the diagnosis of a middle ear infection by looking inside your child's ear to examine the eardrum and see if there is pus in the middle ear.

Antibiotics are often not needed for middle ear infections because the body's immune system can fight off the infection on its own. However, sometimes antibiotics, such as amoxicillin, are needed to treat severe cases right away or cases that last longer than 2–3 days.

For mild cases of middle ear infection, your doctor might recommend watchful waiting or delayed antibiotic prescribing.

Fuente:

Centers for Disease Control and Prevention (August 2019). Ear Infection. Retrieved from: https://www.cdc.gov/antibiotic-use/community/for-patients/common-illnesses/ear-infection.html

E. **Lectura sobre la pérdida auditiva en los niños.** Texto adaptado del CDC.

Información básica de la pérdida auditiva en los niños

La pérdida auditiva puede afectar la capacidad del niño para desarrollar el habla, el lenguaje y las destrezas sociales. Cuanto más rápido reciban ayuda los niños con pérdida auditiva, más probable es que logren todo su potencial.

¿Qué es la pérdida auditiva?

La pérdida auditiva puede ocurrir cuando alguna de las partes del oído no funciona de manera normal. Esto incluye el oído externo, el oído medio, el oído interno, el nervio auditivo y el sistema auditivo.

Signos y síntomas

Los signos y los síntomas de la pérdida auditiva son diferentes en cada niño.

Signos en los bebés

- No reacciona a ruidos fuertes.
- No voltee la cabeza hacia la fuente de un sonido después de los 6 meses de edad.
- No dice palabras sencillas como "mamá" o "papá" para cuando tiene 1 año.
- Voltea la cabeza cuando ve a la persona, pero no lo hace si solo lo llama por su nombre.
- Parece escuchar algunos sonidos pero no otros.

Signos en los niños

- Tarda en hablar.
- No habla en forma clara.
- No sigue instrucciones
- A menudo dice "¿qué?"
- Sube demasiado el volumen de la televisión.

Pruebas de detección y diagnóstico

Las pruebas de la audición pueden determinar si un niño podría tener pérdida auditiva. Las pruebas de la audición son fáciles y no son dolorosas.

Bebés

A todos los bebés se les debe hacer esta prueba antes de que cumplan 1 mes de edad. A la mayoría de los bebés se les hace la prueba de audición mientras están en el hospital. Si un bebé no pasa la prueba, es muy importante que se le haga una evaluación completa de la audición lo antes posible.

Niños

A todos los niños se les debe evaluar la audición antes de que entren a la escuela o siempre que se sospeche algún problema auditivo. A los niños que no pasen la prueba de la audición se les debe hacer una evaluación completa lo antes posible.

Tratamientos y servicios de intervención

Existen muchos tipos diferentes de opciones de comunicación para los niños con pérdida auditiva y sus familias. Algunas de estas opciones incluyen:

- Aprendizaje de otras formas de comunicación, como el lenguaje de señas
- Tecnología para ayudar con la comunicación, como audífonos e implantes cocleares
- Medicamentos y cirugía para corregir algunos tipos de pérdida auditiva
- Servicios de apoyo familiar

Fuente:

Centers for Disease Control and Prevention (July 2020). Información básica sobre la pérdida auditiva en los niños. Retrieved from: https://www.cdc.gov/ncbddd/spanish/hearingloss/facts.html

Preguntas y actividades luego de la lectura

1. Usando tus propias palabras explica qué es la pérdida auditiva y cuáles son 3 posibles signos de que una persona tiene pérdida auditiva.
2. ¿Cómo afecta la pérdida auditiva las habilidades sociales y de comunicación de una persona?
3. Imagina que tienes problemas de audición, ¿cómo crees que tu vida sería diferente?
4. Escribe un diálogo entre una madre o padre con un bebé que recientemente no ha pasado la prueba auditiva y un audiólogo. La cita es sobre los problemas de audición del bebé, los signos que los padres han notado, las opciones de tratamiento para el bebé y planes de apoyo para el futuro del bebé.

F. Actividades adicionales

1. Con ayuda del internet describe cómo los seres humanos escuchamos y respiramos. Usa palabras simples para describir estos procesos.
2. Juego de adivinanza. El o la instructor/a prepara tarjetas con los nombres de las partes más importantes del sistema respiratorio y de audición, y otras tarjetas con las funciones de estas partes. Se reparten las tarjetas entre los estudiantes. Un estudiante lee su tarjeta y la persona que tiene la respuesta (la función o el nombre de la parte) levanta la mano y luego lee su tarjeta hasta terminar todas las tarjetas.
3. En el capítulo anterior mencionamos que una industria importante en la que trabajan los latinos es la construcción. ¿Cómo crees que este tipo de trabajo puede afectar el sistema respiratorio y auditivo de los trabajadores?
4. Haz una lista de industrias (como por ejemplo la agricultura, ganadería, etc.) comunes en las que trabajan los latinos y escribe los riesgos de salud para cada industria.

MINI DIÁLOGOS

Pérdida de audición en adultos mayores

El Sr. Hernández va a consultar al especialista de oídos porque no escucha bien.

Dr. Flores: Buenos días, Sr. Hernández. ¿Qué lo trae hoy por aquí?

Sr. Hernández: No escucho bien y mi esposa me dice que pongo la televisión muy fuerte y cuando me hablan por teléfono no puedo escuchar claramente lo que me dicen.

Dr. Flores: ¿Cuándo se dio cuenta que no escuchaba bien?

Sr. Hernández: Hace unos meses.

Dr. Flores: Hay muchas personas que empiezan a tener una pérdida de audición a los 65 a 75 años. Tendremos que ver qué nivel de pérdida de la audición tiene y después veremos qué tipo de aparatos y ayudas que pueden mejorar su pérdida de audición.

Sr. Hernández: ¿Qué tipos de aparatos y ayudas podré recibir?

Dr. Flores: Por ejemplo, los audífonos, que son unos aparatos electrónicos que se usan detrás del oído o detrás de la oreja. Los implantes cocleares se implantan en el oído interno mediante una cirugía. También están los aparatos de ayuda para la audición que incluyen dispositivos de amplificación para los teléfonos. La lectura de labios o la lectura del habla es otra opción que ayuda a las personas con problemas de audición a seguir una conversación.

Sr. Hernández: ¿Qué son las pruebas de audición y cuáles me recomienda, doctor?

Dr. Flores: Las pruebas de audición miden qué tan bien usted oye. Son pruebas de sonido. Algunas de las pruebas más comunes son la prueba de reflejo acústico, que evalúa la respuesta del oído a los sonidos fuertes. La prueba de tonos puros o audiometría determina cuáles son los volúmenes más suaves de sonidos que usted puede escuchar. El examen de diapasón produce un tono al vibrar para saber si la pérdida auditiva es conductiva y neurosensorial. Y las pruebas de reconocimiento de palabras son para saber qué tan bien usted escucha el habla. Como ve, hay diferentes tipos de pruebas. Le daré una orden para que empiece con alguna de ellas. ¿Tiene alguna pregunta?

Sr. Hernández: No por ahora. Muchas gracias.

Dr. Flores: Lo veré tan pronto como reciba los resultados de las pruebas para saber qué tipo de ayuda auditiva usted necesitará.

Preguntas sobre el diálogo

1. ¿Por qué el Sr. Hernández va a ver al Dr. Flores?
2. ¿Cuándo se dio cuenta el Sr. Hernández que no escucha bien?
3. ¿A qué edad algunas personas mayores comienzan a perder la audición?
4. ¿Qué tipo de aparatos y pruebas menciona el Dr. Flores?
5. ¿Cuándo lo verá el Dr. Flores para una cita de seguimiento?
6. Los resultados de las pruebas de audición del Sr. Hernandez indican que el paciente tiene una pérdida de audición moderada y necesita audífonos. Prepara un diálogo entre el Sr. Hernández y el Dr. Flores en el que discuten qué tipo de audífonos necesita, cómo usarlos y cómo la familia y los amigos del paciente pueden ayudar con el problema de audición del Sr. Hernández.

Pérdida de audición en niños

La Sra. Ana Rosas lleva a su bebé (Camila) a la pediatra porque ha notado que Camila (10 meses) tiene problemas auditivos.

Dra. Zarate: Dola, Sra. Rosas. ¡Qué gusto de verla a usted y a Camilita! ¿Qué trae por aquí hoy?

Sra. Rosas: Hola, Dra. Estoy muy preocupada por Camilita. Creo que no escucha bien. He notado que no se sorprende cuando hay sonidos fuertes y tampoco voltea su cabeza cuando la llamamos. Tampoco puede decir ni mamá ni papá todavía. Su papá y yo estamos muy angustiados.

Dra. Zarate: Lo siento mucho. Es bueno que la haya traído. Y no se preocupe, vamos a determinar cuál es el problema y encontrar una solución. Veo en el historial médico de Camilita que su prueba de audición al nacer fue normal. También, veo que Camilita tuvo una infección del oído hace dos meses. ¿Desde cuando ha notado que Camilita tiene problemas al oír?

Sra. Rosas: Sí, pues, doctora. Camilita ha tenido varias infecciones del oído, y la última vez fue una infección fuerte. Me pregunto si esos problemas están conectados. Su papá y yo hemos notado que no escucha bien como hace un mes. ¿Usted cree que es por lo de la infección?

Dra. Zarate: Es posible. Le vamos a hacer una pruebas de audición hoy mismo. No se preocupe. No duelen. Cuando los niños tienen problemas crónicos de infección al oído, tienen más riesgo de problemas auditivos, pero generalmente, una infección al oído no causa problemas auditivos permanentes. Luego de la prueba de audición, la voy a referir a mi colega, la Dra. Garcia. Ella es una especialista de problemas de audición en niños. Como Camilita ha tenido tantas infecciones al oído, me gustaría que la vea una especialista.

Sra. Rosas: Gracias, doctora. Todo esto me pone muy triste. Siento que estoy haciendo algo mal.

Dra. Zarate: Las infecciones al oído son normales, y algunos niños son más propensos a estos problemas. Usted no ha hecho nada malo. Al contrario, es muy bueno que la haya traído aquí. Es posible que mi colega recomiende una operación simple para prevenir más infecciones.

Sra. Rosas: Gracias, doctora. Eso me tranquiliza.

Preguntas sobre el diálogo

1. ¿Cuál es la razón de la visita?
2. ¿Cuáles son los síntomas de Camilita? ¿Qué se dice de su historia médica?
3. ¿Qué dice la Dra. Zarate sobre la conexión entre las infecciones al oído y la pérdida auditiva en niños?
4. ¿Por qué la Dra. Zarate refiere a la paciente a otra doctora?
5. La Sra. Rosas visita a la especialista de audición. Luego de que el tratamiento con antibióticos no funciona, la Dra. Garcia recomienda un procedimiento llamado miringotomía. Prepara un diálogo en el que la Dra. Garcia explica este procedimiento a la madre de Camilita, y los cuidados que debe recibir la paciente luego del procedimiento. Puedes usar el Internet para aprender sobre este procedimiento.

LECTURA

Los niños y el trabajo de interpretación

Algunos padres u otros familiares cuentan con sus niños u otros miembros de la familia como intérpretes en situaciones médicas. Los menores de edad no están entrenados y esto puede causar muchos problemas para los pacientes, los niños y los profesionales de salud. El problema de "usar" a los hijos

debería =should
deber = must

para encuentros médicos crea una diferencia en la dinámica de poder que tienen los padres con los hijos. Esta es afectada cuando los niños tienen poder sobre los padres, especialmente por saber inglés y ellos no. Además, algunas veces, los temas de la cita médica no son apropiados para los niños, especialmente cuando estos temas se relacionan con la sexualidad, enfermedades fatales o psiquiátricas.

El diagnóstico de enfermedades es un tema serio y la efectividad de la interpretación médica es muy importante, y debería ser hecha por un intérprete profesional. Hay varias razones por las que los niños, y en general los familiares o amigos, no deberían interpretar:

- Los niños pueden perder días de escuela.
- Hay una violacion de la confidencialidad del paciente.
- La imparcialidad es afectada cuando los familiares interpretan para sus familiares. Un intérprete profesional puede hacer un trabajo imparcial y objetivo.
- Interpretar puede causar angustia en los niños cuando tienen que hablar de los detalles de la salud de sus padres, especialmente si estos tienen una enfermedad fatal.

Preguntas sobre la lectura

1. ¿Crees que los hijos de inmigrantes deben interpretar para sus padres? Explica tu respuesta.
2. Si alguna vez has interpretado para tus padres o conoces alguien con esta experiencia, comenta el caso con tu compañero cambiando los nombres para mantener el anonimato.
3. ¿Por qué crees que es común que los niños interpreten para sus padres?
4. ¿Cuáles son algunos de los problemas que esto causa, según la lectura?
5. ¿Cuáles son problemas adicionales que no se nombran en la lectura?

Problemas del trabajo infantil en el campo

La mayoría de los trabajadores del campo que vienen a los Estados Unidos en busca de mejores oportunidades provienen de países en donde hay mucha inestabilidad económica, política y social. Los niños latinos, de padres inmigrantes, trabajan en el sector de agricultura en tasas desproporcionadas. De acuerdo a un informe de la Oficina de Rendiciones de Cuentas del Gobierno (GAO por sus siglas en inglés), entre 2013 y 2016, un estimado de 65% de trabajadores de campo en los Estados Unidos menores de 17 años eran latinos. De acuerdo al Censo del 2015, hay 18 millones de niños latinos que viven en los Estados Unidos; es decir, 1 de cada 4 niños en los Estados Unidos es latino. 94% de estos niños han nacido en los Estados Unidos (Censo 2012). Es un trabajo demandante y muy peligroso para los niños. Los niños trabajan en el campo muchas horas por semana, plantando, cultivando, cosechando y empacando cultivos para ser distribuidos a través de los Estados Unidos. El trabajo del campo es muy peligroso para los niños latinos ya que cada año miles de niños sufren accidentes y otros problemas de salud. Las consecuencias que sufren estos niños latinos son:

- La mano de obra exigente provoca problemas musculares y de articulaciones, golpe de calor y accidentes por uso de herramientas peligrosas (corte con tijeras para cortar las cebollas, tractores).
- Condiciones de trabajo inseguras: falta de equipo de protección y entrenamiento, infecciones bacterianas, exposición a los pesticidas, problemas respiratorios y problemas visuales.
- Pobreza: malnutrición, viviendas inadecuadas y falta de sanitización, gastos médicos elevados.
- Barreras culturales, lingüísticas y políticas: insuficiente acceso a la medicina y miedo por el estatus inmigratorio.

- Problemas de educación: muchos migrantes agrícolas dejan la escuela. Se mudan de estados constantemente en busca de trabajo y esto es un obstáculo para su educación. Como consecuencia los niños latinos migrantes tienen notas más bajas en comparación con los niños no migrantes.
- Los niños latinos migrantes padecen de estrés emocional y mental tratando de escapar del ciclo de la pobreza, marginalización y aislamiento. El trabajo del campo les roba a estos niños de una socialización normal, de integración académica y las experiencias típicas que tienen los niños como ir a la escuela, jugar con sus amigos y no preocuparse de trabajar para ayudar a sus familias.

Hay muchas leyes para los migrantes agrícolas en los Estados Unidos. En algunos estados los niños de 12 años pueden trabajar en el campo pero, según el Departamento Laboral de los Estados Unidos, en otros estados hay niños más pequeños trabajando en el campo. Bajo la ley en este país, no hay una edad mínima para que un niño empiece a trabajar en una granja pequeña con el permiso de los padres. A los 12 años, un niño puede trabajar por horas ilimitadas fuera de la escuela en una granja de cualquier tamaño con el permiso de los padres, y a los 14 años, un niño puede hacer trabajo agrícola sin el permiso de sus padres. Para poner esto en perspectiva, en otros sectores laborales, está prohibido que niños menores a 14 años trabajen, y niños entre 14 y 15 solo pueden trabajar en ciertos trabajos por un número limitado de horas fuera de la escuela.

Los niños que trabajan en los campos pasan por muchas injusticias incluyendo el trabajo en condiciones de vida deplorables que ponen en peligro sus vidas, su salud y su educación. Además, padecen constantemente de discriminación y marginalización como consecuencia de su estado migratorio y la pobreza generacional en la cual han vivido siempre incluyendo a sus propios padres y familiares. Sabemos que ciertos factores (históricos, políticos y sociales) han ayudado a que este problema siga vigente como presiones económicas de los dueños de los campos, falta de leyes y protecciones.

Fuentes:

Government Accountability Office (GAO). November, 2018. Working Children. Federal Injury Data and Compliance Strategies Could Be Strengthened. Retrieved from: https://www.gao.gov/assets/gao-19-26.pdf

State Child Labor Laws Applicable to Agricultural Employment. January 1, 202. Retrieved from: https://www.dol.gov/agencies/whd/state/child-labor/agriculture

US Census Bureau. (2012). American Community Survey 2012 1-Year Estimates: B05003I -Sex by Age by Nativity and Citizenship Status (Hispanic or Latino). Retrieved from https://factfinder.census.gov

US Census Bureau. (2015). American Community Survey 2015 1-year Estimates: B01001- Sex by Age (Hispanic/Latino). Retrieved from https://factfinder.census.gov/

US Department of Labor. (s.f.). Agricultural Employment. Retrieved from: http://www.dol.gov/general/topic/youthlabor/agriculturalemployment

Preguntas sobre la lectura

1. ¿Por qué es peligroso el trabajo agrícola para los niños latinos?
2. ¿Qué consecuencias se explican en la lectura?
3. ¿Qué leyes existen para el trabajo infantil? Puedes buscar en la web del gobierno State Child Labor Laws Applicable to Agricultural Employment. January 1, 2021.
4. ¿Qué factores han ayudado al problema del trabajo infantil?

Actividad 1

Busca las leyes que hay en tu estado sobre el trabajo infantil (especialmente para los niños latinos) y comparte con tu clase la informacion que hayas encontrado.

Actividad 2

Escribe un diálogo con un compañero/a: Ponte en los zapatos de un niño/a trabajador agrícola e imagina que estás separado de tu familia y tienes que trabajar en el campo por 14 horas diarias. Llega el final del día y te encuentras con otro niño/a y le cuentas tu historia.

Actividad 3

Crea un diálogo con un compañero/a en donde uno/a es el médico y el otro/a es un/a niño/a que trabaja en el campo y ha tenido un accidente de trabajo.

Actividad 4

Prepara un folleto en donde explicas los problemas de salud que puede tener un niño latino que trabaja en el campo. Este folleto va a estar dirigido a las autoridades federales que regulan el trabajo infantil. Hazlo bilingüe y trata de enumerar todos los problemas físicos y mentales que pueden sufrir dando ejemplos del vocabulario e información que hayas aprendido en este capítulo.

CAPÍTULO 8

LA SALUD FÍSICA Y MENTAL

El cerebro y el sistema nervioso

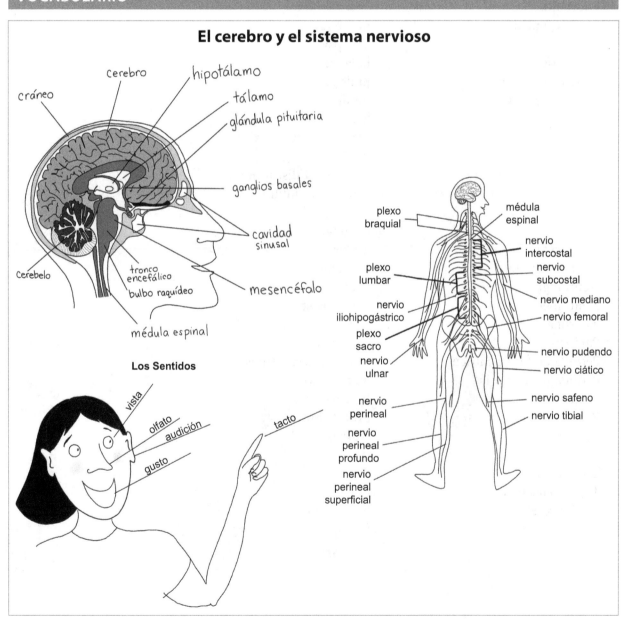

cráneo

cerebro

hipotálamo

tálamo

glándula pituitaria

ganglios basales

cavidad sinusal

Cerebelo

tronco encefálico

bulbo raquídeo

mesencéfalo

médula espinal

Los Sentidos

vista

olfato

audición

gusto

tacto

plexo braquial

médula espinal

nervio intercostal

plexo lumbar

nervio subcostal

nervio iliohipogástrico

nervio mediano

plexo sacro

nervio femoral

nervio ulnar

nervio pudendo

nervio ciático

nervio perineal

nervio safeno

nervio tibial

nervio perineal profundo

nervio perineal superficial

Aneurisma	aneurysm
Anticoagulante	blood thinner
Bulbo raquídeo	medulla oblongata, medulla
Cerebelo	cerebellum
Cerebro	brain
Coágulo	blood clot
Convulsiones	seizures
Coordinación	coordination
Debilidad	weakness
Demencia	dementia
Derrame cerebral, ataque cerebral	stroke
Desórdenes autoinmunes	autoimmune disorders
Encefalitis	encephalitis
Entumecimiento	numbness
Epilepsia	epilepsy
Equilibrio	balance
Esclerosis múltiple	multiple sclerosis
Glándula pituitaria	pituitary gland
Hemorragia	hemorrhage
Hipotálamo	hypothalamus
Hormigueo	tingling
Irrupción del flujo sanguíneo	blood flow disruption
Lesión de la columna vertebral	spinal cord injury
Médula espinal	spinal cord
Meningitis	meningitis
Mesencéfalo	midbrain
Migrañas, jaquecas	migraines
Neurología	neurology
Neurólogo	neurologist
Neuronas	neurons
Parálisis	paralysis
Pérdida de fuerza muscular	loss of muscle strength
Pérdida de memoria	memory loss
Plexo braquial	brachial plexus
Protuberancia	protuberance
Rigidez	stiffness
Tálamo	thalamus
Temblores	tremors
Tronco encefálico	brainstem
Tumor cerebral	brain tumor
Tumores	tumors

Salud mental

Aislamiento	isolation
Alucinaciones	hallucinations
Ansiedad	anxiety
Antidepresivos	antidepressants
Ataques de pánico	panic attacks
Autismo	autism
Cambios en el estado de ánimo	mood swings
Comportamiento	behavior
Consejero/a	counselor
Daño cerebral	brain damage
Déficit de atención	attention deficit
Depresión	depression
Desesperanza	lack of hope
Desorden bipolar	bipolar disorder
Desordenes alimenticios	eating disorders
Disforia de género	gender dysphoria
Enfermedad mental	mental illness
Esquizofrenia	schizophrenia
Experiencias traumáticas	traumatic experiences
Grupo de apoyo	support group
Hacerse daño a sí mismo	to hurt oneself
Insomnio	insomnia
Medicamentos antipsicóticos	antipsychotic medication
Medicamentos contra la ansiedad	anti-anxiety medication
Paranoia	paranoia
Pensamientos de suicidio	suicidal thinking
Pesadillas	nightmares
Problema psiquiátrico	psychiatric illness
Problemas de aprendizaje	learning disabilities
Problemas de sueño	sleeping problems
Psicología	psychology
Psicólogo	psychologist
Psicoterapia	psychotherapy
Psiquiatra	psychiatrist
Psiquiatría	psychiatry
Química del cerebro	brain chemistry
Signos de aviso	warning signs
Superar	to cope
Terapeuta	therapist
Terapia electroconvulsiva	electroconvulsive therapy
Trastorno de estrés postraumático	post-traumatic stress disorder
Trastorno obsesivo compulsivo	obsessive-compulsive disorder
Trastornos adictivos	addictive disorders
Trastornos de personalidad	personality disorders

Preguntas comunes en el consultorio psicológico o psiquiátrico

1. ¿Cómo se encuentra? ¿Cómo está su salud en general? — How do you feel? How is your health in general?
2. ¿Ha cambiado su salud últimamente? — Has your health changed recently?
3. ¿Cómo duerme? ¿Tiene dificultad al dormirse? — How is your sleep? Do you have trouble falling asleep?
4. ¿Se despierta temprano sin poder volver a dormirse de nuevo? — Do you wake up early and can't go to sleep again?
5. ¿Se despierta por la noche o a la madrugada y no puede volver a dormir? — Do you wake up in the middle of the night and can't go back to sleep?
6. ¿Cómo es su estado de ánimo por lo general? — How are your spirits in general?
7. ¿Cuándo fue la última vez que se ha sentido triste? — When was the last time you felt sad or down?
8. ¿Alguna vez se ha sentido deprimido sin ánimo? — Have you ever felt depressed or hopeless?
9. Cuando se siente triste o deprimido/a ¿por cuánto tiempo ha sentido estos síntomas? — When you are sad or depressed, how long do your symptoms last?
10. ¿Se ha sentido irritable? — Have you ever felt irritable?
11. ¿Ha tenido alguna enfermedad psiquiátrica? — Have you ever had a psychiatric illness?
12. ¿Ha tenido depresión? — Have you had depression?
13. ¿Toma medicamentos para la depresión? — Do you take medication for depression?
14. ¿Ha tenido cambios en el apetito? — Have you had changes in your appetite?
15. ¿Ha tenido ansiedad? — Have you had anxiety?
16. ¿Ha pensado en el suicidio? — Have you thought about suicide?
17. ¿Ha tenido ataques de pánico? — Have you had panic attacks?
18. ¿Ha tenido alucinaciones? — Have you had hallucinations?
19. ¿Es difícil para usted relajarse? — Do you find it difficult to relax?
20. ¿Ha tenido dificultad para concentrarse? — Have you had difficulty concentrating?

Enfermedades psicosomáticas comunes

Las enfermedades psicosomáticas son manifestaciones psicológicas que se pueden convertir en físicas por medio de tensiones emocionales en diferentes órganos o empeorar enfermedades existentes.

Sistema nervioso: dolores de cabeza, jaquecas, alteraciones de la visión, sensibilidad.

Sistema digestivo: dolor y sensación de quemazón en el estómago, úlceras gástricas, diarreas o estreñimiento.

Piel: reacciones alérgicas, ardor.

Sistema respiratorio: sensación de falta de aire, sofoco.

Sistema muscular: tensión, contracturas y dolor muscular.

Sistema circulatorio: sensación de dolor en el pecho, palpitaciones, presión alta (por miedo o estrés).

Las enfermedades mentales

Estrés: la vida cotidiana puede producir estrés en las personas. Muchas veces produce ansiedad y las personas tienen que acudir al psiquiatra en busca de medicación.

Neurosis: las principales neurosis son la ansiedad, astenia o debilidad en general, obsesiones y las fobias.

Trastorno de carácter: Hay muchas. Algunas son la paranoia (el orgullo, delirio y reacciones agresivas), esquizofrenia (sobresale la emotividad, delirios y alucinaciones auditivas o visuales), narcisismo (falta de autocrítica y la persona se cree que es la mejor persona en el mundo y siente un amor morboso sobre sí misma), la apatía (falta de confianza en sí mismo, pasividad), etc.

La demencias por arteriosclerosis o Alzheimer's: grandes trastornos de la memoria y total desorientación de tiempo y espacio.

Actividades de vocabulario

A. Escribe los nombres de las partes del cerebro:

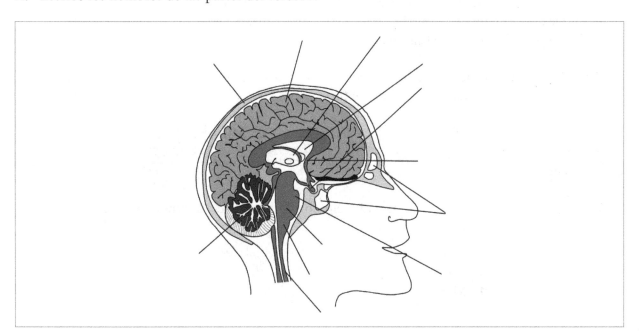

B. Imagina que eres un profesional de la salud mental ¿Qué preguntas le harías a una persona que tiene los siguientes síntomas para hacer un buen diagnóstico? Después crea un diálogo con un compañero/a en donde le preguntas sobre sus cambios de humor, historia de problemas psicológicos, etc.

1. Una persona que no puede salir de la cama
2. Una persona que tiene ataques de pánico
3. Una persona que tiene alucinaciones visuales y /o auditivas
4. Una persona que tiene miedo de salir y estar en contacto con gente
5. Una persona que no tiene ganas de comer y no tiene energía para sus actividades diarias.

C. El cerebro y sus funciones:

El cerebro controla lo que se siente y se piensa, cómo se aprende y la forma en que nos movemos. Está compuesto por el prosencéfalo (cerebro anterior), que incluye el hipotálamo, el tálamo y la hipófisis. El mesencéfalo (cerebro medio) coordina los mensajes que llegan al cerebro y los que salen a la médula espinal. Y el rombencéfalo (cerebro posterior) engloba el cerebelo, el puente y el bulbo raquídeo.

Tanto el cerebro como la médula espinal están protegidos por huesos; el cráneo protege al cerebro y las vértebras protegen la médula espinal.

El cerebelo controla el equilibrio, el movimiento y la coordinación.

El tronco encefálico recibe, envía y coordina los mensajes cerebrales controlando la respiración, la frecuencia cardiaca, la tensión arterial, tragar, la digestión y el parpadeo.

El líquido cefalorraquídeo protege el tejido nervioso y lo mantiene sano.

El sistema nervioso está compuesto por el sistema nervioso central (el cerebro y la médula espinal) y el sistema nervioso periférico (los nervios que se extienden por todo el cuerpo).

Después de leer la información sobre el sistema nervioso contesta las siguientes preguntas:

1. ¿Qué partes constituyen el sistema nervioso de los humanos?
2. ¿Qué controla el cerebro?
3. ¿Cómo está compuesto el cerebro?
4. ¿Qué controla el cerebelo?
5. ¿Qué función tiene el tronco encefálico?
6. ¿Qué es el líquido encefálico?
7. ¿Cómo está compuesto el sistema nervioso?

D. Las enfermedades relacionadas al sistema nervioso. Investiga en qué consisten (áreas del cerebro, síntomas y tratamientos) las siguientes enfermedades y haz una presentación para la clase.

    a. Alzheimer's   **b.** Parkinson   **c.** Epilepsia   **d.** Migrañas

E. Los sentidos

¿Cuáles son los sentidos? Relaciona cada sentido con la parte del cuerpo que le corresponde:

a. Audición   1. Lengua
b. Tacto   2. Oído
c. Vista   3. Nariz
d. Gusto   4. Mano
e. Olfato   5. Ojo

F. Busca en tu salón de clase y/o en la cafetería objetos que estén relacionados a los siguientes sentidos:

Vista: color, forma, tamaño, distancia: _____

Oído: sonidos, música, ruidos, lenguaje: _____

Olfato: olores agradables y desagradables: _____

Gusto: salado, dulce, amargo, soso, ácido, picante: _____

Tacto: suave, áspero, frío, caliente, blando, duro: _____

G. Completa la oración con las palabras en inglés al español

1. State of anxiety   el estado de _____
2. Mental illness   la enfermedad _____
3. Nervous system   el sistema _____
4. Aggressive reaction   la _____
5. Memory loss   una _____
6. Muscular pain   el _____
7. Allergic reaction   la _____
8. Individual therapy   la _____
9. State of depression   el _____
10. Psychiatric intervention   la _____

H. Selecciona el término que se describe:

obsesión	fobia	narcisismo	depresión
ansiedad	demencia	histeria	esquizofrenia

1. Estado de la persona que tiene en la mente una idea, una palabra o una imagen fija o permanente y se encuentra dominado por ella: _____
2. Estado de alteración mental en el cual se produce una gran excitación, desorden de las ideas y alucinaciones visuales y auditivas: _____
3. Admiración excesiva y exagerada que siente una persona por sí misma, por su aspecto físico o por sus dotes o cualidades: _____
4. Estado mental que se caracteriza por una gran inquietud, una intensa excitación y una extrema inseguridad: _____
5. Enfermedad o trastorno mental que se caracteriza por una profunda tristeza, decaimiento anímico, baja autoestima, pérdida de interés por todo: _____
6. Temor intenso e irracional, de carácter enfermizo, hacia una persona, una cosa o una situación: _____
7. Pérdida o debilitamiento de las facultades mentales, generalmente progresivo, debido a la edad o a una enfermedad, que se caracteriza por alteraciones de la memoria y la razón y trastornos en la conducta: _____
8. Enfermedad nerviosa que se caracteriza por frecuentes cambios psíquicos y alteraciones emocionales que pueden ir acompañados de convulsiones, parálisis y sofocaciones: _____

I. Lectura: La trata de personas (Human Trafficking) y la la atención médica

Las víctimas de trata de personas no son invisibles; por eso, hay que conocer las señales para poder ayudarlas. Hay nuchos entrenamientos para dectectar a una víctima de trata de personas en las clínicas y hospitales. Esta es una lista de señales (red flags) que los médicos y enfermeras pueden identificar para ofrecerles ayuda y asistencia a las víctimas (Dovydaitis 2010):

- Huesos rotos
- Lesiones cerebrales traumáticas y conmociones cerebrales
- Dolores estomacales
- Abuso de drogas y alcohol
- Quemaduras
- Hepatitis
- SIDA (síndrome de inmunodeficiencia adquirida)

- Enfermedades de transmisión sexual
- Abortos espontáneos
- Desórdenes mentales: las víctimas de trata de personas generalmente sufren de trauma post traumático. También sufren de ansiedad, ataques de pánico, insomnio, síntomas psicosomáticos e ideas suicidas o intentos de suicidio.

Fuente:

Dovydaitis T. Human trafficking: the role of the health care provider. J Midwifery Womens Health. 2010 Sep-Oct;55(5):462–7. doi: 10.1016/j.jmwh.2009.12.017. PMID: 20732668; PMCID: PMC3125713.

Actividades

1. Crea un folleto bilingüe con la señales (red flags) de la trata de personas para poner en un hospital o clínica.
2. Investiga un poco sobre la trata de personas y los latinos en los Estados Unidos, especialmente a los niños y mujeres que no tienen documentación legal.

DIÁLOGO

Un caso de posible depresión

La señora María Paz (47 años) no se ha sentido bien últimamente, y casi no tiene fuerzas para salir de la cama. Se encuentra llorando por cualquier motivo. Decide visitar a su médica de cabecera, la doctora Julia Amado. La doctora recibe las notas de la enfermera, donde indica lo que le ha estado pasando a la señora Paz.

Dra. Amado: Hola, Sra. Paz, buenas tardes. Veo que viene a verme porque últimamente no se siente como siempre. ¿Puede contarme un poco más al respecto?

Sra. Paz: Claro que sí, doctora. No me siento bien. Últimamente he perdido el apetito, me siento muy cansada, y no tengo fuerzas para hacer lo que hago siempre.

Dra. Amado: ¿Desde cuándo ha perdido el apetito? ¿Está comiendo como siempre?

Sra. Paz: No, justo eso es lo que le iba a decir. No tengo hambre para nada. No como por horas, y cuando me doy cuenta ya es la noche. Empezó como hace un mes.

Dra. Amado: Lo siento mucho ¿Siente cambios en su estado de ánimo durante el día o diría que es siempre el mismo?

Sra. Paz: Sí, cambia mucho. ¡Usted sabe tanto, doctora! En la mañana estoy bien cansada, y diría triste, luego ya cuando llega mi marido me enojo mucho, me pongo furiosa, y luego ya para la cena me calmo y me siento triste de nuevo.

Dra. Amado: ¿Puedo preguntarle por qué se pone furiosa con su marido?

Sra. Paz: Es un vago, no me ayuda en nada en la casa y cuando llega generalmente está bebido, dice que la pandemia le está afectando, y como no tiene trabajo, toma aún más. Y luego se la agarra conmigo, y me dice cosas horribles.

Dra. Amado: Lo siento mucho ¿Y qué tal sus hijos?

Sra. Paz: Bueno, como usted sabe, mis hijos nacieron acá y ellos hablan puro inglés, y no les entiendo nada. Y siempre hablan entre ellos. Y no me hacen caso cuando les hablo en español, que es mi lengua materna. Yo sufro mucho por eso y siento que van a perder el idioma. Cuando le digo a mi hija Ariana "Tiende la cama", me dice que no. Que lo haga yo ya que limpio casas y es mi trabajo.

Dra. Amado: Siento mucho escuchar esto. ¿Hay alguien en su familia que sufra de depresión?

Sra. Paz: Bueno, mi madre sufrió mucho cuando mi abuela murió. Lloraba todo el día. En ese tiempo, no usábamos la palabra depresión, pero creo que sí, creo que ella tenía depresión. Disculpe que le cuente tanto, doctora, pero no tengo quien me escuche. Mi familia en México piensa que porque vivo tengo mucho dinero, y aquí no tengo amigas. Solo van de compras y les interesa el dinero, yo soy más del corazón.

Dra. Amado: Lo siento. Dígame, ¿está durmiendo bien últimamente?

Sra. Paz: Siempre estoy cansada, pero cuando me voy a la cama, me cuesta conciliar el sueño. Y luego cuando me levanto, me despierto muy ansiosa, como que no puedo respirar.

Dr. Amado: Eso es terrible. Lo siento mucho. Me dice que estos síntomas aparecieron hace un mes, ¿verdad? ¿Puede pensar en algo que pasó hace un mes que la puso tan triste?

Sra. Paz: Bueno, hace ya 2 meses mi padre que vive en México murió de Covid. No pude ir por la pandemia.

Dra. Amado: Es posible que eso haya desencadenado su depresión. No se preocupe. La vamos a ayudar. Voy a derivarle con una especialista en la salud mental, la consejera Julia Gutiérrez, que es una excelente colega. A ella le puede contar con confianza lo que le está pasando. Creo que usted está sufriendo de depresión. Es posible que la Dr. Gutierrez también la derive a un psiquiatra si es necesario medicación.

Sra. Paz: Claro que sí doctora, así lo haré. Gracias por escucharme.

Preguntas del diálogo

Luego de leer el diálogo, completa las siguientes preguntas y actividades:

1. ¿Cuál es el motivo de la consulta de la paciente?
2. ¿Cuáles son tres síntomas específicos que sufre la paciente?
3. ¿Qué es lo que contribuye a la depresión de la paciente?
4. ¿Cómo es la relación de la señora Paz y sus hijos?
5. ¿Qué es la depresión? ¿Qué lleva a la doctora a diagnosticar a la señora Paz?
6. La Dra. Amada no prescribe medicina a la señora Paz ¿Qué hace en lugar de eso?
7. Escribe un diálogo entre la Sra. Paz y la doctora Gutierrez. Esta es la primera visita. Entonces, el diálogo debe incluir preguntas de la salud general de la paciente, razón de la visita, síntomas y plan de tratamiento.

LECTURA

El alcoholismo entre los latinos

Los latinos, en comparación a los blancos no hispanos, son más propensos a abstenerse del alcohol, pero, cuando deciden consumir alcohol, beben más que los blancos no hispanos. Según el Instituto Nacional de Abuso de Alcohol y Alcoholismo (NIAA por sus siglas en inglés) las tasas de abstinencia entre los latinos son más altas que entre los blancos no latinos. Un informe del CDC (2012) indica que 70.3% de blancos no hispanos tuvieron una bebida alcohólica el 2012 en comparación con el 54.5% de los hispanos, pero 42.4% de latinos tuvieron más de 3 bebidas alcohólicas el mismo año en comparación con el 31.6% de los blancos no hispanos.

Sin embargo, estos números varían de acuerdo al lugar de origen. Por ejemplo, los puertorriqueños consumen más alcohol que los sudamericanos, y los cubanos son los menos propensos a beber alcohol. En general, hay varios factores que explican el alto consumo de alcohol entre algunos grupos latinos como la aculturación, el estrés, la presión social, la religión, las enfermedades mentales, etc. Los latinos no protestantes tienen una perspectiva más flexible en relación al consumo del alcohol. Por otro lado, mientras los latinos inmigrantes que viven mayor tiempo en los Estados Unidos tienden a beber más que los recién llegados. El estrés del trabajo y del estatus migratorio para los inmigrantes sin documentación puede ser un desencadenante para el mayor consumo de alcohol y drogas. El alto consumo de alcohol puede tener graves consecuencias en la vida y salud de las personas y sus comunidades. Según el Instituto Nacional de Abuso de Alcohol y Alcoholismo, los hombres hispanos son más propensos a sufrir de enfermedades hepáticas debido al alto consumo de alcohol. También, de acuerdo a esta agencia gubernamental, los hipanos en general son menos propensos a buscar ayuda y unirse a grupos de ayuda como los alcohólicos anónimos cuando sufren de dependencia al alcohol. Algunas de las barreras que explican porque los hispanos no buscan ayuda son las barreras lingüísticas, la falta de acceso a la atención médica, el estigma asociado al alcoholismo para ciertas culturas hispanas, el temor a la deportación, etc. Algunas formas de mejorar esta situación son proveer servicios de ayuda lingüística y culturalmente apropiados, implementación de programas de ayuda a bajo costo para quienes lo necesiten, etc.

Fuentes:

Centers for Disease Control and Prevention (CDC). *Summary Health Statistics for U.S. Adults: National Health Interview Survey 2012, Vital Health Statistics*. Series 10, Number 260, February 2014, Table 25; National data collected during 2001–2002.

National Institute on Alcohol Abuse and Alcoholism (March 2021). Alcohol and the Hispanic community. Retrieved from: https://www.niaaa.nih.gov/publications/brochures-and-fact-sheets/alcohol-and-hispanic-community

Tratamiento para el abuso de sustancias para los hispanos entre 2004 y 2011

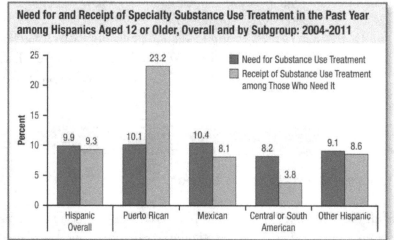

1. NSDUH classifies persons as needing substance use treatment if they meet the criteria in the fourth edition of the *Diagnostic and Statistical Manual of Mental Disorders* (DSM-IV) for dependence or abuse (based on symptoms they report) or if they received substance use treatment at a specialty facility in the past year. For details, see: American Psychiatric Association. (1994). *Diagnostic and statistical manual of mental disorders* (4th ed.). Washington, DC: Author. Substance use treatment at a specialty facility is defined as treatment received at drug or alcohol rehabilitation facilities (inpatient or outpatient), hospitals (inpatient services only), and mental health centers; it excludes treatment received in an emergency room, private doctor's office, self-help group, prison or jail, or hospital as an outpatient.

2. Illicit drugs include marijuana/hashish, cocaine (including crack), heroin, hallucinogens, inhalants, or prescription-type psychotherapeutics used nonmedically, including data from original methamphetamine questions but not including new methamphetamine items added in 2005 and 2006.

3. An annual average of 34.8 million persons aged 12 or older (14.0 percent of the total population) identified themselves as Hispanic. Slightly more than three fifths (62.6 percent) of Hispanics aged 12 or older were of Mexican origin, 13.8 percent were of Central or South American origin, 10.2 percent were of Puerto Rican origin, and 13.4 percent were of other Hispanic origin.

4. NSDUH asks respondents whether they are of Hispanic origin and, if so, what Hispanic subgroup best describes them. Response options included "Mexican/Mexican American/Mexicano/Chicano," "Puerto Rican," "Central or South American," "Cuban/Cuban American," "Dominican (from the Dominican Republic)," "Spanish (from Spain)," and "Other (Specify)." Respondents were also asked to identify their race. In this report, all respondents identifying themselves as Hispanic were assigned to the Hispanic group regardless of their racial identification.

Source: National Surveys on Drug Use and Health (NSDUHs), 2004 to 2005, 2006 to 2010 (revised March 2012), and 2011. NSDUH is an annual survey sponsored by the Substance Abuse and Mental Health Services Administration (SAMHSA). The survey collects data by administering questionnaires to a representative sample of the population through face-to-face interviews at their places of residence.

Actividades luego de la lectura

A. Preguntas de lectura. Contesta las siguientes preguntas. Si quieres puedes usar el Internet para mayor información:

1. ¿Qué se considera consumo normal de alcohol? ¿Y qué se considera abuso de alcohol? ¿Cómo es diferente entre hombres y mujeres?
2. Haz un cuadro sobre el tipo de consecuencias del abuso del alcohol y lista 3 ejemplos para cada categoría. Las categorías pueden ser de salud, económicas, sociales, familiares, educacionales, etc.
3. ¿Crees que algunas personas o poblaciones están en mayor riesgo de desarrollar dependencia al alcohol? ¿Qué tipo de personas y poblaciones y por qué?
4. ¿Crees que algunos de tus compañeros sufren de dependencia al alcohol? ¿Cómo la vida universitaria puede ser un factor en este problema?
5. ¿Crees que hay alguna relación entre las enfermedades mentales y el alto consumo de alcohol? Explica tu respuesta.
6. El artículo menciona varias razones por las que los latinos consumen alcohol en grandes cantidades. ¿Cuáles crees que son razones adicionales que expliquen este problema?
7. Además de las soluciones mencionadas en la lectura, ¿cuáles crees que son otras posibles soluciones para que los latinos busquen más ayuda si tienen un problema con el alcohol?

B. Haz una lista de posibles preguntas que puede hacer un profesional médico a una persona para identificar un posible problema de alcoholismo.

C. Imagina que eres un/a consejero/a en una universidad y crees que un/a estudiante está desarrollando dependencia al alcohol. ¿Qué le dirías para ayudar a esta persona? ¿Qué tipo de programas o servicios ofrece tu universidad para este tipo de casos?

LECTURA

La salud mental de la comunidad latina

Los latinos sufren de los mismos problemas de salud mental que los otros grupos en los Estados Unidos. Sin embargo, debido a diferencias lingüísticas y culturales, las experiencias con este tipo de problemas mentales así como el acceso y tipo de tratamiento que reciben los latinos es diferente que otros grupos. Algunas de las enfermedades mentales que afectan más a esta comunidad son la depresion mayor, el intento de suicidio, la esquizofrenia, el transtorno de ansiedad generalizada, el transtorno bipolar y el transtorno de estrés postraumático. Lamentablemente, debido a varias barreras, los latinos son menos propensos a buscar ayuda profesional cuando tienen un problema de salud mental. Según la Administración de Servicios de Abuso de Sustancias y Salud Mental (SAMHSA, por sus siglas en inglés) en el 2012, 27.3% de latinos con una condición de salud mental buscaron ayuda profesional.

Hay varias razones por las cuales los latinos no buscan ayuda:

- El estigma relacionado a las enfermedades mentales entre algunas comunidades latinas. Algunos latinos no creen que las enfermedades mentales sean reales o tan importantes como las enfermedades físicas porque no pueden ver los síntomas.
- La idea de que los problemas mentales pertenecen al área privada y que no deben discutirse con personas extrañas a la familia.

- Las expectativas de los roles de género tradicionales. En algunas comunidades hispanas se espera que los hombres muestren su masculinidad ocultando cualquier signo de debilidad física y mental. También se espera que las mujeres cuiden a los otros miembros de la familia priorizando la salud de los otros por encima de la suya.
- La barrera lingüística en el cuidado médico. No existen suficientes profesionales médicos de salud mental que hablen español.
- La barrera cultural en el cuidado médico. No hay suficiente preparación sobre sensibilidad cultural y diferencias en el tratamiento para los profesionales de salud mental.
- La religión. La idea de que Dios es el único que puede proveer ayuda emocional o enviar problemas a los que puedan soportarlos (predestinación, fatalismo) puede prevenir a los creyentes en buscar ayuda fuera de la Iglesia.
- Falta de información y educación sobre las enfermedades mentales entre las comunidad latinas.
- Falta de seguro médico. El costo de recibir ayuda profesional para problemas mentales sin seguro médico puede ser muy alto e inaccesible. Los latinos son el grupo con menor cobertura médica en los Estados Unidos.

Fuentes:

SAMHSA, Center for Behavioral Health Statistics and Quality, National Survey on Drug Use and Health, 2008–2012 (2008-2010 Data – Revised March 2012).

Actividades luego de la lectura

A. Preguntas de la lectura. Contesta las siguientes preguntas. Si quieres puedes usar el Internet para mayor información:

1. Selecciona una de las enfermedades mentales que se menciona en la lectura e investiga cuáles son los síntomas y tratamientos. Luego, imagina que eres un profesional de la salud que tiene un/a paciente latinx con esta condición. ¿Qué preguntas le harías antes para el diagnóstico? ¿Cómo le explicarías la enfermedad al paciente y sus posibles tratamientos?
2. Las adolescentes latinas son más propensas al intento que suicidio que otros grupos en los Estados Unidos. ¿Cuáles crees que son las razones de este problema?
3. ¿Crees que algunas personas o poblaciones están en mayor riesgo de desarrollar enfermedades mentales? ¿que tipo de personas y poblaciones y por qué?
4. ¿Crees que algunos de tus compañeros sufren de enfermedades mentales? ¿Cómo la vida universitaria puede ser un factor en este problema? ¿Qué tipo de ayuda está disponible para los estudiantes que tienen problemas mentales en tu universidad?
5. ¿Crees que la incidencia y la experiencia de los problemas de salud mental es diferente entre los latinos de primera y segunda generación? Explica tu respuesta.
6. La lectura menciona que la religión puede ser un factor que impide que los latinos busquen ayuda profesional para un problema de salud mental. ¿Crees que la religión y la Iglesia pueden tener un efecto positivo en la salud mental también? ¿Cómo?
7. Además de las soluciones mencionadas en la lectura, ¿cuáles crees que son otras posibles soluciones para que los latinos busquen más ayuda si tienen un problema de salud mental?
8. ¿Cómo crees que un desastre natural o una pandemia pueden afectar la salud mental de las personas, especialmente de las minorías?

B. Haz una lista de posibles preguntas que puede hacer un profesional médico a una persona para identificar un posible problema de trastorno de estrés postraumático. Esta persona es un inmigrante recién llegado a los Estados Unidos.

C. Crea un folleto que explique qué es la depresión, sus signos y sus mitos (mala información). Este folleto va a estar en un centro comunitario para la población latina de tu comunidad.

D. Imagina que eres un/a consejero/a en una universidad y crees que un/a estudiante sufre de trastorno de ansiedad generalizada. ¿Qué le dirías para ayudar a esta persona? ¿Qué tipo de programas o servicios ofrece tu universidad para este tipo de casos?

LECTURA CULTURAL

El susto

Las afecciones culturales o enfermedades folclóricas son condiciones físicas relacionadas con un desequilibrio físico o mental. Este desequilibrio se expresa en síntomas físicos. Ciertas personas en la comunidad, conocidas como curanderos, chamanes, etc., son capaces de devolver el equilibrio a la persona. El tratamiento generalmente incluye una ceremonia de limpieza y/o hierbas que restituyen el equilibrio normal de la persona. Muchas veces el tratamiento incluye elementos de culturas indígenas, africanas y europeas. Debido a la fuerte influencia de la religión católica en las culturas hispanas, muchas ceremonias de limpieza incluyen rezos o imágenes religiosas.

El susto, conocido como la pérdida del alma o espanto, es una afección cultural muy popular en América Latina. El susto se define como un impacto psicológico ante un trauma (desequilibrio emocional). Su definición difiere dependiendo del país de origen de la persona y puede afectar a cualquier persona y a cualquier edad. El susto tiene varios síntomas como la falta de apetito y falta de energía. Otros síntomas son la somnolencia o tendencia a dormir muchas horas, tristeza, angustia, mareos, ataques de locura repentinos, dolor de cabeza y del corazón. Desde el enfoque de la medicina occidental, el posible diagnóstico para el susto es la ansiedad, la depresión, o el estrés postraumático. Algunas personas deciden buscar ayuda de un curandero o chamán, pero en casos serios, se recomienda buscar ayuda complementaria de un terapeuta tradicional o psiquiatra (Remorini, 2010).

El tratamiento del "susto" en las comunidades mexicanas incluye cuatro procedimientos: las "llamadas" (llamado del espíritu), las "limpias" o "barridas", el "sahumado" y las "tomas" (ingestión de preparaciones por vía oral). Otras acciones terapéuticas—usadas con menor frecuencia—son la aplicación de ungüentos (pomadas) y baños, "santiguar" (rezar oraciones católicas), realizar ofrendas y "levantar". En este último caso se "levanta" el espíritu que queda "agarrado de la tierra" (Zolla, 1994). En Molinos, una ciudad mexicana, las técnicas terapéuticas empleadas incluyen, en diversas combinaciones, elementos de origen vegetal, animal y mineral, junto con la realización de ofrendas y oraciones del culto católico. Los recursos vegetales (hierbas y plantas) son utilizados además de las limpias y sahumados en tomas, en baños o aplicaciones externas. En la mayoría de los casos, se combinan y se preparan como infusiones.

Fuentes:

Remorini, C., Crivos, M., Martínez, M.R., Contreras, A. Aguilar (2010) El 'susto': 'Síndrome culturalmente específico' en contextos pluriculturales. Algunas consideraciones sobre su etiología y terapéutica en México y Argentina, in Pochettino, M.L., Ladio, A.H., Arenas, P.M. (Eds) Tradiciones y transformaciones en Etnobotánica: Proceedings of ICEB 2009, pp. 523–530. San Salvador de Jujuy, Argentina: CYTED.

Zolla, C (Dir). 1994. La Medicina Tradicional de los Pueblos Indígenas de México. Tomo III. México DF, Instituto Indigenista Interamericano.

Preguntas

1. ¿Qué son las afecciones culturales o enfermedades folclóricas? ¿Conoces otras afecciones culturales además del susto? ¿Conoces alguna enfermedad folclórica en tu cultura o en otras culturas que conozcas?
2. ¿Por qué crees que el tratamiento para el susto incluye elementos religiosos?
3. Si una persona presenta los síntomas del susto, ¿dónde crees que debe buscar ayuda? ¿de un curandero o de un profesional de salud occidental? Explica tu respuesta.

Actividad

Busca un curandero (en el internet) que trate el problema del susto y analiza lo que hace, cómo lo hace y compáralo con lo que haría un médico que practica la medicina tradicional. Presenta a la clase tu análisis.

CAPÍTULO 9
TERAPIA FÍSICA

Palabras relacionadas con la terapia física

Andador	walker
Artritis	arthritis
Artrosis	osteoartritis
Bastón	cane
Calambres	cramps
Camilla	stretcher
Collar para el cuello	neck collar
Compresa fría	ice pack
Contracturas	contractures
Correctores de espalda	back brace
Cosquilleo, hormigueo	tingling
Derrame cerebral	stroke
Desgarrar	to tear
Disco dislocado	dislocated disc
Dislocar	tp dislocate
Entumecimiento	numbness
Escoliosis	scoliosis
Esguince	sprain
Estiramiento	stretching
Fortalecimiento	strengthening
Fototerapia	phototherapy
Fractura	fracture
Haga este ejercicio	do this exercise
Hernia de disco	disc herniation
Láser terapéutico	laser treatment
Ligamentos	ligaments
Magnetoterapia	magnetotherapy
Masaje	massage
Más fuerte	stronger
Microondas en fisioterapia	microwave in physiotherapy
Muletas	crutches

Músculos tiesos	stiff muscles
Nervio	nerve
Problemas de equilibrio	balance problems
Problemas de postura	posture problems
Rango de movimiento	range of motion
Rigidez	rigidity
Silla de ruedas	wheelchair
Tendinitis	tendonitis
Torcedura	twist
Tratamiento con calor	heat treatment
Túnel carpiano	carpal tunnel
Ultrasonido	ultrasound
Yeso	cast

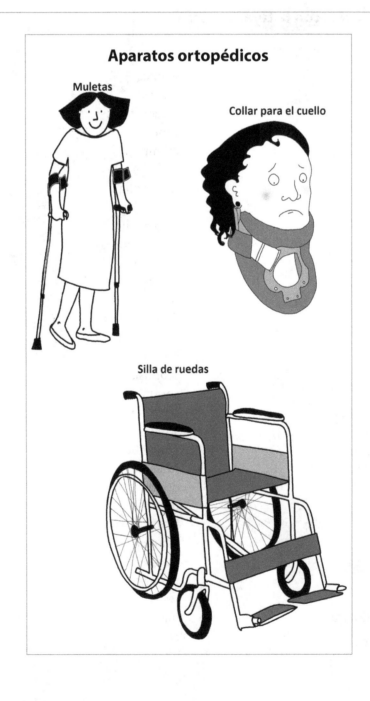

Aparatos ortopédicos

Muletas

Collar para el cuello

Silla de ruedas

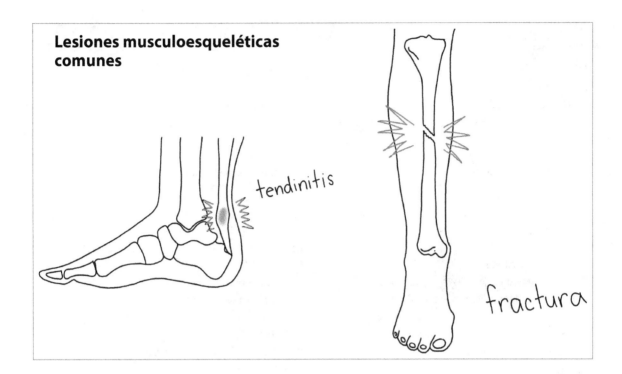

Lesiones musculoesqueléticas comunes

tendinitis

fractura

FRASES EN EL CONSULTORIO DEL DOCTOR:

Deambulación

- Aférrese/agárrese a mí.
- Agarre el andador.
- Caminemos por el pasillo.
- Le ayudaré a sentarse en la silla.
- No lo/a dejaré caer.
- No puede caminar solo/a.
- No se levante de la cama sin la ayuda de un/a enfermero/a.
- Quiero que se ponga de pie.

Condiciones de trabajo

- ¿Está de pie todo el día?
- ¿Está sentado todo el día?
- ¿Hace trabajo manual?
- ¿Hace trabajo pesado?
- ¿Trabaja al aire libre?
- ¿Trabaja con una computadora?
- ¿Trabaja en una oficina?

Actividades diarias

- ¿Puede atarse los zapatos?
- ¿Puede bajar las escaleras?
- ¿Puede girar la perilla de la puerta?

Ambulation

Hold on to me.
Grasp the walker.
Let's walk down the hallway.
I'm going to help you get into the chair.
I won't let you fall.
You can't walk by yourself.
Don't get out of bed without the help of a nurse.

I want you to stand up.

Working conditions

Are you on your feet all day?
Are you sitting all day?
Do you do manual labor?
Do you do heavy labor?
Do you work outside?
Do you work with a computer?
Do you work in an office?

Daily activities

Are you able to tie your shoes?
Are you able to go down stairs?
Are you able to turn the doorknob?

FRASES EN EL CONSULTORIO DEL DOCTOR:

- ¿Puede hacer las tareas del hogar?
- ¿Puede salir del coche?
- ¿Puede subir al coche?
- ¿Puede subir las escaleras?
- ¿Puede vestirse solo?

Are you able to do household chores?
Are you able to get out of the car?
Are you able to get in the car?
Are you able to go up stairs?
Are you able to dress yourself?

Mecanismos de la lesión

- ¿Estaba bajando las escaleras?
- ¿Estaba subiendo las escaleras?
- ¿Estaba usando el cinturón de seguridad?
- ¿Se cayó?
- ¿Se cayó de una altura?
- ¿Se lastimó haciendo ejercicios o jugando deportes?
- ¿Estuvo un accidente automovilístico?

Mechanisms of the injury

Were you going down the stairs?
Were you going up the stairs?
Were you wearing a seat belt?
Did you fall down?
Did you fall from a height?
Did you get hurt playing sports?
Were you in a car accident?

Ejercicios

- ¿Hace estos ejercicios en casa?
- Deténgase si le duele.
- Este es un ejercicio de flexibilidad.
- Este es un ejercicio de fortalecimiento.
- Hagamos algunos ejercicios.
- Haga quince repeticiones.
- Manténgalo/a por diez segundos.
- No tan duro.

Exercises

Do you do these exercises at home?
Stop if it hurts.
This is an exercise for flexibility.
This is a strengthening exercise.
Let's do some exercises.
Do fifteen repetitions.
Hold for 10 seconds.
Not so hard.

Hombro

- ¿Puede levantar sus brazos por encima de la cabeza?
- ¿Puede poner su brazo detrás de la espalda?
- Dígame si le duele.
- No levante el hombro.
- No mueva sus brazos.
- Presione tan fuerte como pueda.
- Use la bicicleta de brazos ahora.
- Use su brazo bueno para ayudar al otro.

Shoulder

Can you lift your arms over your head?
Can you put your arm behind your back?
Tell me if it hurts.
Do not lift your shoulder.
Don't move your arms.
Press as hard as you can.
Use the arm bike now.
Use the good arm to help the other.

Levantamiento

- Apriete sus músculos abdominales.
- Doble sus rodillas.
- Extienda sus pies un poco más.
- Levante con sus piernas.
- Mantenga los objetos cerca de su cuerpo.
- Mantenga su espalda derecha.
- No doble con su tronco.
- No levante cosas con su espalda.

Lifting

Tighten your abdominal muscles.
Bend your knees.
Spread your feet a little further.
Lift with your legs.
Keep objects close to your body.
Keep your back straight.
Don't twist your trunk.
Do not lift things with your back.

FRASES EN EL CONSULTORIO DEL DOCTOR:

Cuello

- ¿Le duele cuando mueve el cuello?
- Le voy a poner una bolsa de hielo.
- Le voy a poner una compresa caliente.
- Mantenga una buena postura, por favor.
- Mire hacia abajo.
- Mire hacia arriba.
- Mire hacia la derecha.
- Mire hacia la izquierda.

Neck

Does it hurt when you move your neck?
I'm going to apply an ice pack.
I'm going to apply a hot pack.
Maintain good posture please.
Look down.
Look up.
Look to the right.
Look to the left.

Queja principal

- ¿Tiene problemas en su trabajo?
- ¿Tiene problemas para caminar?
- ¿Tiene problemas para cuidar a sus hijos?
- ¿Tiene problemas para dormir?
- ¿Tiene problemas para hacer las cosas en la casa?
- ¿Tiene problemas para pararse?
- ¿Tiene problemas para sentarse?
- ¿Tiene problemas trabajando en el jardín?

Primary complaint

Do you have trouble at work?
Do you have trouble walking?
Do you have trouble taking care of your children?
Do you have trouble sleeping?
Do you have trouble doing house work?

Do you have trouble standing up?
Do you have trouble sitting down?
Do you have trouble doing yard work?

Mano y muñeca

- ¿Deja caer cosas?
- ¿Le duele por la noche?
- ¿Tiene los dedos entumecidos?
- ¿Tiene problemas para agarrar las cosas?
- ¿Usa la computadora mucho?
- Abra su mano, por favor.
- Cierre su mano, por favor.

Hand and wrist

Do you drop things?
Does it hurt at night?
Are your fingers numb?
Do you have trouble gripping things?
Do you use the computer a lot?
Please open your hand.
Please close your hand.

Cadera y rodilla

- ¿Tuvo una cirugía?
- Levante su rodilla.
- Mantenga sus rodillas derechas, por favor.
- Mueva su pierna en las cuatro direcciones.
- Párese en puntillas.
- Ponga su espalda contra la pared.
- Suba y baje el escalón.
- Su rodilla está hinchada.

Hip and knee

Did you have surgery?
Lift your knee.
Keep your knee straight, please.
Move your leg in all four directions.
Stand on your tiptoes.
Put your back against the wall.
Go up and down the step.
Your knee is swollen.

Uso del andador

- Ahora dé un paso.
- Mueva el andador así, por favor.
- Párese, por favor.
- Ponga su manos sobre la silla y empuje.

Using the walker

Now take a step.
Move the walker like this, please.
Stand up, please.
Put your hand on the chair and push.

FRASES EN LA TERAPIA FÍSICA: (?)

- Por favor tenga cuidado.
- Practiquemos el uso del andador.
- Siéntase en la silla de ruedas, por favor.
- Vaya un poco más despacio, por favor.

- Please be careful.
- Let's practice using the walker.
- Sit in the wheelchair, please.
- Go a little slower, please.

Entrenamiento de muletas

- Muévase con las dos muletas.
- No ponga más del cincuenta por ciento de su peso.
- No ponga peso en la pierna afectada.
- No use las muletas en superficies mojadas o resbaladizas.
- Ponga el peso en sus manos, no en sus axilas.
- Puede poner tanto peso como le resulte más cómodo/a.
- Siga con el pie o la pierna afectada.

Crutch training

- Advance both crutches.
- Do not apply more than fifty percent of your weight.
- Do not apply any weight to the affected leg.
- Don't use crutches on slippery surfaces.
- Put the weight on your hands, not your armpits.
- You can apply as much weight as is comfortable.
- Follow with the affected foot or leg.

Escaleras

- Agarre el pasamanos.
- Ahora es su turno.
- Bajemos las escaleras.
- Casi llegamos.
- No puede usar las escaleras.
- Puede usar las escaleras.
- Subamos la escaleras.

Stairs

- Grab the handrail.
- Now it's your turn.
- Let's go down the stairs.
- We're almost there.
- You cannot use the stairs.
- You can use the stairs.
- Let's go up the stairs.

Frases para dar ánimo

- ¡Eso está mucho mejor!
- ¡Inténtelo nuevamente!
- ¡Lo está haciendo muy bien!
- ¡Muy bien!
- ¡Perfecto!
- ¡Puede hacerlo!
- ¡Siga intentándolo!
- ¡Una vez más!

Encouragement

- That's much better!
- Try again!
- You're doing great!
- Very good!
- Perfect!
- You can do it!
- Keep trying!
- One more time.

Los números del 0 al 20

Cero   Uno   Dos   Tres   Cuatro   Cinco   Seis   Siete   Ocho   Nueve   Diez

Once   Doce   Trece   Catorce   Quince   Dieciséis   Diecisiete   Dieciocho   Diecinueve

Veinte

Palabras útiles

Con ayuda	with help
Sin ayuda	without help
Mucho	a lot
Lentamente	slowly

Hacia la izquierda/derecha	toward the left/right
Encima	on
Sobre su lado	on your side
Afuera	outside
Cierre su puño	close your fist
Hacia atrás	backward
Detrás de	behind
Debajo de	under
Boca arriba	face up
Boca abajo	face down
Adelante	in front
Aquí	here

Verbos y comandos

Abra la mano	open your hand
Abrir/abra	to open/ open
Acostarse/acuéstese/no se acueste	to lie down/ lie down/don't lie down
Acuéstate de frente	lie face up
Acuéstese boca abajo	lie face down
Acuéstese sobre su espalda-boca arriba	lie on your back- face up
Agarrarse/agárrese	to grab/ hold
Andar/ande/ ande en esta bicicleta por diez minutos	to ride/ride/ride this bike for ten minutes
Apoyarse/apóyese/ no se apoye	to lean/ lean/ don't lean
Apretar/apriete	to squeeze/ squeeze
Bajar/baje	to lower/ lower
Caminar/ camine	to walk/walk
Cerrar/cierre	to close/ close
Cierre la mano	close your hand
Continuar/continúe	to continue/ continue
Cuidarse/cuídese	to take care/ take care
Darse vuelta/ dese la vuelta/ no se dé la vuelta	to turn around/ turn around/ don't turn around.
Dar un paso hacia atrás/dé un paso hacia atrás	to take a step back/ take a step back
Dar vueltas con/de vueltas con	to turn around/ turn around
Decirme/dígame	to tell me/ tell me
Descansar/descanse	to rest/ rest
Detenerse/deténgase	to stop/ stop
Doblar/doble	to bend/ bend
Doblar la cintura/doble su cintura	to bend the waist/ bend your waist
Doblar las rodillas/ doble sus rodillas	to bend the knees/ bend your knees
Empujar/empuje	to push/ push
Encontrar/encuentre	to find/ find
Enderezar/enderece	to straighten/ straighten

Estire el cuello	stretch your neck
Estire los brazos	stretch your arms
Estirarse/estírese	to stretch/ stretch
Exhalar/exhale	to exhale/ exhale
Extender/extienda	to extend/ extend
Hacer esto/haga esto	to do this/ do this
Inclinarse/inclínese/no se incline	to lean/ lean/ don't lean
Ir/vaya	to go/ go
Jalar/jale	to pull/ pull
Juntar/junte	to put together/ put together
Levantar/levante	to lift/ lift
Levante el brazo	raise your arm
Levante la cabeza	raise your head
Levante la mano	raise your hand
Levante la pierna	raise your leg
Levantarse/levántese/ no se levante	to get up/ get up/ don't get up
Levante pesas	lift weights
Levante y baje	raise and lower
Manténgase derecho	maintain good posture
Mirar/mire	to look/ look
Muéstreme	show me
Mueva la pierna hacia afuera, hacia adentro	move your leg out, in
Muévase/ no se mueva	move/ don't move
Observe como uso este aparato	watch how I use this device
Párece	stand up
Párece despacio	stand slowly
Pasar/pase	to pass/ pass
Poner peso/ ponga peso	tp put on weight/ put on weight
Ponerse/póngase/no se ponga	to put on/ put on/ don't put on
Quitarse/quítese	to take off/ take off
Relajarse/relájese	to relax/ relax
Repetir/Repita	to repite/ repite
Resistirse/resístase /no se resista	to resist/ resist/ don't resist
Respirar/respire	to breath/ breath
Rote los brazos	rotate your arms
Seguir/siga	to follow/ follow
Siga con lo que hago	keep up with what I do
Sentarse/siéntese/ no se siente	to sit down/ sit down/ don't sit down
Separar/separe	to separate/ separate
Soltar/suelte	to drop/ drop
Soportar/soporte	to support/ support
Subir/suba	to rise/ rise
Tocar/toque	to touch/ touch
Tomar un descanso/tome un descanso	to take a break/ take a break
Tratar/trate	to try/ try
Usar/use	to use/ use

Venir aquí/venga aquí .... to come here/ come here
Venga conmigo .... come with me
Voltearse/voltéese .... to turn around/ turn around

Actividades de vocabulario

A. Completa las siguientes oraciones con las siguientes palabras. Solo puedes usar la palabra una vez.

derrame cerebral	ultrasonido	entumecimiento	túnel carpiano
silla de ruedas	haga el ejercicio	muletas	camilla
yeso	fractura	andador	escoliosis
problemas de postura	masajes	fisioterapia	

1. Para salir del hospital después de una operación (surgery), se usa una _____ _____.

2. Juan tuvo una _____ de tobillo. El doctor le pone un _____ por un mes. Y luego tienen que hacerle _____.

3. Maria tiene _____ en su columna vertebral por eso tiene _____.

4. Pedro se dislocó el tobillo. Por eso tiene que usar unas _____ para caminar.

5. Los jugadores de fútbol reciben muchos _____ cuando tienen calambres durante el partido.

6. Juana escribe mucho en su computadora todo el día por eso tiene problemas en el _____.

7. La fisoterapeuta le repite que _____ otra vez.

8. Las personas que tienen un _____ pueden sentir _____ en sus extremidades.

9. Muchas personas mayores necesitan un _____ para poder caminar y no perder el equilibrio.

10. El físico terapeuta le pide al paciente que suba a la _____ porque tiene que hacerle un _____.

B. Define con tus propias palabras cada palabra y luego escribe una oración utilizando esa palabra.

1. Bastón
2. Fototerapia
3. Correctores de espalda
4. Collar para el cuello
5. Rigidez
6. Músculos tiesos
7. Tendinitis
8. Fortalecimiento
9. Tratamiento con calor
10. Desgarrar

C. ¿Qué preguntas y/o cómo le dirías a un paciente que...?

    1. Para identificar cuál es su queja principal le preguntas _____
    2. Cómo le dirías al paciente que: tighten the muscles _____
    3. Cómo le dirías: keep your arm muscles loose _____
    4. Cómo le indicarías a un paciente que necesita hacer el ejercicio slower _____
    _____
    5. Cómo le dirías: non-bearing on the right leg _____
    6. Cómo le preguntarías: si se siente better, worse or the same _____

D. Crea un diálogo con tu compañero/a, uno/a es el fisicoterapeuta y el otro/a es el paciente en las siguientes situaciones (puedes elegir varias situaciones):

    1. Un jugador de baloncesto que se rompió los meniscos
    2. Una persona que tiene escoliosis
    3. Una persona que tiene un accidente de trabajo (construcción, jardinería, en el campo) y tiene que hacer fisioterapia
    4. Una persona que tuvo un derrame cerebral
    5. Una persona que tiene síndrome del túnel carpiano
    6. Una persona que ha tenido una cirugía en las caderas y las rodillas
    7. Una persona que tiene que usar la silla de ruedas o el andador (o ambos) o las muletas o usar las escaleras
    8. Un jugador de fútbol que tuvo un calambre y una torcedura del tobillo

E. Traduce las siguientes oraciones del inglés al español usando los verbos y comandos que has aprendido en esta lección y el vocabulario que has aprendido en los capítulos anteriores:

    1. Roll over and sit up on the stretcher _____
    2. Stand up slowly. Put the weight only on your right/left foot _____
    3. Move the cane, then step with the opposite leg _____
    4. Move the walker first, then take a step with your right foot, then with your left foot
    _____
    5. Put more weight in your hands _____
    6. Step through with the heel _____
    7. Lift your head up _____
    8. Take a step to the side _____
    9. Step back until you feel the wheelchair at the back of your legs _____
    10. Turn to your left _____
    11. Turn to your right _____
    12. Hold your leg up. Don't let me push it down _____
    13. Stand up and walk _____
    14. Straighten your leg _____
    15. Bend your knee _____
    16. Move the walker forward _____
    17. Shift your weight forward, back, left and right _____
    18. Youshoulddotheexerciseseverydaytomakeyourmusclesstrong_____
    19. Put an ice pack on your knee after you exercise so it won't swell
    _____
    20. Relax and let me move you. Close your eyes and tell me whether I am moving your arm (or leg) toward me or toward you
    _____
    _____

Vocabulario sobre el dolor

Ubicación del dolor

- ¿Dónde estaba el dolor cuando empezó?
- ¿Dónde le duele?
- ¿Dónde le duele más?
- ¿Dónde siente mayor intensidad de dolor?
- ¿El dolor ha cambiado de posición/lugar?
- ¿Puede indicarme dónde le duele exactamente?

Location

Where was the pain when it started?
Where does it hurt?
Where does it hurt most?
Where do you feel the most pain?
Has the pain moved?
Can you show me where does it hurt

Radiation

- ¿Puede indicarme en que otras partes del cuerpo siente el dolor?
- ¿Se extiende el dolor a otras partes del cuerpo?
- ¿Siente el dolor en otras partes del cuerpo?
- Cantidad
- ¿Cuánto le duele?
- ¿Es su dolor fuerte, moderado o leve?
- ¿Le duele mucho o poco?
- Usamos una escala de dolor de 0 a 10. 0 significa que no hay dolor y 10 es el dolor más intenso que ha sentido en su vida. ¿Qué número le daría a su dolor?

Radiación

Can you show me the other parts of the body that hurt?
Does the pain extend to other part of the body?

Do you feel the pain in other parts of the body?
Quantity
How much does it hurt?
Is your pain strong, moderate or mild?
Does it hurt a lot or a little?
We use a pain scale from 0 to 10. 0 means there is no pain and 10 is the most intense pain you have had in your life. What number would you give to your pain?

Calidad

- ¿Cómo es su dolor?
- ¿Puede describir su dolor, por favor?
- Agudo
- Ardiente
- Como un cólico
- Es como un calambre
- Es dolor que presiona
- Profundo
- Pulsante
- Punzante
- Sordo
- Superficial

Quality

How is your pain?
Can you please describe your pain?
Sharp
Burning
It's a colic type pain
It's like a cramp
It's a pressure type pain
Deep
Throbbing
Stabbing
Dull
Shallow

Duración del dolor

- ¿Cuándo empezó el dolor?
- ¿El dolor empezó de repente o poco a poco?
- ¿Hace cuánto ha tenido este dolor?
- ¿Hay algo que desencadenó el dolor?
- ¿Qué día empezó el dolor?

Duration

When did the pain start?
Did the pain start suddenly or gradually?
How long have you had this pain?
Was there a trigger for your pain?
What day did the pain start?

Frecuencia del dolor

- ¿Con qué frecuencia tiene este dolor?
- ¿El dolor es constante o va y viene?
- ¿Qué tan frecuentemente siente este dolor?
- ¿Siente el dolor más en la mañana, tarde o noche?
- ¿Siente el dolor todo el día o solo en algunos momentos del día?
- ¿Tiene este dolor todos los días o una vez por semana o una vez por mes?

Frequency

How often does it hurt?
Is the pain constant or does it come and goes?
How frequently do you have this pain?
Do you feel the pain more in the morning, afternoon or evening?
Do you have this pain all day or only for some parts of the day?
Do you have this pain every day or once a week, or once a month?

Configuración

- ¿Está haciendo algo para aliviar el dolor? ¿Funciona?
- ¿Está tomando algo para mejorar el dolor? ¿Funciona?
- ¿Hay algo que alivia su dolor?
- ¿Hay algo que empeora su dolor?
- ¿Hay alguna actividad que intensifica el dolor?
- ¿Qué estaba haciendo cuando empezó el dolor?
- ¿Qué le ayuda con el dolor?

Setting

Are you doing anything to improve the pain? Does it work?
Are you taking something to lessen the pain? Does it work?
Is there anything that relieves the pain?
Is there anything that worsens the pain?
Is there an activity that intensifies the pain?
What were you doing when the pain started?
What helps you with the pain?

Trauma o accidente relacionado con el dolor

- Accidente automovilístico
- Atropellar
- Caerse
- Choque
- Morder/mordedura
- Tener un accidente
- Tropezarse

Trauma or accident related to pain

a car accident
to run over
to fall
crash
to bite/ a bite
to have an accident
To trip

Ejercicios sobre el dolor

A. Imagina que eres un profesional de la salud. Lee los siguientes casos y escribe 3 a 5 preguntas para entender mejor el dolor de cada paciente:

1. El Sr. Ramirez tuvo un accidente automovilístico hace un par de años y ahora tiene dolor de espalda.
2. Mariana se despierta todos los días con dolor de estómago.
3. Carlos tiene intensos dolores de cabeza luego de sus reuniones de trabajo.
4. A Roxana le encanta correr, pero últimamente tiene dolor en su rodilla derecha, especialmente si corre por 10 minutos o más
5. Pedro ha trabajado en construcción durante 15 años y últimamente tiene dolores de espalda.
6. La Sra. Fernandez está trabajando en casa debido al Coronavirus. Últimamente, tiene dolor en sus muñecas. Ella trabaja todo el día con su computadora.

B. Selecciona uno de los casos de arriba (1, 4 o 5) y escribe un diálogo más largo entre un/a fisioterapeuta y el o la paciente que ha sido referido/a al terapeuta por su doctor/a primario. El o la doctor/a primario le dio al paciente un diagnóstico inicial. El diálogo debe incluir la historia clínica del paciente, preguntas sobre el dolor del paciente y el plan de terapia física.

C. Compara las siguientes dos imágenes para describir el dolor. ¿Cómo son diferentes? ¿En qué situaciones se usan? ¿Cuál te parece más efectiva? En muchos países hispanos, no es común usar una escala de dolor. ¿Cómo explicarías la escala a un/a paciente que habla español y que ha vivido en los Estados Unidos solo por un par de semanas?

1.

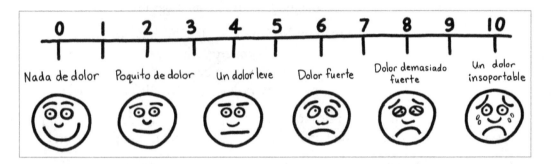

2.

How bad is your pain?

1: Huh, I guess it's there...

2: It's mildly distracting

3: I can usually ignore it

4: It's there, but I can do stuff

5: It interferes with some things

6: It disrupts daily life

7: I can barely do anything

8: It's hard to talk & listen

9: I can barely move

10: I am bedridden. Help!

Esta imagen es de dominio público. Autor: MissLunaRose12. Fuente: https://commons.wikimedia.org/wiki/File:Pain_scale_with_words.png#:~:text=Other%20resolutions:%20161%20%C3%97%20240%20pixels%20l

MINI DIÁLOGOS

1. Terapia luego de un derrame

El Sr. Fernando Aguilar (55 años) tuvo un derrame hace un par de semanas. Esta es su primera cita con su fisioterapeuta luego del derrame. El paciente perdió la función del lado derecho de su cuerpo. No puede mover correctamente el brazo y la pierna derecha.

Terapeuta: Hola, Sr. Aguilar. Entiendo que tuvo un derrame hace un par de semanas. Lo siento mucho. Espero que se sienta bien hoy.

Paciente: Gracias, doctor. Fue un susto tremendo. Felizmente mi esposa estaba conmigo y me llevó al hospital rápidamente. Si no, no me puedo imaginar lo que hubiera pasado.

Terapeuta: Me alegra que su esposa haya estado con usted. Recibir atención médica inmediata en estos casos puede ser una decisión entre la vida y la muerte. Ahora, con la terapia física, vamos a trabajar juntos para recuperar la función de la parte derecha de su cuerpo. Va a ser un proceso largo, pero, no se preocupe, estamos aquí para apoyarlo y ayudarlo en todos los pasos de este proceso.

Paciente: Gracias, doctor. Al inicio, casi no podía usar la parte derecha de mi cuerpo, pero poco a poco puedo moverlo un poco más. ¿Usted cree que me voy a recuperar completamente?

Terapeuta: Cada caso es diferente, pero es una buena señal que ya esté recuperando el movimiento de su cuerpo espontáneamente. Es bueno que estemos empezando la terapia ahora, porque mientras más temprano empecemos su plan de tratamiento, hay más posibilidades de recuperación. Ahora, vamos a hacer un examen físico y le voy a hacer algunas preguntas sobre su derrame y sus síntomas. Luego, vamos a hacer un plan de tratamiento especial para usted.

Paciente: Muchas gracias, doctor.

Preguntas del mini diálogo 1

1. Imagina que eres el o la enfermero/a que escribió las notas para el Sr. Aguilar al inicio de la cita. Resume tus notas al terapeuta antes de que vea al paciente. Puedes usar información del diálogo y aumentar información de tu imaginación.
2. ¿Por qué la terapia física es importante luego de un problema neurológico como un derrame? ¿Qué otros problemas neurológicos pueden necesitar de terapia física?
3. El terapeuta ha decidido usar el método Brunnstrom para el paciente. Investiga en Internet cuáles son los pasos de este método y resúmelo brevemente cómo si lo explicaras al Sr. Aguilar.

2. Lesión deportiva

Alicia (25 años) es una atleta profesional que recientemente sufrió una lesión en los ligamentos mientras corría su último maratón. La paciente fue referida por su médico primario a la Dra. Ramos, una fisioterapeuta que se especializa en terapia física deportiva. Esta es su primera cita.

Doctora: Hola, Alicia. Un gusto conocerte. ¿Cómo te sientes hoy? ¿Qué te trae por aquí hoy?

Paciente: Hola, doctora. Un gusto, también. Estoy bien. Me desgarré el ligamento de la rodilla en mi último maratón.

Doctora: Lo siento mucho. Eso debió doler muchísimo. ¿Fue tu primer maratón?

Paciente: La verdad es que no me dolió tanto en el momento porque estaba tan concentrada en llegar a la meta, pero después sí tuve mucho dolor e inflamación. Corro maratones profesionalmente. Empecé a correr desde la secundaria.

Doctora: Me alegra que hayas venido a verme. ¿Es esta la primera vez que te lastimas la rodilla? ¿Has tenido otras lesiones en el pasado?

Paciente: Sí, esta es la tercera vez que me lastimo la rodilla. Mi entrenador me dijo que sería bueno que viniera a verla porque parece que estoy teniendo la misma lesión en el mismo lugar varias veces.

Doctora: Es posible que las lesiones del pasado te hayan puesto en mayor riesgo y que haya problemas de cicatrización. No te preocupes. Vamos a hacer algunos exámenes para ver la condición de tu rodilla y de tu cuerpo en general. También, te voy a hacer algunas preguntas sobre tu salud en general y sobre tu historial médico. ¿Está bien?

Paciente: Sí, claro. ¿Cree que me voy a recuperar pronto? ¿Puedo empezar a correr?

Doctora: Cada caso es diferente. Vamos a hacerte una evaluación física completa, pero no te recomiendo que corras por el momento porque puedes empeorar tu lesión. Vamos a hacer un plan de tratamiento que posiblemente incluya ejercicios de recuperación, medicamentos, descanso, y terapia de frío y calor. No te preocupes. Voy a darte todas las instrucciones por escrito.

Paciente: Ok. Voy a extrañar correr, pero entiendo que es mejor descansar por el momento.

Doctora: La mayoría de atletas quieren seguir entrenando, pero esto puede tener un efecto negativo y alargar tu recuperación. Ahora, empecemos con las preguntas sobre tu salud.

Preguntas del mini diálogo 2

1. ¿Qué trae a Carolina a la consulta de la Dra. Ramos? ¿Por qué la doctora recomienda no correr a Carolina por el momento?
2. Continúa el diálogo entre la doctora y su paciente. El diálogo debe incluir preguntas sobre los síntomas de la paciente, historia médica, evaluación física y descripción del plan de tratamiento.
3. Investiga en Internet cuáles son algunos ejercicios recomendados para la prevención de lesiones para los maratonistas profesionales y ejercicios para tratar una lesión de ligamentos de la rodilla. Luego, describe un tipo de ejercicio para cada caso que investigues con todos sus pasos usando el mandato.
4. ¿Alguna vez has tenido una lesión muscular, de ligamentos o meniscos? ¿Cómo pasó la lesión? ¿Qué hiciste para sentirte mejor?
5. Investiga en Internet cuáles son otras lesiones deportivas comunes y escribe una lista de 5 lesiones comunes.

3. Terapia de rehabilitación

Juan (un adolescente) estaba subido a un árbol cuando de repente se cayó y tuvo una fractura expuesta en su pierna. Tuvo una cirugía para reparar su hueso y tuvo que usar un yeso por un mes. Ya le sacaron su yeso y ahora tiene que hacer rehabilitación y usar muletas. Juan va a la oficina del fisioterapueta Dr. Sanchez.

Dr. Sanchez: Hola, Juan, ¿cómo estás?

Juan: Un poco adolorido y no puedo caminar todavía. Pero por suerte ya me sacaron el yeso. Estoy listo para empezar a caminar y usar mis muletas.

Dr. Sánchez: Vamos a empezar haciendo unos ejercicios con la pierna, unas presiones en el músculo, magnetoterapia y a hablar de cómo usar las muletas. Por favor súbete a la camilla.

Juan: Seguro que me va a doler mucho.

Dr. Sanchez: Ten paciencia y todo saldrá bien. [Después de unos minutos de masajes en el músculo de la pierna] el Dr Sanchez le dice "A ver...estira la pierna y trata de levantarla un poco, ahora bájala y así vamos a repetir el ejercicio unas diez veces... uno, dos, tres, cuatro, cinco, seis, siete, ocho, nueve, diez...listo, ahora relaja la pierna".

Juan: Me duele mucho. El dolor es punzante.

Dr. Sánchez: Luego de la magnetoterapia te sentirás mejor. Ahora necesitamos practicar con las muletas y lo más importante es no poner presión en la pierna de la fractura. No pongas más del cincuenta por ciento de tu peso en la pierna afectada. Camina con las dos muletas, primero mueve tu pierna derecha y luego la pierna izquierda (la de la fractura), siempre trata de poner tu peso en tus manos no en las axilas. Por favor nunca uses las muletas en superficies mojadas o resbalosas.

Juam: ¿Así?

Dr. Sanchez: Muy bien, ya sabes cómo usar las muletas.

Preguntas del mini diálogo 3

1. ¿Qué le pasó a Juan? ¿Por qué se tuvo que operar?
2. ¿Cómo va a empezar el doctor Sanchez la fisioterapia?
3. ¿Qué le hace repetir el Dr. Sanchez y cuántas veces?
4. ¿Cómo es el dolor que siente Juan? ¿Cómo se va a sentir más adelante?
5. ¿Cómo debe practicar con las muletas? ¿Qué instrucciones le da el Dr. Sanchez?
6. ¿Por qué crees que es importante que Juan no use las muletas en superficies mojadas o resbaladizas?
7. ¿Alguna vez te has fracturado o fisurado algún hueso? ¿Qué te pusieron (por ejemplo un yeso) y qué tipo de fisioterapia recibiste?
8. Investiga en internet qué es la magnetoterapia y cómo funciona y qué es el síndrome de Sudeck y escribe un informe.
9. Termina el diálogo con un compañero/a en donde Juan regresa a otra sesión de fisioterapia con el doctor Sanchez.

4. Terapia luego de un accidente automovilístico

Maria tuvo un accidente automovilístico la semana pasada. Por suerte, no fue grave pero tiene muchos dolores en su cuello, mareos y dolores de cabeza casi todos los días. Ella decide ir al consultorio de la fisioterapeuta Dra. Flores.

Maria: Buenos días. Tengo una cita con la doctora Flores a las 10 de la mañana.

Recepcionista: Sí, la doctora la está esperando. Ya puede pasar a su consultorio.

Dra. Flores: ¿Qué la trae por aquí hoy?

Maria: Tuve un accidente automovilístico y me duele mucho el cuello. El ortopedista me dijo que tengo latigazo cervical y que tengo espasmos musculares.

Dr. Flores: Me ha dicho que tiene dolor en su cuello ¿Tiene mareos o dolores de cabeza? ¿Ha traído sus radiografías de la cervical?

Maria: Sí, tengo dolores de cabeza y mareos todos los días. Aquí están mis radiografias.

[La doctora Flores mira las radiografías unos minutos]

Dra. Flores: Veo que no tiene lesiones óseas o de ligamentos entonces podemos empezar la fisioterapia esta semana.

Maria: ¿Qué es lo que me va a hacer, Dr. Flores?

Dr. Flores: Voy a tratar de disminuir su dolor y mejorar la movilidad de su cuello utilizando la terapia miofascial, la inhibición de puntos gatillos, estiramiento y ejercicios de resistencia progresivos.

Maria: ¿Cuántas sesiones tendré que tener?

Dra. Flores: Unas diez sesiones como mínimo hasta que mejore y no tenga mareos o dolores de cabeza.

Maria: Muchas gracias, doctora Flores ¿Cuándo puedo comenzar con la terapia?

Dr. Flores: Pida un turno con mi secretaria para este miércoles.

Maria: Así lo haré. Muchas gracias.

Preguntas del mini diálogo 4

1. ¿Qué le pasó a Maria? ¿Qué diagnóstico le dio el ortopedista?
2. ¿Tiene dolores de cabeza y mareos?
3. ¿Qué tratamientos le va a hacer la Dr. Flores?
4. ¿Cuántas sesiones tendrá que hacer Maria?
5. ¿Cuándo puede empezar la fisioterapia?

Actividad

Investiga en internet qué es la terapia miofascial y la inhibición de puntos gatillos y luego termina el diálogo con un compañero/a en donde la Dr. Flores va a utilizar la terapia miofascial y la inhibición de gatillos y ejercicios de estiramiento.

LECTURA

El rol del físicoterapeuta

La fisiatría es la especialidad médica que ayuda a las personas a recobrar las funciones corporales que perdieron debido a un accidente o a una enfermedad. Los terapeutas físicos tienen un papel muy importante en la salud de las personas de todas las edades. Los terapeutas físicos en los Estados Unidos reciben una educación avanzada (doctorado) que incluye aprendizaje en diferentes materias como la biología, la kinesiología, la anatomía, etc. y aprendizaje práctico con pacientes. Los terapeutas físicos pueden ayudar a personas con problemas de salud (rehabilitación física, problemas de edad avanzada, problemas motores, etc.) y a personas sanas que quieren prevenir posibles lesiones o mejorar su salud en general (APTA).

Los terapeutas físicos están entrenados para diagnosticar un problema físico, restaurar y mantener la función física y el movimiento. En algunos casos, los doctores refieren a sus pacientes a un/a terapeuta físico, pero en otros casos, los pacientes van directamente a la terapia física. Los terapeutas físicos desarrollan un plan de tratamiento basado en la historia clínica, edad, actividad, etc. del paciente. Este tratamiento incluye sesiones de terapia física con el o la terapeuta y ejercicios que el o la paciente puede hacer en casa.

Los terapeutas físicos pueden ayudar con diferentes tipos de problemas de salud como problemas neurológicos (derrames, esclerosis múltiple, enfermedad de Parkinson, etc.), musculares, lesiones deportivas, problemas de desarrollo infantil, etc.

Los latinos y la terapia física

Debido a que los latinos son más propensos a sufrir de ciertos problemas de salud como derrames, accidentes en el trabajo, lesiones musculares, etc., es importante que exista acceso a terapia física que sea lingüística y culturalmente apropiada para esta población. Desafortunadamente, existe un problema de diversidad en la profesión de la terapia física, y solo un pequeño porcentaje de terapeutas físicos son latinos. De acuerdo al Censo de 2006-2010, sólo 3.9% de los terapeutas físicos se identificaron como hispanos. Las barreras lingüísticas y culturales para los pacientes latinos que necesitan de terapia física pueden tener un impacto negativo en la salud de esta población, especialmente para los ancianos y los que no tienen seguro médico.

Fuentes:

American Physical Therapy Association. Becoming a PT. Retrieved from: https://www.apta.org/your-career/careers-in-physical-therapy/becoming-a-pt ["Used with permission from the American Physical Therapy Association. APTA is not responsible for the accuracy of the translation from English."]

US Census Bureau. FactFinder Detailed Census Occupation by Sex and Race/Ethnicity for Residence Geography Universe: Civilian Labor Force 16 Years and Over. Available at: http://factfinder2.census.gov/faces/tableservices/jsf/pages/productview.xhtml?pid=EEO_10_5YR_EEOALL1R&prodType=table. Accessed July 2013.

Preguntas de las lectura

1. Usando tus propias palabras, explica qué es la terapia física y qué tipo de problemas de salud ven los terapeutas físicos.
2. Usando el Internet, investiga cuáles son los requisitos para ser un terapeuta físico en los Estados Unidos.
3. Busca en la internet las diferencias entre un fisico terapeuta y un kinesiólogo, y entre la fisioterapia y la kinesiología. ¿Hay alguna diferencia?
4. Busca un país latinoamericano y prepara una presentación sobre el rol del fisicoterapeuta en ese país, las terapias físicas que usan, qué servicios ofrecen, qué es la acupuntura y algún otro dato que hayas aprendido.
5. ¿Conoces a alguien que haya usado la terapia física? Además de los problemas de salud que describe la lectura, ¿qué otro tipo de problemas de salud se incluyen dentro de la terapia física?
6. Según la lectura, la terapia física no es una profesión muy diversa. ¿A qué crees que se debe esto? ¿Cómo se puede diversificar la profesión? ¿Por qué es importante que haya más diversidad en esta profesión?
7. Analiza los siguientes casos y explica qué tipo de terapia física crees que necesitas. Explica tu respuesta.

Existen muchos tipos diferentes de terapia física. Estos son algunos tipos que puedes usar en tu respuesta. También, puedes usar el Internet para investigar otros tipos:

Fisioterapia neurológica - Incluye daños de la médula espinal, lesiones cerebrales traumáticas, esclerosis múltiple, aneurisma y enfermedad de Parkinson.

Fisioterapia musculoesquelética ortopédica - Repara deformidades y lesiones relacionadas con el sistema musculoesquelético como la corrección de músculos, ligamentos, huesos y tendones.

Fisioterapia cardiopulmonar - Ayuda a pacientes con problemas cardiopulmonares cómo ataque cardíaco y enfermedad pulmonar obstructiva crónica.

Fisioterapia pediátrica - Ayuda a pacientes con defectos de nacimiento y defectos genéticos como parálisis cerebral.

Fisioterapia geriátrica - Ayuda a personas mayores con condiciones como artritis y osteoporosis.

Por ejemplo, Mario tiene 25 años y le gusta correr maratones. Hace un par de años tuvo una tendinitis en la rodilla.

Respuesta: Mario necesita un tipo de terapia física deportiva para fortalecer su músculos y prevenir futuras lesiones.

    A. La Sra. Aguilar (60 años) ha sido diagnosticada con artritis.
    B. Carolina tuvo un derrame recientemente.
    C. El Sr. Garcia tuvo un ataque al corazón el mes pasado.
    D. Mariano tuvo un accidente en el trabajo y se lastimó la espalda.
    E. Alicia (2 años) nació con problemas motores y todavía no puede caminar.

CAPÍTULO 10

PANDEMIAS Y LA TELEMEDICINA

Alergias	allergies
Amígdala palatina	tonsils
Amígdalas y adenoides	tonsils and adenoids
Anticuerpos	antibodies
Apéndice	appendix
Artritis reumatoidea	rheumatoid arthritis
Bacterias	bacteria
Bazo	spleen
Diabetes tipo 1	diabetes Type 1
Enfermedades autoinmunes	autoimmune diseases
Enfermedades inmunosupresoras	immunosuppressive diseases
Esclerosis múltiple	multiple sclerosis
Gérmenes	germs
Glóbulos blancos	white blood cells
Infección	infection
Linfocitos	lymphocytes
Lupus	lupus
Médula ósea	bone marrow
Nódulos linfáticos	lymph nodes
Pandemia	pandemic
Sangre	blood
Sistema inmune adquirido	acquired immune system
Sistema inmune natural	natural immune system
Sistema inmunológico	immune system
Timo	thymus
Vacunas	vaccines
Vasos linfáticos	lymph vessels
VIH/SIDA	HIV/AIDS
Virus	virus

¿Qué es el sistema inmunitario?

Es una red de células, tejidos y órganos que juntos trabajan para defender al cuerpo de gérmenes, virus y bacterias. Cuando estos invaden el cuerpo, se multiplican y atacan. Cuando esto sucede se denomina infección. El sistema inmunitario nos protege de las enfermedades al combatir a los gérmenes, virus y bacterias.

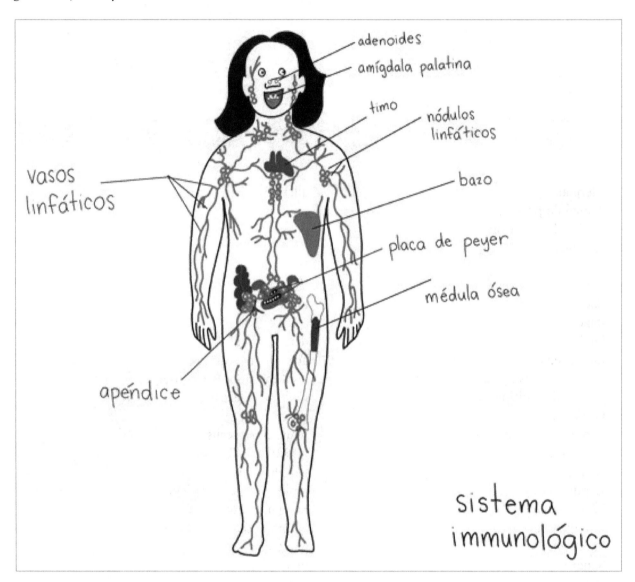

Actividades de vocabulario

A. Traducir las siguientes oraciones del inglés al español:

1. The patient has been diagnosed with lupus, which is chronic and autoimmune disease. Lupus commonly affects skin, joints, internal organs like the kidney and heart.
2. I am experiencing fatigue, muscle aches and inflammation of my joints.
3. The patient has diabetes 1. This is a chronic condition in which the pancreas produces little or no insulin.
4. The patient has been experiencing the following symptoms: numbness in his right arm, tremor, lack of coordination and unsteady gait.

5. The patient has been recently diagnosed with HIV. There is no cure for this disease, but with proper medical care, she can control it. Most people can get the virus under control within six months. HIV medicine is called antiretroviral therapy.

B. Busca la definición de las siguientes terminos de la columna A con el significado de la columna B. Si no sabes la respuesta, puedes ayudarte con el Internet.

A	B
1. Vacuna	a. un organismo que causa una enfermedad
2. Sistema inmunitario innato	b. molécula que estimula una respuesta inmune
3. Antígeno	c. sistema inmunitario no específico
4. Patógeno	d. partícula no viva que contiene proteína y que puede afectar una célula
5. Virus	e. Se inyecta en el cuerpo y produce inmunidad

C. Completa las siguientes oraciones con las siguientes palabras. Si no sabes la respuesta, puedes ayudarte con el Internet.

nódulos linfáticos   vasos linfáticos   apéndice   adenoide   médula ósea
amígdala   placa de Peyer   bazo   timo

1. Los _____ son tubos delgados que transportan la linfa y los glóbulos blancos.
2. _____ atrapan los gérmenes que enferman el cuerpo.
3. La _____ viene de la palabra griega almendra (almond).
4. Dentro del _____ maduran las células T.
5. El _____ filtra (filter) la sangre.
6. La _____ está ubicada bajo la mucosa del tracto gastrointestinal.
7. La _____ es un tejido esponjoso dentro de los huesos.
8. El _____ es un pequeño órgano en la parte derecha del abdomen.
9. Los_____ ayudan a eliminar las infecciones.

D. Busca en la internet qué son las alergias y qué tipo de alergias hay. Luego, compara los síntomas con los virus y haz una presentación a la clase.

E. Haz una lista de las enfermedades autoinmunes (por lo menos cinco) y explica qué son y cómo afectan al organismo.

DIÁLOGO

Una entrevista (de telemedicina) entre paciente y doctor

Mariana (33 años) es una maestra de escuela primaria. Una de sus colegas en la escuela ha sido diagnosticada con Covid-19. Mariana sufre de alergias y no está segura si los síntomas que está experimentando son de sus alergias, o si es un resfriado, gripe o el virus Covid-19. Debido a la pandemia, la doctora primaria de Mariana, la Dra. Cadwell, solo está haciendo tele llamadas en casos de no urgencia. Mariana llamó al consultorio de la Dra. Cadwell el lunes para programar una teleconferencia. Antes de la consulta virtual, Mariana llenó un cuestionario con su historial médico, información general de su salud, sus alergias, sus medicamentos y los síntomas que ha experimentado por los últimos 2 días.

Dra. Cadwell: Hola, Mariana. ¿Me escuchas bien? ¿Me puedes ver?

Mariana: Hola, doctora. Sí, la escucho y la veo. ¿Usted me puede ver y escuchar?

Dra. Cadwell: Te puedo ver, pero no te escucho muy bien. ¿Tienes un micrófono o puedes hablar un poquito más alto?

Mariana: Tengo un set con audífonos y micrófono que uso para mis clases. Ya regreso.

Dra. Cadwell: Ok. No hay problema.

Mariana: [Se pone el set] ¿Me puede escuchar mejor?

Dra. Cadwell: Sí, mucho mejor. Gracias. Esta es una llamada encriptada para tu seguridad.

Mariana: Ok. ¿Qué significa eso?

Dra. Caldwell: En mi oficina, usamos una plataforma que ofrece seguridad y protege la privacidad de nuestros pacientes. Nadie puede entrar a esta llamada ni escuchar nuestra conversación. Todo es confidencial.

Mariana: Oh, entiendo. En la escuela donde trabajo hubo un problema de seguridad con la plataforma que usamos para las clases en línea. Felizmente, todo se solucionó.

Dra. Cadwell: Me alegra. ¿Estás enseñando en persona o las clases son en línea?

Mariana: Estamos ofreciendo clases híbridas. Los niños vienen a la escuela un par de días a la semana y los otros días reciben las clases remotamente. Lamentablemente, una de mis colegas fue diagnosticada con el virus Covid-19 la semana pasada, y hemos pasado todas las clases en línea por dos semanas para evitar que otros maestros o niños se enfermen.

Dra. Cadwell: Algo similar sucedió en la escuela de mi hija hace un par de semanas. Leí el cuestionario que llenaste antes de la cita. ¿Cómo te sientes hoy? ¿Algo ha cambiado desde el día que llenaste el cuestionario?

Mariana: No, me siento igual, aunque creo que tengo un poco de fiebre hoy, y, generalmente cuando tengo alergias no tengo fiebre. Estoy preocupada. ¿Cree usted que tengo el virus?

Dra. Cadwell: Espero que no, pero te voy a hacer algunas preguntas para determinar si debes hacerte la prueba de detección. ¿Tuviste contacto directo con tu colega que tiene el virus?

Mariana: Todos usamos máscaras en la escuela y tratamos de estar a 6 pies de distancia, pero esa colega y yo trabajamos en el plan de lecciones del semestre por una semana. Estuvimos en el mismo salón con máscaras, pero no estoy segura si estuvimos a 6 pies de distancia todo el tiempo. También, a veces la máscara de mi colega se bajaba por debajo de la nariz. No le decía nada porque no quería avergonzarla.

Dra. Cadwell: Entiendo. Hemos tenido varios pacientes que no usan la máscara correctamente en nuestro consultorio. ¿Sabes cuándo fue diagnosticada exactamente tu colega?

Mariana: Sí, fue hace 5 días.

Dra. Cadwell: ¿Y hace cuántos días has presentado los síntomas que describes en el cuestionario?

Mariana: Umm. Desde hace 3 días. Al inicio, pensé que eran alergias porque siempre tengo alergias al final del verano, pero esta vez, los síntomas son un poco diferentes. Generalmente, me duele la cabeza, tengo tos y se me irritan los ojos y la nariz, pero, esta vez, me duele todo el cuerpo. Me duele terriblemente la cabeza y me siento muy cansada.

Dra. Cadwell: Los síntomas que describes pueden ser de un resfriado común, alergias o el virus. ¿Tienes fiebre?

Mariana: Me tomé la temperatura esta mañana y tengo 102 grados.

Dra. Cadwell: No te escuche bien. ¿Puedes repetir la última parte?

Mariana: Dije que mi temperatura esta mañana era de 102 grados.

Dra. Cadwell: Ok, gracias. Eso es una fiebre ligera, pero como tu colega ha sido diagnosticada con el virus, te recomiendo que te hagas una prueba.

Mariana: Oh no. ¿Y dónde me hago la prueba? ¿Debo ir a la sala de emergencia?

Dra. Cadwell: Trata de mantener la calma. La mayoría de las personas presenta síntomas leves como los síntomas que tienes ahora. Para hacerte la prueba, puedes ir a la página web del departamento de salud de Virginia o de Richmond. Voy a poner los links en el chat. ¿Los puedes ver?

Mariana: Sí, los puedo ver. ¿Y cuánto cuesta esta prueba?

Dra. Cadwell: Tienes seguro médico, y tu seguro cubre el costo de la prueba.

Mariana: Qué bien. ¿Y cuánto tiempo toma saber los resultados?

Dra. Cadwell: Puede tomar de 24 horas a unos días.

Mariana: ¿Y qué debo hacer mientras espero los resultados de la prueba?

Dra. Cadwell: Debes quedarte en casa y evitar el contacto con otras personas.

Mariana: Vivo con mi novio. ¿Debemos separarnos?

Dra. Cadwell: Sí, si es posible. Puedes quedarte en un cuarto separado para que no tengas contacto con él, y usar máscara y mantener 6 pies de distancia si tienes que verlo.

Mariana: Le voy a decir que vaya a casa de su hermana hasta que sepa el resultado de la prueba. ¿Algo más?

Dra. Cadwell: Trata de descansar, mantente hidratada y toma tu temperatura todos los días. Voy a poner en el chat algunos links del CDC para información y recursos sobre el virus.

Mariana: ¿Qué pasa si el resultado es positivo?

Dra. Cadwell: En la mayoría de los casos, los síntomas son leves. Debes estar en comunicación con el departamento de salud local o regional. Debes quedarte en casa, evitar el contacto con personas, descansar, tomar líquidos y no automedicarte.

Mariana: ¿Puedo tomar té con miel y limón? Eso siempre me hace sentir mejor cuando tengo un resfriado.

Dra. Cadwell: Sí, no hay problema, pero no tomes medicamentos como aspirinas u otros sin consultar conmigo o tu departamento de salud primero.

Mariana: Ok, gracias, doctora. Siempre prefiero cosas naturales porque los medicamentos tienen muchos químicos de todas maneras.

Dra. Cadwell: Si tienes un caso de emergencia, como dificultad para respirar o labios morados, debes llamar al 911 y decir que tienes el virus, pero, como te dije, en la mayoría de los casos, los síntomas son leves.

Mariana: Ok, doctora. Me voy a hacer la prueba lo antes posible. Gracias por todo.

Dra. Cadwell: De nada. ¿Tienes otras preguntas?

Mariana: No, creo que no.

Dra. Cadwell: Bueno. No dudes en llamar si tienes preguntas. Cuídate.

Preguntas después del diálogo

1. La visita usa la telemedicina. ¿Cómo una visita normal es diferente de una consulta remota? ¿Cuáles son algunos posibles problemas de las consultas remotas que notas en el diálogo?
2. ¿Cuál es la razón de la visita? ¿Cuáles son los síntomas de la paciente y cuál es el posible diagnóstico?
3. ¿Qué debe hacer la paciente para comprobar su diagnóstico? ¿Qué debe hacer si el resultado de su prueba es positivo?
4. Imagina que la prueba de Mariana para el Covid-19 es positiva. Ella tiene una teleconferencia con una persona de su departamento de salud local. Escribe el diálogo entre Mariana y esta persona para discutir los resultados y lo que debe hacer Mariana en los próximos días.

LECTURA

La telemedicina

Texto adaptado de https://www.cdc.gov/coronavirus/2019-ncov/global-covid-19/telemedicine-sp.html

¿Qué es la telemedicina?

Telemedicina es el uso de información electrónica y tecnología de telecomunicación para recibir la atención médica que se necesita en forma remota. Los profesionales de salud pueden usar esta tecnología (por teléfono o videoconferencia) para evaluar, diagnosticar y tratar a sus pacientes.

¿Cuándo se usa la telemedicina?

Este tipo de telecomunicación se usa cuando los pacientes no pueden ir al establecimiento de salud por problemas de movilidad u otros obstáculos como reducir el riesgo de contagio de un virus, como sucede cuando hay una pandemia como COVID-19.

¿Cuáles son los beneficios de la telemedicina?

- Permite hablar con el o la profesional de salud por teléfono o videochat.
- Permite enviar mensajes y recibir mensajes de su profesional de salud usando mensajes de chat o correo electrónico.
- Permite el monitoreo remoto de pacientes.
- Ahorra tiempo y costos de transporte.
- Reduce el tiempo de espera para recibir servicios.
- Reduce la cantidad de visitas a centros médicos.

¿Qué tipos de atención médica se puede recibir mediante telemedicina?

- Evaluación de virus como el COVID-19, recomendaciones sobre si hacerse la prueba y orientación sobre el aislamiento o cuarentena.
- Atención médica en general (p. ej., visitas de rutina, control de la presión arterial, consejos sobre ciertas enfermedades no urgentes, como sarpullidos comunes).

- Recetas para medicamentos.
- Consejería nutricional.
- Consejería de salud mental.

¿Cuáles son las características de un buen servicio de telemedicina?

Para que un servicio de telemedicina sea exitoso y eficiente, debe tener estas características:

- Debe tener una plataforma integrada a la página web del centro de salud que sea clara y fácil de navegar.
- Debe ofrecer diferentes medios de comunicación: teléfono, chat, email videollamada.
- Debe ser cubierta por la mayoría de planes de seguro médico.
- Debe ofrecer videos de tutoría y apoyo técnico en caso de que los pacientes tengan problemas con la plataforma de comunicación.

¿Cuáles son algunos casos en que no es bueno usar la telemedicina?

Si bien la telemedicina ofrece muchos beneficios y es cada vez más usada por los sistemas de salud, hay algunos casos en que no se recomienda su uso:

- Cuando hay obstáculos en el acceso a la tecnología para pacientes y sus proveedores, como en áreas rurales con limitado acceso al Internet.
- Cuando la condición del paciente requiere de una visita en persona. Por ejemplo, si el o la paciente tiene una lesión que requiere de una inspección o exploración.
- La tecnología puede crear una barrera en la relación de confianza entre pacientes y sus proveedores de salud.

Preguntas de la lectura

1. ¿Has usado o conoces a alguien que ha usado la telemedicina? ¿Cómo fue la experiencia?
2. Además de los beneficios y desventajas de la telemedicina que describe la lectura, ¿Cuáles son otros posibles beneficios y desventajas de esta tecnología?
3. ¿Cómo crees que la telemedicina puede crear inequidades de salud para grupos vulnerables como ancianos y las personas de bajos recursos?
4. Es posible que en el futuro se use la telemedicina mucho más, describe 3 características esenciales que debe tener un programa exitoso de telemedicina.

LECTURA

Respuesta inmunitaria

La respuesta inmunitaria es la forma cómo el cuerpo se defiende a sí mismo contra bacterias, virus y sustancias que parecen extrañas y dañinas. El sistema inmunitario protege al organismo de sustancias posiblemente nocivas, reconociendo y respondiendo a los antígenos. Los antígenos son sustancias (por lo general proteínas) que se encuentran en la superficie de las células, los virus, los hongos o las bacterias. Las sustancias inertes, como las toxinas, químicos, drogas y partículas extrañas (como una astilla), también pueden ser antígenos.

Inmunidad innata

La inmunidad innata, o inespecífica, es un sistema de defensas con el cual la persona nace y protege contra todos los antígenos. La inmunidad innata consiste en barreras que impiden que los materiales dañinos ingresen al cuerpo. Estas barreras forman la primera línea de defensa en la respuesta inmunitaria. Ejemplos de inmunidad innata son:

- El reflejo de la tos
- Las enzimas en las lágrimas y los aceites de la piel
- El moco, que atrapa bacterias y partículas pequeñas
- La piel
- El ácido gástrico

Inmunidad adquirida

Es la inmunidad que se desarrolla con la exposición a diversos antígenos. El sistema inmunitario de la persona construye una defensa contra ese antígeno específico.

Inmunidad pasiva

La inmunidad pasiva se debe a anticuerpos que se producen en un cuerpo diferente del nuestro. Los bebés tienen inmunidad pasiva, dado que nacen con los anticuerpos que la madre les transfiere a través de la placenta. Estos anticuerpos desaparecen entre los 6 y los 12 meses de edad.

Componentes de la sangre

El sistema inmunitario incluye ciertos tipos de glóbulos blancos, sustancias químicas y proteínas de la sangre, como anticuerpos, proteínas del complemento e interferón. Algunas de éstas atacan directamente las sustancias extrañas en el cuerpo, mientras que otras trabajan juntas para ayudar a las células del sistema inmunitario.

Fuente: MedlinePlus. Respuesta inmunitaria. Retrieved from: http://medlineplus.gov/spanish/ency/article/000821.htm

Preguntas de la lectura

Contesta las siguientes preguntas sobre la lectura usando tus propias palabras:

1. ¿Qué es la respuesta inmunitaria?
2. ¿Cómo nos protege el sistema inmunitario?
3. ¿Qué son los antígenos?
4. ¿Qué es la inmunidad innata?
5. ¿Qué ejemplos se menciona en la lectura sobre la inmunidad innata?
6. ¿Qué es la inmunidad adquirida?
7. ¿Qué es la inmunidad pasiva?
8. ¿Qué ejemplos se mencionan en la inmunidad pasiva?

Pandemias

Las pandemias ocurren cuando aparecen nuevos virus de influenza que infectan a las personas fácilmente y se propagan de persona a persona de manera efectiva y sostenida. Debido a que el virus es nuevo para los humanos, pocas personas serán inmunes al virus pandémico. Es posible que no haya una vacuna disponible. El nuevo virus enfermará a muchas personas. La gravedad de una persona que contrae influenza dependerá de las características del virus, de si tiene algún grado de inmunidad contra ese virus, de la edad y de su estado de salud. Por ejemplo, en el caso de la influenza estacional, se sabe que ciertas afecciones crónicas hacen que estas personas sean más propensas a sufrir infecciones graves por el virus de la influenza.

Texto adaptado de

Center for Disease and Control and Prevention (2016). Lo esencial sobre la pandemia. Retrieved from http://espanol.cdc.gov/flu/pandemic-resources/basics/index.html

Actividades de la lectura

1. Busca en el internet y haz un informe sobre las pandemias de la gripe (flu) en 1918 y compárala con la pandemia del Covid19: ¿en qué se parecen y cómo son diferentes las dos pandemias?
2. Busca en el internet los factores de riesgo para las pandemias de la gripe. ¿Cuáles son los grupos vulnerables? ¿Quiénes están en mayor riesgo de desarrollar complicaciones? ¿Cuáles son generalmente las formas de controlar las pandemias de la gripe?

Vacunas

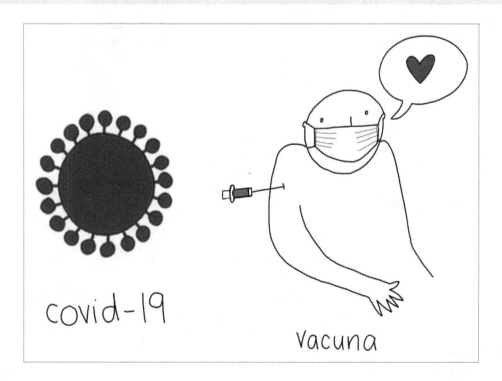

Las vacunas contra la influenza hacen que los anticuerpos se desarrollen en el cuerpo aproximadamente dos semanas después de la vacunación. Estos anticuerpos dan protección contra la infección por los virus incluidos en la vacuna. La vacuna contra la influenza estacional protege contra los virus de la influenza que, según las investigaciones, podrían ser los más comunes durante la próxima temporada.

Las vacunas nos protegen a todos

Compartimos más que comida y cultura en nuestros hogares y comunidades. También podemos diseminar enfermedades. Afortunadamente, vivimos en un momento en que las vacunas pueden protegernos de muchas de las enfermedades más graves. Mantenerse al día con las vacunas protege a las personas y a sus vecinos, y evita contraer y propagar enfermedades.

Las vacunas han conducido a grandes reducciones de enfermedades y la muerte tanto en niños como en adultos, dice el Dr. David M. Koelle, experto en vacunas de la Universidad de Washington en Seattle. Un estudio estimó que, para los niños estadounidenses nacidos entre 1994 y 2013, las vacunas evitarán aproximadamente 322 millones de enfermedades, 21 millones de hospitalizaciones y 732,000 muertes.

Las vacunas aprovechan la habilidad natural del sistema inmune para detectar y destruir gérmenes que causan enfermedades y luego "recordar" la mejor manera de combatir estos gérmenes en el futuro. La vacunación o inmunización ha eliminado por completo la viruela que se produce de forma natural en todo el mundo, hasta el punto de que ya no necesitamos inyecciones contra esta enfermedad letal y de rápida propagación. Gracias a las inmunizaciones, la polio ha sido eliminada en los EE. UU. y en la mayoría de los demás países.

Omer y sus colegas examinaron informes de Estados Unidos sobre brotes de sarampión desde el año 2000. "Encontramos que los casos de sarampión se han producido principalmente en quienes no están vacunados y en las comunidades que tienen menores tasas de vacunación. Y eso es cierto para muchas enfermedades prevenibles con vacunas," dice. La mayoría de los casos no vacunados fueron aquellos que decidieron no vacunarse o no vacunar a sus hijos por razones no médicas.

Cuando se vacunan suficientes personas, toda la comunidad obtiene protección contra la enfermedad. Esto se llama inmunidad comunitaria. Ayuda a detener la propagación de enfermedades y protege a los más vulnerables: recién nacidos, ancianos y personas que combaten enfermedades graves, como el cáncer. Durante estos tiempos, el sistema inmune suele ser demasiado débil para defenderse de la enfermedad y puede no ser lo suficientemente fuerte para las vacunas. Evitar la exposición se convierte en un aspecto clave.

Fuente:

National Institute of Health (May 2021). "Salvaguardar nuestra salud". Retrieved from: http://salud.nih.gov/recursos-de-salud/ediciones-especiales/crianza/salvaguardar-nuestra-sa

Actividades de la lectura

1. ¿Por qué son importantes las vacunas?
2. Haz una lista de las vacunas que te han puesto y para qué sirven.
3. ¿Por qué crees que es importante vacunarse contra el flu?
4. Describe un plan efectivo de vacunación. Imagina que hay una nueva vacuna para una enfermedad que está causando muchas muertes en el mundo y que eres parte del equipo del gobierno para asegurar la vacunación masiva en tu país. Describe todos los detalles para que la mayoría de personas reciban la vacuna. ¿Cómo debe ser la campaña de vacunación y la distribución de vacunas? Dar el mayor número de detalles posibles.

5. Dividan la clase en dos grupos y hagan un debate entre las personas en contra de las vacunas y las personas a favor de las vacunas. Hagan una lista de los pro y contras de la vacunación.

LECTURA

Bacterias

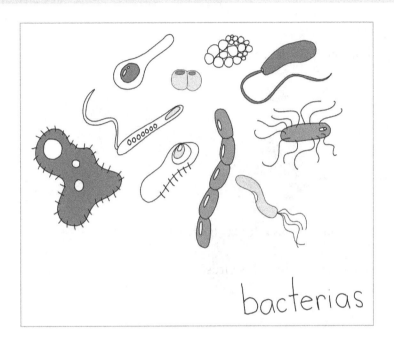

Las bacterias son organismos unicelulares que son visibles únicamente con un microscopio. No todas las bacterias son nocivas y algunas bacterias que viven en el cuerpo son útiles. Muchas bacterias que provocan enfermedades producen toxinas, sustancias químicas poderosas que dañan las células y enferman a las personas. Otras bacterias pueden invadir directamente los tejidos y dañarlos. Algunas infecciones provocadas por bacterias son:

- Amigdalitis estreptocócica
- Tuberculosis
- Infecciones de las vías urinarias

Virus

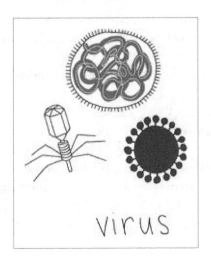

Los virus son mucho más pequeños que las células. De hecho, los virus básicamente son solo cápsulas que contienen material genético. Para reproducirse, los virus invaden las células del cuerpo, interceptando la maquinaria que hace que las células funcionen. Las células huésped suelen, a la larga, destruirse durante este proceso.

Los virus son responsables de provocar numerosas enfermedades, entre ellas:

- SIDA
- Resfriado común
- Fiebre hemorrágica por el virus del Ébola
- Herpes genital
- Influenza
- Sarampión
- Varicela y herpes zóster

Preguntas de las lecturas

1. ¿Qué son las bacterias?
2. ¿De qué enfermedades son responsables las bacterias?
3. ¿Qué son los virus?
4. ¿Qué enfermedades pueden producir los virus?

Actividades

1. Investiga qué son las siguientes enfermedades y haz un informe para presentar en clase: SIDA, Ébola, Malaria y Toxoplasmosis.
2. Averigua qué países de latinoamérica tienen un mayor porcentaje de tuberculosis y compara la información con la tuberculosis en los Estados Unidos.

LECTURA CULTURAL

Covid-19 y la comunidad latina

El virus Covid-19 ha afectado a millones de personas en el mundo. Este virus ha tenido efectos terribles en la salud y la economía de todos los países. Uno de los países más afectados ha sido los Estados Unidos donde miles de personas han muerto y perdido sus trabajos. Los grupos minoritarios han sido desproporcionadamente afectados por el virus como los afroamericanos, los nativos americanos y los latinos. De acuerdo a datos de junio del 2020 del CDC, los latinos y los afroamericanos componen el 55% de los casos del virus.

Existen varias razones por las que los latinos han sido especialmente afectados. Algunas de estas razones son:

- Muchos latinos trabajan en sectores esenciales de la economía como servicios, agricultura, ganadería, construcción, etc.
- Falta de seguro médico. El grupo de latinos, especialmente los inmigrantes sin documentación legal, tiene menor acceso a la cobertura médica que cualquier otro grupo en los Estados Unidos.
- Desconfianza en las instituciones del gobierno, lo que crea una barrera en el acceso a servicios como los servicios médicos. Este temor impide hacerse la prueba de detección del virus.

- Los altos niveles de pobreza que afectan a esta comunidad, lo cual afecta su sistema inmunológico, las condiciones de pobreza y otros factores de riesgo para el virus.
- Es más difícil aislarse en algunos hogares latinos porque muchas personas que viven en la misma casa por razones culturales (familismo) o socioeconómicas.
- Falta de información y recursos sobre el virus en español y escasez de profesionales médicos que hablen español.
- Para muchos latinos es difícil o imposible dejar de trabajar si tienen el virus porque deben proveer para sus familias en los EEUU y sus familias en sus países de origen.
- La falta de flexibilidad de los empleadores obliga a muchos latinos a seguir trabajando a pesar de estar enfermos.
- Las altas incidencias de enfermedades respiratorias como el asma y otras enfermedades crónicas como la diabetes entre los latinos hace que esta población sea más vulnerable a efectos mortales del virus.

Algunas de las consecuencias que este virus ha tenido en esta población son:

- Los latinos son más susceptibles a contraer y morir del virus por numerosas razones como condiciones médicas previas (asma, diabetes, etc), inequidades socioeconómicas, etc.
- De acuerdo a encuestas del Centro de Investigación Pew, 6 de 10 latinos en mayo del 2020 vivían en hogares que habían experimentado pérdida de trabajo o cortes en el salario debido a la pandemia. En abril del 2020, los encuestados latinos mencionaron que no tenían un fondo de emergencia para cubrir 3 meses de gastos y más de la mitad dijeron que estaban preocupados de no poder cubrir los gastos diarios, pagar las cuentas y la renta.

Estas son algunas recomendaciones para poder enfrentar una pandemia en el futuro y proteger a la comunidad latina:

- Expandir educación y recursos sobre el virus, formas de prevención, factores de riesgo, etc. en español.
- Distribuir equitativamente equipo de protección personal a las poblaciones en mayor riesgo y trabajadores esenciales.
- Ofrecer paquetes de ayuda económica para las poblaciones más vulnerables cómo inmigrantes sin documentación.
- Expandir la cobertura de salud para poblaciones vulnerables, especialmente los servicios de telemedicina.
- Ofrecer mensajes culturalmente apropiados para las poblaciones latinas y diversificar a los representantes y autoridades de salud.
- Proteger la vivienda de las poblaciones vulnerables estableciendo normas que prevengan el desalojo.

Fuentes:

Pew Research Center (August 4 2020). "Coronavirus Economic Downturn Has Hit Latinos Especially Hard". Retrieved from: https://www.pewresearch.org/hispanic/2020/08/04/coronavirus-economic-downturn-has-hit-latinos-especially-hard/

Stokes EK, Zambrano LD, Anderson KN, et al. Coronavirus Disease 2019 Case Surveillance — United States, January 22–May 30, 2020. MMWR Morb Mortal Wkly Rep 2020;69:759–765. DOI: http://dx.doi.org/10.15585/mmwr.mm6924e2

Actividades de la lectura

1. Haz una investigación para saber cuántos trabajadores de la agricultura y de otros sectores considerados de primera necesidad han tenido o han dado positivo al virus Covid19, y cuántos de estos trabajadores son latinos.
2. ¿Cómo la falta de seguro hace que muchas personas latinas no tengan acceso al test del virus?
3. Prepara una presentación sobre la importancia de la vacunación contra el virus. Explica cómo funcionan las vacunas, por qué es importante vacunarse, mitos sobre vacunas, distribución de las vacunas, y por qué es importante seguir usando mascarillas y mantener la distancia social luego de vacunarse.
4. En grupos, imaginen que es el año 2050 y hay una pandemia que está afectando a todo el mundo. Ustedes han sido seleccionados como un grupo de expertos para dar recomendaciones al gobierno de los Estados Unidos para controlar la pandemia, que está especialmente afectando a la comunidad latina y afroamericana. Preparen un plan que luego van a presentar al Presidente de los Estados Unidos. Este plan debe incluir información sobre el virus, formas de contagio, formas de prevención, cómo comunicarse con la población, formas de proteger a las poblaciones vulnerables y a las personas que tienen trabajos esenciales, etc.

CAPÍTULO 11
LAS ENFERMEDADES FOLKLÓRICAS, EL CURANDERISMO Y RELIGIÓN

Aceite de pescado	fish oil
Acupuntura	acupuncture
Amuleto	amulet
Biomédico	biomedical
Comportamientos	behaviors
Creencias	beliefs
Curandero	traditional healer
Efectos secundarios	side effects
Empacho	indigestion
Enfermedades	diseases
Espíritus	spirits
Fe	faith
Hechizos	spells
Hierbas	herbs
Incienso	incense
Interacción	interaction
Limpias	spiritual cleanings
Maldiciones	curses
Masaje	massage
Medicina alternativa	alternative medicine
Medicina occidental	western medicine
Meditación	meditation
Minerales	minerals
Probióticos	probiotics
Productos naturales	natural products
Quiropráctica	chiropractic
Remedios caseros	home remedies
Respiración profunda	deep breathing
Ritual	ritual
Rosarios	rosaries
Santos	saints
Sobador	traditional healer

Suplementos dietéticos	dietary supplements
Velas	candles
Vitaminas	vitamins
Yoga	yoga

EJERCICIO DE VOCABULARIO

A. Completa las siguientes oraciones usando el vocabulario de este capítulo:

1. Algunos _____ comunes son té con miel para la tos y gárgaras con sal.
2. Es importante que los profesionales médicos sepan si su paciente está tomando hierbas o suplementos para evitar posibles _____ con otros medicamentos.
3. Algunas personas usan un _____ para protegerse de energías negativas.
4. El _____ es una práctica ancestral de la India que se ha vuelto muy común en los Estados Unidos.

LECTURAS

Noticias: El coronavirus y los tratamientos "alternativos"

Texto adaptado de https://www.nccih.nih.gov/health/espanol/noticias-el-coronavirus-y-los-tratamientos-alternativos

Los coronavirus son una familia grande de virus. Algunos producen enfermedades en los seres humanos y otros afectan a ciertos tipos de animales. En los medios de comunicación se informa que algunas personas buscan remedios "alternativos" para prevenir o tratar la COVID-19. Estos remedios incluyen plantas medicinales, tés, aceites esenciales, tinturas y derivados argénticos como la plata coloidal. No hay evidencia científica de que ninguno de estos remedios alternativos sirva para prevenir o curar el COVID-19. De hecho, es posible que consumir algunos de estos remedios sean peligrosos.[1,2] Es importante saber que, si bien muchos suplementos herbarios o dietéticos (incluso algunos medicamentos de venta con receta) se derivan de fuentes naturales, "natural" no siempre significa que sean seguros o buenos para su salud.

Aunque los científicos de los NIH y de otras instituciones están evaluando posibles tratamientos y vacunas para tratar y prevenir la enfermedad por el nuevo coronavirus, la Administración de Alimentos y Medicamentos de los Estados Unidos todavía no ha aprobado ningún tratamiento para el COVID-19. Los investigadores están estudiando medicamentos nuevos y también algunos medicamentos aprobados para otras afecciones como posibles tratamientos para el COVID-19. La mejor forma de prevenir la infección es evitar exponerse al virus. Los Centros para el Control y la Prevención de Enfermedades (CDC) también recomiendan medidas de prevención cotidianas sencillas que ayudan a evitar la propagación de este virus y de otros virus respiratorios, ejemplos de estas medidas son las siguientes:

[1] U.S. Food and Drug Administration. Actualización sobre el coronavirus: la FDA y la FTC pone en advertencia a siete compañías que venden productos fraudulentos que afirman tratar o prevenir el COVID-19. March 6, 2020.

[2] Coghlan ML, Maker G, Crighton E, et al. Combined DNA, toxicological and heavy metal analyses provides an auditing toolkit to improve pharmacovigilance of traditional Chinese medicine (TCM). Scientific Reports. 2015;5:17475.

- Lávese las manos con frecuencia.
- Evite el contacto cercano con otras personas.
- Use una cubierta de tela para la cara que tape la boca y la nariz al estar cerca de otras personas.
- Cúbrase la boca y la nariz al toser y estornudar.
- Limpie y desinfecte las superficies que se tocan con frecuencia.

Preguntas y actividades de reflexión de la lectura

1. ¿Qué remedios naturales conoces? ¿Usas remedios naturales? ¿En qué casos?
2. ¿Por qué crees que algunas personas usan remedios naturales para enfermedades como Covid-19?
3. ¿En qué casos los remedios caseros o suplementos pueden ser peligrosos?
4. ¿Cuáles son las recomendaciones de los CDC contra virus como el Covid-19?
5. Esta lectura es del 2020, ¿qué cosas sabemos ahora de Covid-19 que no sabíamos cuando esta lectura fue publicada?

Enfermedades folklóricas

Es importante que los profesionales médicos conozcan sobre las enfermedades folklóricas más comunes en la comunidad latina para mejorar la comunicación y relación con sus pacientes. No todos los pacientes latinos creen en las enfermedades folklóricas y existen variaciones de estas enfermedades de acuerdo a la región de origen del paciente. También, en muchos casos los pacientes buscan ayuda y tratamiento tanto de la medicina occidental como de curanderos o sanadores de su comunidad (Pachter, 1994, p. 691). En otras palabras, los pacientes latinos no son un grupo monolítico. Existe mucha diversidad en sus creencias sobre las nociones de salud y enfermedad. Además, estas creencias son influenciadas por varios factores como el nivel de educación, la religión, la nacionalidad, etc. Los nombres de las enfermedades folklóricas y los de quienes hacen el tratamiento así como los tratamientos varían de acuerdo a la región de origen. A continuación, se presenta brevemente algunas de las enfermedades folclóricas más comunes en esta comunidad:

El mal de ojo

Esta enfermedad folclórica que generalmente afecta a los bebés es causada cuando una persona con más edad o poder mira a una persona más débil o inocente como un bebé con mucha intensidad con sentimientos de admiración o envidia. Los síntomas incluyen llanto, malestar general, dolor de cabeza intenso y fiebre. Para el tratamiento, el curandero o sanador hace una limpieza con un huevo duro que pasa por el cuerpo del enfermo que absorbe la mala energía; y luego lo rompe en un vaso de vidrio para interpretar el problema. Se puede prevenir con un brazalete negro y rojo en la muñeca de los bebés.

El susto

Es causado por una sorpresa abrupta que hace que el alma abandone el cuerpo. Los síntomas incluyen debilidad, pérdida de peso y apetito y falta de motivación. El curandero generalmente hace una limpieza para restablecer el equilibrio físico y psicológico.

El empacho

Es un malestar digestivo en el que se cree que la comida está estancada, y es causado por exceso de comida, comida malograda, mala combinación de alimentos o comer a horas inadecuadas. En los bebés, se cree que se puede prevenir el empacho si no se mezcla la fórmula o se cambia de fórmula muy drásticamente. Algunos de los síntomas son dolor de estómago, indigestión, náusea, falta de apetito, etc. El tratamiento incluye hierbas, masajes abdominales, limpiezas, etc.

La caída de la mollera

Esta condición afecta a los bebés y se describe como una depresión en el cráneo donde los huesos no se han terminado de formar completamente. La caída de la mollera es considerada una emergencia médica porque puede ser el resultado de la deshidratación (Pachter LM, Weller SC, Baer RD, et al, 2016). Se cree que es causada cuando se quita el pecho al bebé cuando está amamantando, por una caída, o cuando se tira al bebé en el aire. Los síntomas incluyen llanto, ojos hundidos, vómito, diarrea, cólicos, pérdida de apetito, falta de lágrimas, etc. El tratamiento por un curandero tiene como objetivo devolver la mollera a su posición normal. Esto se logra poniendo al bebé al revés y golpeando suavemente sus pies, empujando el paladar, o succionando la fontanela para que vuelva a su posición adecuada. El tratamiento biomédico incluye electrolitos o suero.

Es importante que los profesionales médicos se familiaricen con las creencias sobre la salud y la enfermedad de sus pacientes, y que no desprecien sus tradiciones. Esto puede ayudar a crear una relación de confianza y mejorar la salud general de los pacientes.

Fuentes:

Pachter LM. Culture and Clinical Care: Folk Illness Beliefs and Behaviors and Their Implications for Health Care Delivery. *JAMA*. 1994;271(9):690–694. doi:10.1001/jama.1994.03510330068036

Pachter LM, Weller SC, Baer RD, et al. Culture and Dehydration: A Comparative Study of Caída de la Mollera (Fallen Fontanel) in Three Latino Populations. *J Immigr Minor Health*. 2016;18(5):1066–1075. doi:10.1007/s10903-015-0259-0

Actividades luego de la lectura

A. Une la enfermedad con su definición:

1. Caída de la mollera   ___ Afecta especialmente a los bebés y se puede prevenir con un brazalete.
2. Empacho   ___Es causado por una sorpresa intensa.
3. Mal de ojo   ___ Se presenta cuando la persona come en exceso.
4. Susto   ___ Puede ser un signo de deshidratación.

B. Preguntas:

1. Según la lectura la caída de la mollera, desde el enfoque de la medicina occidental, es un signo de deshidratación. ¿Qué condiciones o enfermedades, desde este enfoque, serían el susto, el mal de ojo y el empacho?
2. ¿Tu familia tiene alguna creencia cultural con respecto a la salud y la enfermedad?
3. Si fueras un profesional médico y tu paciente es un bebé con la mollera caída. ¿Qué le dirías a los padres?
4. ¿Por qué es importante que los profesionales de la salud conozcan las enfermedades folklóricas?
5. Usando el Internet, averigua sobre la limpieza del huevo, la ceremonia de ayahuasca u otras limpiezas o ceremonias usadas por las comunidades latinas, y presenta tu investigación a la clase.

La botánica

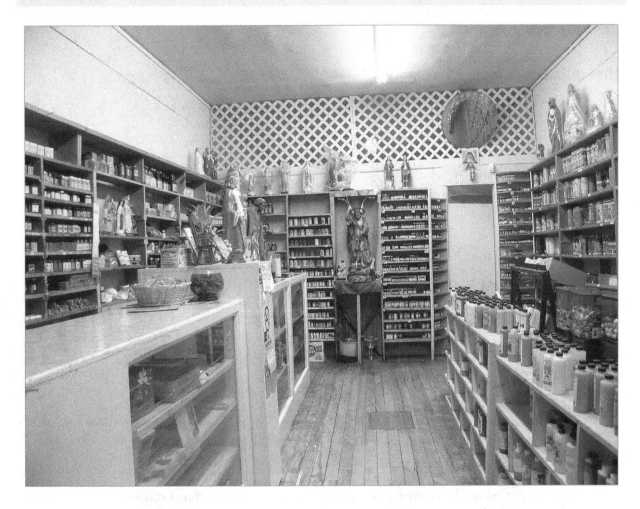

Esta imagen es de dominio público. Fuente: https://commons.wikimedia.org/wiki/File:Botanica.jpg
Photo by John Stephen Dwyer. Transferred from en.wikipedia to Commons by HouseOfScandal.

La botánica o hierberia es una tienda latina con diversos productos y servicios, generalmente para mejorar la salud y el bienestar de las personas. Algunos de los productos son hierbas, remedios caseros, lociones, pomadas, aceites, inciensos, perfumes, estatuas de santos, velas, amuletos, etc. Algunas botánicas también ofrecen servicios para sus clientes como leer las cartas, hacer limpiezas, recomendar productos, etc. Las botánicas ofrecen también un lugar de encuentro y apoyo para la comunidad latina.

Es interesante notar la hibridez y diversidad cultural, étnica y religiosa que representan las botánicas. Existe una mezcla de culturas indígenas, africanas y europeas. Este mestizaje se muestra en los productos y servicios relacionados con el Vudú, el Espiritismo y la Santería. Para muchos latinos, la botánica es el primer lugar en el que buscan recomendaciones de salud, y, en general, consejos sobre cualquier tipo de problemas que están afectando sus vidas.

Actividades luego de la lectura

1. Imagina que un/a amigo/a te pregunta sobre qué es una botánica. ¿Cómo le explicarías qué es una botánica y qué servicios ofrece?

2. ¿Cuáles son algunas de las razones por las que las personas van a una botánica?

3. Haz una búsqueda en Internet de "botánicas tiendas latinas". ¿Qué tipo de imágenes encuentras? Describe lo que observas.

Una guía sobre las hierbas medicinales

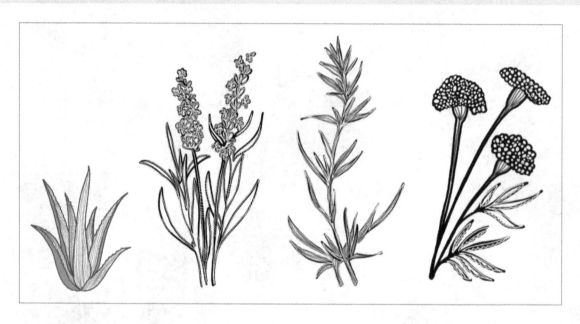

Las hierbas medicinales (o remedios herbales) son plantas usadas como medicamentos. Las personas las usan para ayudar a prevenir o curar una enfermedad, para aliviar síntomas, incrementar la energía, relajarse o perder peso.

Las hierbas son un tipo de suplemento alimentario. Estos son algunos datos que se debe saber acerca de las hierbas medicinales:

- No son reguladas como los medicamentos.
- No necesitan someterse a estrictas pruebas antes de venderse.
- Es posible que no funcionen como se anuncia.
- Las etiquetas no necesitan aprobación. Podrían no mostrar la cantidad correcta de un ingrediente.
- Algunas hierbas medicinales pueden contener ingredientes o contaminantes no mencionados en la etiqueta.

Estos son algunos ejemplos de hierbas medicinales:

- La kava es una hierba usada para la ansiedad, insomnio, síntomas de la menopausia y otros malestares. Algunos estudios muestran que puede funcionar para la ansiedad, pero la kava también puede causar daño hepático grave. La FDA (*Food and Drug Administration*) ha emitido una advertencia contra su uso.
- La hierba de San Juan puede funcionar contra una depresión de leve a moderada. Sin embargo, puede interactuar con las píldoras anticonceptivas, antidepresivos y otros fármacos. También puede causar efectos secundarios como malestar estomacal y ansiedad.
- Yohimbe es una corteza usada para tratar la disfunción eréctil. La corteza puede causar presión arterial alta, aumento en la frecuencia cardíaca, ansiedad y otros efectos secundarios. Puede interactuar con ciertos medicamentos para la depresión. Tomarla en grandes dosis o durante mucho tiempo puede ser peligroso.

Por supuesto, algunas hierbas han sido probadas y funcionan bien para el propósito pretendido. Muchas también son muy seguras, pero la palabra "natural" no asegura cuáles son seguras y cuáles no lo son.

Algunos remedios herbales pueden hacer sentir mejor a las personas y ayudarlas a mantenerse saludables. Pero se necesita ser un consumidor inteligente. Las personas deben utilizar estos consejos al elegir remedios herbales:

- Antes de probar un producto, hable con su proveedor. Pídale su opinión. ¿El producto es seguro? ¿Cuáles son las probabilidades de que funcione? ¿Existen riesgos? ¿Interactúa con otros medicamentos? ¿Interferirá con su tratamiento?
- Solo compre productos de compañías que tengan una certificación en la etiqueta, como "*USP Verified*" (Verificado por la USP) o "*ConsumerLab.com Approved Quality*" (Calidad aprobada por ConsumerLab.com). Las compañías con estas certificaciones están de acuerdo en probar la pureza y la calidad de sus productos.
- NO le dé suplementos herbales a los niños ni los use si tiene más de 65 años de edad. Hable primero con su proveedor.
- NO use remedios herbales sin hablar primero con su doctor si está tomando cualquier medicamento.
- NO los use si está embarazada o amamantando.
- NO los use si va a tener una cirugía.
- Siempre dígale a su doctor sobre los remedios herbales que use. Pueden afectar los medicamentos que toma, así como el tratamiento que recibe.

Texto adaptado de

MedlinePlus (2021). "Una guía sobre las hierbas medicinales". Retrieved from: http://medlineplus.gov/spanish/ency/patientinstructions/000868.htm

Actividades de la lectura

1. Haz un folleto explicando los beneficios e interacciones (con otros medicamentos) de las siguientes hierbas: manzanilla, eucalipto, tomillo, diente de león, mate, orégano y presentar tu folleto en clase.
2. Crea un diálogo con un compañero/a en donde un paciente usa las hierbas que has investigado (en el ejercicio 1), un/a estudiante es la doctora/o y el otro/a paciente que usa estas hierbas, el doctor debe explicarle al paciente que tiene que tener cuidado con las interacciones si están tomando otras medicinas.
3. Haz una lista de los pros y contras del uso de las hierbas medicinales.
4. Busca un video en la Internet en donde un curandero/a usa las hierbas para curar a un paciente y compáralo con la medicina tradicional.

DIÁLOGO

Uso de remedios caseros

La señora Remedios va al consultorio del doctor Flores para una consulta y para que le recete unos análisis de sangre, orina y unas radiografías de sus pulmones porque padece de bronquitis crónica y para decirle de las nuevas hierbas que está tomando con la comida.

Dr. Flores: Hola, señora Remedios ¿Cómo se siente?

Sra. Remedios: Más o menos, doctor. Vine a buscar mis órdenes para los exámenes y también para hablarle de otros pequeños problemitas que tengo de salud.

Dr. Flores: ¿Qué otros problemas de salud tiene?

Sra. Remedios: Tengo unos granitos en el cuerpo y mi comadre me dijo que usara aceite de coco para que la piel se vea mejor. Me dijo que es bueno para fortalecer el sistema inmunológico y proteger la piel. También le pongo unas gotitas a la ensalada.

Dr. Flores: A ver…pienso que usted tiene una dermatitis atópica y le recomiendo que vaya al dermatólogo para que le den una medicación.

Sra. Remedios: ¿Por qué, doctor? ¿Usted no cree que el aceite de coco me haga bien?

Dr. Flores: Usted sabe que tiene el colesterol muy alto y está tomando medicación para bajarlo. El aceite de coco contiene un tipo de grasa que puede aumentar los niveles de colesterol malo para usted. Yo no le recomiendo su uso.

Sra. Remedios: Uf, doctor, no me diga eso. A mí me parecía que me hacía bien. Para el colesterol estoy comiendo ajo blanco porque me dijeron que previene las enfermedades del corazón. Y mi comadre tambien me dijo que es bueno para la presión alta y tiene muchas vitaminas.

Dr. Flores: Si lo usa en las comidas en cantidades pequeñas está bien. Pero si lo usa en cantidades grandes puede interactuar con medicamentos que disminuyen los niveles de azúcar en la sangre y puede causar una hipoglucemia. Y también recuerde que usted está tomando Warfarina que es un anticoagulante y el ajo no se debe mezclar con anticoagulantes, solo lo puede usar si es en moderación.

Sra. Remedios: Ok. Lo voy a usar muy poquito en la comida para darle sabor. También me dijeron que el aguacate es bueno para combatir el envejecimiento. ¿Qué piensa, doctor, sobre esto?

Dr. Flores: Debe tener cuidado porque tampoco es bueno con la Warfarina, solo si lo come en cantidades muy pequeñas. ¿Tiene alguna otra pregunta?

Sra. Remedios: Sí, la última pregunta en cuanto a las hierbas y comidas saludables y con los remedios que tomo. ¿Puedo tomar té verde por las noches? Me dijeron que es bueno para el corazón, el colesterol, el azúcar y que reduce el estrés.

Dr. Flores: Si lo toma con moderación está bien. En exceso puede ser malo si padece de anemia, trastornos de ansiedad, diabetes, glaucoma, enfermedades del corazón y puede tener mala interacción con medicamentos para el asma, para el corazón y con algunos antibióticos. Vamos a hacerle los análisis de sangre, de orina y la radiografía y si vemos que está todo bien entonces hablamos nuevamente sobre las comidas y las hierbas, por ahora solo consúmalos con cuidado.

Sra. Remedios: Muchas gracias, doctor. En cuanto tenga los resultados me avisa y así pido turno con su secretaria. Adiós.

Dr. Flores: Adiós y seguramente nos veremos en dos o tres semanas.

Preguntas del diálogo

1. ¿Para qué va la Sra. Remedios a ver al doctor Flores?
2. ¿Qué problemas de salud menciona la Sra. Remedios?
3. ¿Para qué usa la Sra. Remedios el aceite de coco?
4. ¿Qué le dice el Dr. Flores acerca del aceite de coco?
5. ¿Para qué está comiendo la Sra. Remedios ajo blanco?

6. ¿Que pasa si la Sra. Flores consume ajo blanco en cantidades grandes?
7. ¿Qué efecto negativo tiene el ajo blanco con la Warfarina que toma la Sra. Flores?
8. ¿Qué pasa con el aguacate?
9. ¿Para qué quiere tomar la Sra Flores el té verde?
10. ¿Qué pasa si se toma el té verde en exceso?
11. ¿Qué le ordena el Dr. Flores a la Sra. Remedios?
12. ¿Cuándo se verán de nuevo el Dr. Flores y la Sra. Remedios?

Actividades del diálogo

1. Termina el diálogo con un compañero/a con los resultados de los análisis y las recomendaciones del uso de hierbas en su dieta y la posible interacción con los medicamentos que le recetará el Dr. Flores a ella.
2. Busca en la internet qué es un Yerbero y haz una presentación incluyendo un video sobre un yerbero en dos países diferentes de latinoamérica y compara si hacen los mismos tratamientos para las mismas enfermedades.
3. Haz una presentación para la clase de seis hierbas medicinales, para qué se usan, qué parte de la planta se utiliza, cuáles son los beneficios de usarlas y cuáles son las posibles interacciones que pueden tener con ciertos medicamentos.

LECTURAS CULTURALES

Tipos de métodos medicinales complementarios

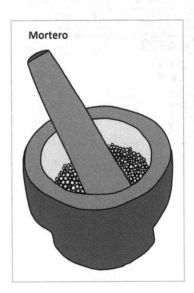

La mayoría de los métodos complementarios para la salud corresponde a uno de dos grupos: productos naturales o prácticas del cuerpo y la mente.

Productos naturales

Este grupo incluye productos diversos, como hierbas (también llamadas productos botánicos), vitaminas y minerales, y probióticos. Estos productos se comercializan ampliamente. Los consumidores los encuentran con facilidad y suelen venderse como suplementos dietéticos.

Según la Encuesta Nacional sobre la Salud (NHIS) de 2012, que incluyó preguntas detalladas sobre el uso de métodos de medicina complementaria y alternativa por parte del público estadounidense, alrededor del 17,7 por ciento de los adultos del país había utilizado un suplemento dietético que no fuera vitamina ni un mineral en el último año. Estos productos fueron el enfoque complementario para la salud más frecuente en la encuesta (Ver gráfico.) El producto natural más utilizado fue el aceite de pescado.

Los investigadores han llevado a cabo estudios amplios y rigurosos de algunos productos naturales, pero los resultados con frecuencia indican que los productos no eran eficaces. Se continúa el estudio de otros productos. Si bien existen indicios de que algunos productos pueden ser útiles, es preciso aprender más acerca de los efectos que tienen en el cuerpo humano, así como respecto de su inocuidad y sus posibles interacciones con los medicamentos y otros productos naturales.

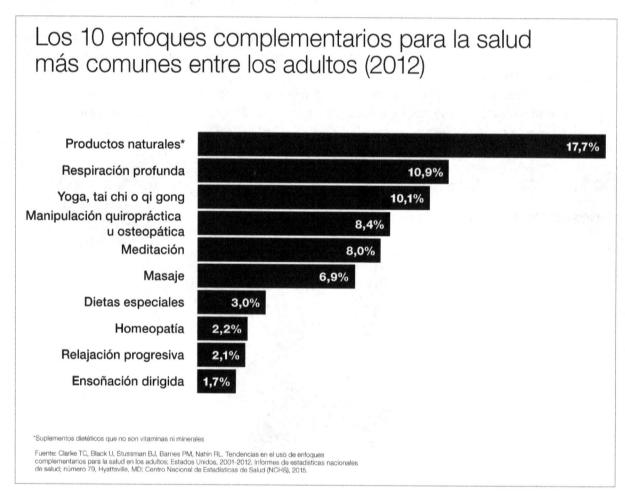

Prácticas de la mente y el cuerpo

Las prácticas de la mente y el cuerpo incluyen un grupo amplio y diverso de procedimientos o técnicas administradas o enseñadas por un profesional capacitado o un profesor. La Encuesta Nacional sobre la Salud de 2012 mostró que el yoga, la manipulación quiropráctica y osteopática, la meditación y la terapia de masajes fueron las prácticas de la mente y el cuerpo utilizadas más comúnmente por los adultos. La popularidad del yoga ha aumentado mucho en los últimos años. Entre 2002 y 2012 la cantidad de adultos en los EE.UU. que practica yoga ha aumentado casi al doble.

Otras prácticas de la mente y el cuerpo incluyen: acupuntura, técnicas de relajación (como ejercicios de respiración, ensoñación dirigida y relajación muscular progresiva), tai chi, qi qong, curación por el tacto, hipnoterapia y terapias de movimiento (como el método de Feldenkrais, la técnica de Alexander, la de Pilates, la integración estructural de Rolfing y la integración psicofísica de Trager).

La cantidad de estudios de investigación sobre métodos de la mente y el cuerpo varía mucho según la práctica. Por ejemplo, hay numerosos estudios sobre la acupuntura, el yoga, la manipulación de la columna vertebral y la meditación, pero hay menos estudios sobre otras prácticas.

Otros métodos complementarios para la salud

Estas dos grandes áreas arriba mencionadas—los productos naturales y las prácticas de la mente y el cuerpo – abarcan la mayoría de los métodos complementarios para la salud. Sin embargo, es posible que ciertos métodos no correspondan completamente a ninguno de estos grupos, como por ejemplo las prácticas de los curanderos tradicionales, la medicina ayurvédica, la medicina tradicional china, la homeopatía y la naturopatía.

Texto adaptado de

National Center for Complementary and Integrative Health (2015). Salud complementaria, alternativa o integral: ¿Qué significan estos términos?. Retrieved from: http://www.nccih.nih.gov/health/espanol/salud-complementaria-alternativa-o-integral-que-significan-estos-terminos

Preguntas sobre la lectura

1. ¿Qué son los productos naturales?
2. ¿Qué han llevado a cabo las investigaciones según la lectura?
3. ¿Cuáles son las prácticas de mente y cuerpo que se menciona en la lectura?
4. ¿Qué otros tipos de práctica de la mente se mencionan en la lectura?
5. Busca en la internet otros métodos complementarios de la salud y compartelos con la clase.
6. Investiga la diferencia entre el curanderismo, la homeopatía y la medicina tradicional, y presenta tus investigaciones a la clase.

Las creencias populares y la relación médico paciente

Hay muchas creencias populares que pueden intervenir en la relación médico-paciente. Por eso es importante que los trabajadores de la salud comprendan las prácticas y creencias culturales de los pacientes. Las creencias populares mencionadas en este capítulo están muy arraigadas en la comunidad latina, especialmente entre los ancianos y por eso es importante escuchar al paciente y saber qué otros remedios caseros, hierbas medicinales están tomando para poder aconsejarles mejor en cuanto la interacción con otros remedios. También es bueno saber si han ido a un curandero para tratar de curarse. Es importante escuchar las interpretaciones que los pacientes le dan a sus síntomas, escuchar las creencias de los pacientes de una enfermedad o síntoma.

Ejemplos de creencias médicas (Dr. Oscar G. Pamo-Reyna, 2013):

- Tengo la boca amarga, debo estar enfermo del hígado
- Tengo mucha cólera por eso tengo una enfermedad del hígado
- La vitamina C previene la gripe
- Me pica la nariz- debo tener parásitos
- Me duele el corazón -debo tener problemas cardíacos
- Tengo dolor de cabeza- me ha subido la presión
- Me hierve la sangre-me subió la presión
- Me arden las plantas de los pies-debo tener problemas en los riñones
- No como carne roja porque tengo artritis
- Me duelen los huesos- seguro que me falta calcio
- La uña de gato mejora las defensas
- Si tiene hipo, dale un susto y se quita
- Las inyecciones son más rápidas que las pastillas

Bibliografía

Pamo-Reyna, Oscar G. "Las creencias populares en la medicina moderna", *RevSocPeruMedInterna,* vol. 26, no. 1, 2013, p. 37–43.

Preguntas de la lectura

1. ¿Por qué son importantes las creencias populares y la relación médico-paciente?
2. ¿Cuáles son las enfermedades folclóricas que has aprendido en este capítulo? Descríbelas en tus propias palabras.
3. ¿Por qué crees que es importante escuchar las interpretaciones que los pacientes les dan a sus síntomas?
4. Elige 6 ó 7 creencias médicas y explícalas con tus propias palabras.
5. ¿Conocen alguna creencia culturales medicinales en los Estados Unidos? Descríbelas y compáralas con las que se mencionan en la lectura.

Santería, Espiritismo, Curanderismo: Diferentes expresiones de la religión y el folclore en las comunidades hispanas

Muchas de las ideas sobre la salud y la enfermedad en las comunidades latinas provienen de diferentes creencias religiosas como el Vudú, el Catolicismo, el Espiritismo, la Santería, etc. De hecho, muchas de las ideas sobre las enfermedades folclóricas y sus tratamientos son producto de una hibridación de diversas ideologías y culturas. Por ejemplo, un tratamiento común para el 'mal de ojo' es hacer una limpieza con un huevo. Generalmente la ceremonia también incluye elementos de la religión católica como imágenes o estatuas de Santos, rosarios, oraciones, etc.

Muchos de los curanderos, santeros y sobadores explican que llegaron a su profesión por un llamado espiritual (Jones, 2020). Estos vinieron a los Estados Unidos de países de la República Dominicana, Cuba, México, etc., y los tratamientos que usan, como limpiezas y hierbas, provienen de diversas raíces étnicas y religiosas.

Algunas de las razones por las que algunos latinos prefieren buscar la ayuda de medicina folklórica o alternativa es la falta de acceso a la atención médica occidental (por barreras de costo, lingüísticas, y falta de seguro médico) y la idea de que los químicos de los medicamentos y los procedimientos como cirugías pueden ser perjudiciales e intrusivos a comparación de las alternativas naturales que pueden proponer los curanderos y otros practicantes de la medicina folclórica. Otra de las razones por las que algunos latinos prefieren la atención de santeros y espiritistas es que existe la creencia de que ciertas condiciones o enfermedades son producto de causas sobrenaturales como hechizos o maldiciones que no se pueden resolver con la medicina occidental.

Bibliografía

Jones, Michael Owen. "Herbs and Saints in the City of Angels: Researching *Botánicas*, Healing, and Power in Southern California." *The Journal of American Folklore*, vol. 133, no. 527, 2020, pp. 53–80. *JSTOR*, www.jstor.org/stable/10.5406/jamerfolk.133.527.0053. Accessed 6 Sept. 2020.

Actividad

1. Busca un video en la Internet sobre una práctica médica alternativa usada por la comunidad latina y presenta tus hallazgos a la clase.

OTROS SISTEMAS DEL CUERPO HUMANO

VOCABULARIO

Sistema cardiovascular

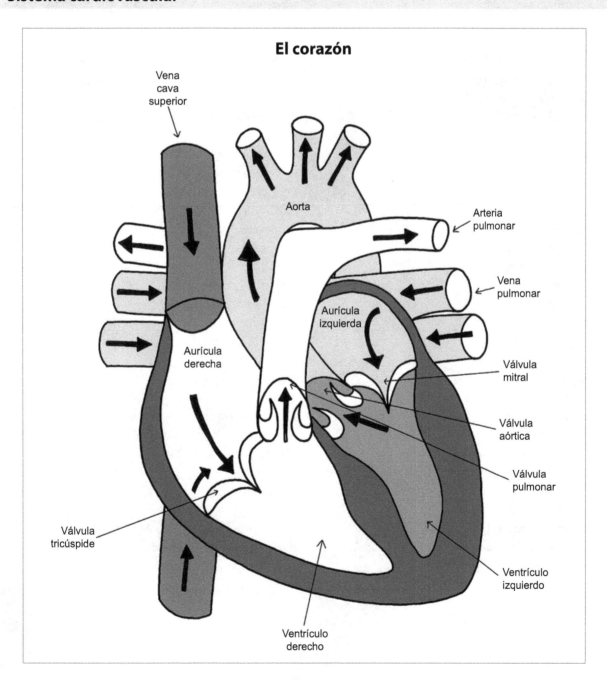

El corazón

Ablación con catéter	catheter ablation
Angioplastia con balón	aortic coarctation balloon angioplasty
Angioplastia coronaria	coronary angioplasty
Arterias	arteries
Arteriosclerosis	arteriosclerosis
Ataque cardiaco, paro cardiaco	heart attack
Aurícula	atrium
Bombear	to pump
Bypass de arteria coronaria	coronary artery bypass surgery
Capilar	capillary
Cardiología	cardiology
Cardiólogo	cardiologist
Cateterismo cardíaco	cardiac catheterization
Células	cells
Circulación	circulation
Coágulo	clot
Corazón	heart
Derrame cerebral, ataque cerebral	stroke, brain hemorrhage
Desfibrilador automático implantable	implantable cardioverter-defibrillator
Deshecho	waste
Dióxido de carbono	carbon dioxide
Dolor de pecho	chest pain
Ecocardiograma transesofágico	transesophageal echocardiogram
Electrocardiografía	electrocardiography
Energía	energy
Enfermedad cardiovascular	cardiovascular disease
Examen del colesterol	cholesterol test
Exploración por TAC	cardiac CT Scan
Flujo sanguíneo	blood flow
Glóbulos blancos	white corpuscles
Glóbulos rojos	red corpuscles
Hemoglobina	hemoglobin
Hipertensión	high blood pressure
Latir	to beat
Linfa	lymph
Marcapasos	pacemaker
Monitor Holter	Holter monitor
Nutrientes	nutrients
Obstrucción	obstruction
Oxígeno	oxygen
Pericardio	pericardium
Plasma	plasma
Presión arterial, presión sanguínea	blood pressure
Presión arterial diastólica	diastolic blood pressure
Presión arterial sistólica	systolic blood pressure

Prueba nuclear de esfuerzo	nuclear stress test
Pulmones	lungs
Reparación de la válvula	heart valve repair
Sangre	blood
Stent de arteria coronaria	coronary arterial stent
Taquicardia	tachycardia
Tejido	tissue
Transportar	to transport
Trasplante de corazón	heart transplant
Trombosis	thrombosis
Válvulas	valve
Vasos linfáticos	lymphatic vessels
Vasos sanguíneos	blood vessels
Venas	veins

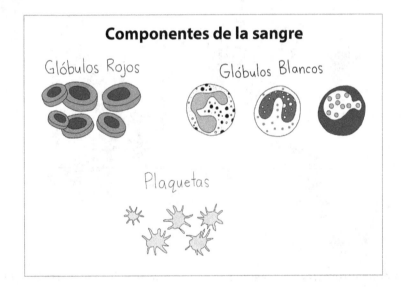

Función del corazón [texto adoptado de https://www.cdc.gov/ncbddd/spanish/heartdefects/howtheheartworks.html]

El corazón es un músculo que bombea sangre con oxígeno y nutrientes a los tejidos del cuerpo, y elimina el dióxido de carbono. El corazón tiene más o menos el tamaño del puño de una persona y está dividido en 4 cámaras: 2 aurículas y 2 ventrículos. Las válvulas separan las aurículas y los ventrículos y permiten el movimiento de la sangre. La sangre se transporta a todo el cuerpo a través de los vasos sanguíneos: las arterias y venas. El proceso de transportar la sangre en todo el cuerpo se llama circulación. El corazón y los vasos sanguíneos componen el aparato cardiovascular. Las arterias llevan la sangre hacia afuera del corazón y las venas la llevan hacia adentro.

Centers for Disease Control and Prevention (November 2020). Cómo funciona el corazón. Retrieved from: https://www.cdc.gov/ncbddd/spanish/heartdefects/howtheheartworks.html

Ejercicios de vocabulario

A. Escribe los nombres que faltan del corazón:

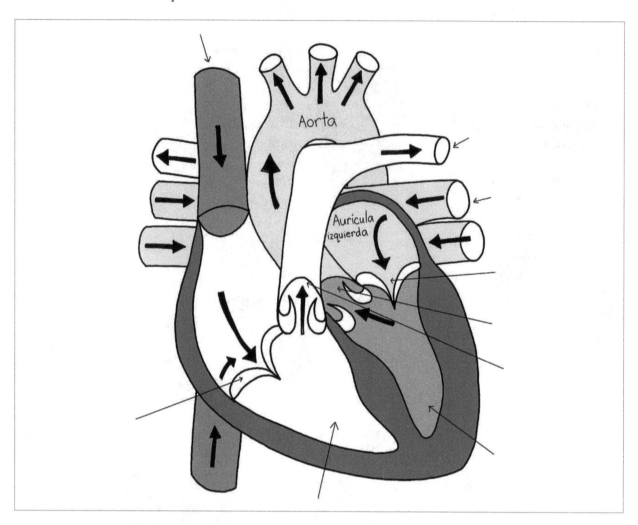

B. Une la palabra con su función. Si no sabes la respuesta, puedes ayudarte con el Internet.

a. Venas   ___ llevan la sangre de regreso al corazón.
b. Arterias   ___ permiten el intercambio de sustancia entre la sangre y los
                                       tejidos.
c. Válvulas   ___ arteria principal que transporta la sangre desde el corazón
                                       hacia el resto del cuerpo.
d. Capilares   ___ transportan sangre desde el corazón.
e. Aorta   ___ impedir que la sangre fluya en sentido contrario.

C. Traduce el siguiente texto del inglés al español:
[https://www.cdc.gov/heartdisease/heart_attack.htm]

What are the symptoms of heart attack?

The major symptoms of a heart attack are

- Chest pain or discomfort. Most heart attacks involve discomfort in the center or left side of the chest that lasts for more than a few minutes or that goes away and comes back. The discomfort can feel like uncomfortable pressure, squeezing, fullness, or pain.
- Feeling weak, light-headed, or faint. You may also break out into a cold sweat.
- Pain or discomfort in the jaw, neck, or back.
- Pain or discomfort in one or both arms or shoulders.
- Shortness of breath. This often comes along with chest discomfort, but shortness of breath also can happen before chest discomfort.

Other symptoms of a heart attack could include unusual or unexplained tiredness and náusea or vomiting. Women are more likely to have these other symptoms.

Centers for Disease Control and Prevention (January 2021). Heart Attack Symptoms. Retrieved from: https://www.cdc.gov/heartdisease/heart_attack.htm

D. Edad del corazón:

Con un compañero/a, enumera todos los factores que pueden afectar la salud del corazón. Luego, selecciona los 3 factores que consideras más importantes y explica por qué:

E. Recomendaciones para un corazón sano:

Escribe 5 recomendaciones para tener un corazón sano. Escribe las recomendaciones en forma de mandato. Por ejemplo: "Coma una dieta rica en vegetales y frutas"

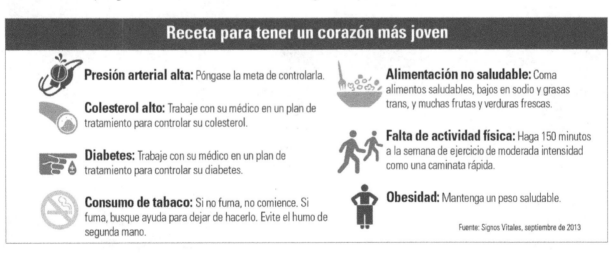

F. Investiga uno de los procedimientos cardiacos de la lista de vocabulario y explica en qué consiste y todo lo que un/a paciente puede esperar de este procedimiento. Imagina que explicas el procedimiento a un paciente. Usa términos simples.

Sistema integumentario

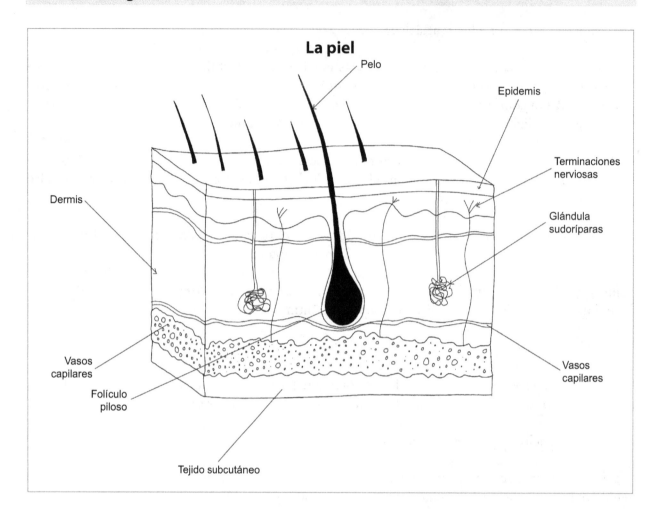

La piel

Pelo

Epidemis

Terminaciones
nerviosas

Glándula
sudoríparas

Dermis

Vasos
capilares

Vasos
capilares

Folículo
piloso

Tejido subcutáneo

Acné	acne
Alergia	allergy
Amarillento	yellowish
Ampolla	blister
Ardor	burning sensation
Arrugas	wrinkles
Biopsia	biopsy
Broncearse	to tan
Bronceador	tanner
Cabello, pelo	hair
Cáncer de la piel	skin cancer
Cancerígeno	carcinogenic
Caspa	dandruff
Celulitis	cellulite
Cicatriz	scar
Colágeno	collagen
Cortes	cuts
Costra	scab
Cuero cabelludo	scalp

Dermis	dermis
Eccema	eczema
Enrojecimiento	reddening
Epidermis	epidermis
Erupción	rash, hives
Espinillas	pimple
Folículo	follicle
Forúnculo	boil, cyst
Gel	gel
Glándulas sebáceas	sebaceous glands
Glándulas sudoríparas	sweat glands
Granitos	blemish
Hematoma	hematoma
Herpes labial	cold sores
Hiperpigmentación	hyperpigmentation
Hipodermis	hypodermis
Irritación	irritation
Loción	lotion
Lunares	mole
Mancha	spot
Melanina	melanine
Moretón	bruise
Músculo	muscle
Nódulos	nodule
Parche	patch
Pecas	freckles
Picazón, comezón	itching
Piel	skin
Poro	pore
Presión	pressure
Protección solar	sun protection
Protuberancia	protuberance
Psoriasis	psoriasis
Puntos negros	blackheads
Quemadura	burnt
Queratina	keratin
Quistes	cyst
Radiación ultravioleta	ultraviolet radiation
Raspones	scratches
Rosácea	rosacea
Rubor	blushing
Sarpullido	rash
Sequedad	dryness
Sudor	sweat
Tacto	touch
Tejido adiposo	adipose tissue
Uñas	nails
Urticaria	hives
Vello	body hair
Verrugas	wart

Actividades de vocabulario del sistema integumentario

Lectura: Funciones del sistema integumentario

Este sistema se compone de la piel, uñas, cuero cabelludo y tejido subcutáneo, y tiene la función principal de proteger al cuerpo de elementos extraños. La piel es el órgano más grande del cuerpo y se divide en 3 capas: epidermis, dermis e hipodermis. La piel protege al cuerpo de sustancias nocivas y regula la temperatura del cuerpo. El cuero cabelludo protege la cabeza del frío. Las cejas y pestañas protegen a los ojos del sudor y polvo. El pelo de las fosas nasales las protege de sustancias extrañas. Las glándulas del sistema integumentario son las glándulas sudoríparas (que segregan el sudor para mantener la temperatura del cuerpo), sebáceas (que segregan grasa para proteger al cuerpo de bacterias y sequedad), las glándulas mamarias (que generan la leche materna) y las glándulas ceruminosas (que generan el cerumen que protege los tímpanos del oído).

A. Completa las palabras de la piel:

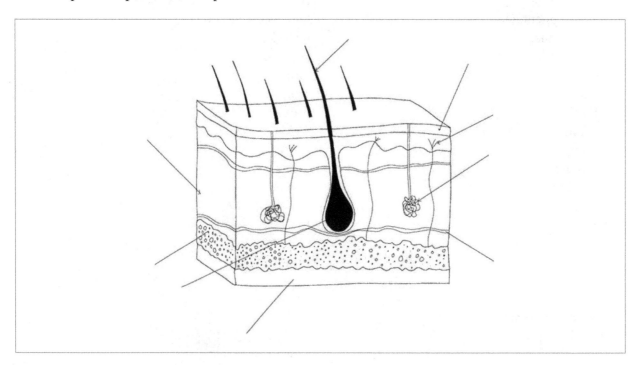

B. Completa las siguientes oraciones usando las siguientes palabras:

Cáncer de la piel	acné	protección solar	erupción
Celulitis	picazón	melatonina	sarpullido

1. La _____ es un pigmento natural responsable del color de la piel y el pelo.
2. Uno de los problemas más comunes de la piel es el _____, que se presenta, generalmente, en la adolescencia.
3. Algunos de los signos comunes de las alergias son: _____ _____ y _____.
4. Es importante usar _____ cuando estamos expuestos al sol por muchas horas para evitar el _____.
5. La _____ es una infección cutánea bacteriana común. Por lo general, afecta la piel en la parte inferior de las piernas.

C. Imagina que vas a hacer una presentación sobre el cuidado de la piel a trabajadores del campo y sus jefes. En tu presentación, debes incluir tips para cuidar la piel y por qué es importante para evitar ciertas enfermedades. También, debes incluir políticas de trabajo para proteger a los empleados de enfermedades de la piel. Puedes usar este link del CDC: https://www.cdc.gov/spanish/cancer/skin/basic_info/sun-safety-tips-employers.htm

D. Selecciona una enfermedad de la piel. Luego, crea un folleto con información básica de la enfermedad, síntomas, prevención, tratamiento, etc. Piensa que este folleto va a estar en la sala de espera de una dermatóloga.

LA VISIÓN

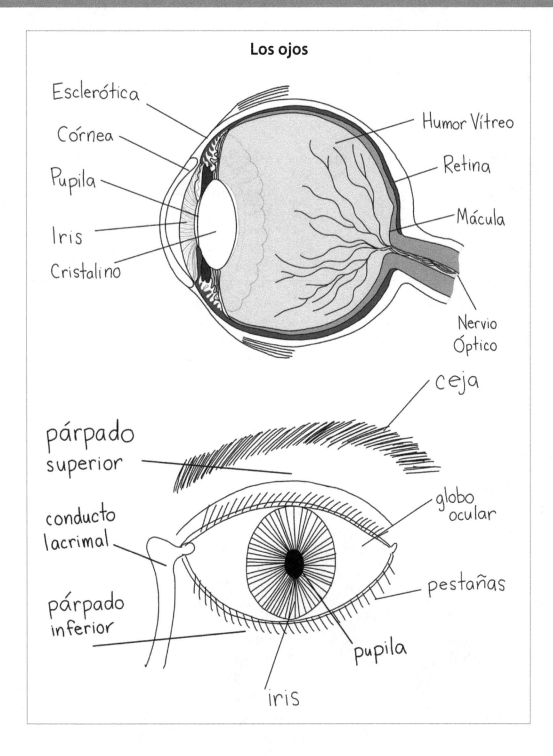

Abultamiento	bulge
Agudeza visual	visual acuity
Astigmatismo	astigmatism
Cataratas	cataract
Ceguera	blindness
Cejas	eyebrows
Ciego/ciega	blind person
Conjuntivitis	conjunctivitis
Córnea	cornea
Cristalino	crystalline lens
Degeneración macular	macular degeneration
Desprendimiento de la retina	retina detachment
Destellos	flashes
Dilatación	dilation
Esclerótica	sclera
Fatiga visual	visual fatigue
Gafas/lentes/anteojos	glasses
Glaucoma	glaucoma
Globo ocular	eyeball
Gotas	drops
Hipermetropía	far-sightedness
Iris	iris
Conducto lagrimal	tear duct
Lágrimas	tears
Lentes de contacto	contact glasses
Lentes de sol	sunglasses
Mácula	macula
Manchas	spots
Miope	short-sighted
Miopía	short-sightedness
Mucosidad	mucus
Nervio óptico	optic nerve
Oculista	oculist
Oftalmólogo/a	ophthalmologist
Ojo seco	dry eye
Ojos	eyes
Párpado inferior	bottom eyelid
Párpado superior	upper eyelid
Pérdida de la visión	loss of vision
Pestañas	eyelashes
Polvo	dust
Presbicia	long-sightedness
Prueba de campo visual	visual field test
Pupila	pupil
Retina	retina
Retinopatía diabética	diabetic retinopathy
Secreción	secretion
Sensibilidad	sensitivity

Visión borrosa	blurry vision
Visión doble	doble vision
Visión nublada	cloudy vision

Actividades de vocabulario

A. Lectura: Los ojos y problemas comunes de visión

Cómo funciona la visión:

La luz se refleja en los objetos que vemos. Esta luz pasa a través de la córnea a la pupila (centro del iris). El iris regula la intensidad de la luz. El iris se contrae y dilata de acuerdo a la cantidad de luz del ambiente. Luego, la luz pasa al cristalino o lente del ojo. El cristalino permite enfocar correctamente los objetos a diferentes distancias y forma la imagen nítida en la retina. La retina convierte la luz en señales eléctricas que pasan a través del nervio óptico al cerebro. Este procesa estas señales y crea una imagen.

Problemas comunes de la visión:

Los problemas de visión más comunes son los errores de refracción: miopía, hipermetropía, astigmatismo y presbicia. Los errores de refracción ocurren cuando la forma del ojo evita que la luz se enfoque directamente en la retina. La longitud del globo ocular, ciertos cambios en la forma de la córnea o el envejecimiento del cristalino pueden causar errores de refracción. La mayoría de las personas tiene una o más de estas enfermedades. Según el Instituto Nacional de Ojo (National Eye Institute), estos son los trastornos oculares más comunes:

La miopía es un trastorno en que los objetos cercanos se ven con claridad, mientras que los objetos lejanos se ven borrosos.

La hipermetropía es un tipo de error de refracción común donde se puede ver los objetos distantes con mayor claridad que los objetos cercanos.

El astigmatismo es un trastorno en el que el ojo no enfoca la luz de forma pareja sobre la retina. Esto puede hacer que las imágenes se vean borrosas o alargadas.

La presbicia es una condición relacionada con la edad en la que la capacidad de enfocar de cerca se vuelve más difícil.

La visión borrosa es el síntoma más común de los errores de refracción. Otros síntomas pueden incluir: visión doble, visión nublada, luz deslumbrante o halos alrededor de luces brillantes, entrecerrar los ojos para ver, dolores de cabeza y fatiga visual.
Un oculista puede diagnosticar los errores de refracción durante un examen completo de los ojos con dilatación de las pupilas. Los errores de refracción se pueden corregir con anteojos, lentes de contacto o cirugía.

Fuente:

National Eye Institute (July 2019). Problemas de visión comunes. Retrieved from: https://www.nei.
nih.gov/learn-about-eye-health/en-espanol/ojos-sanos/problemas-de-vision-comunes

B. Completa con las palabras correctas del sistema visual:

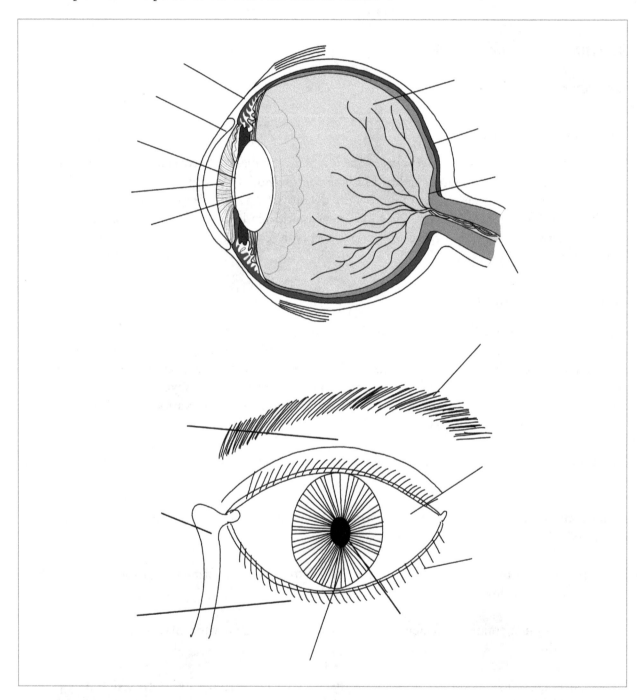

C. Completa las siguientes oraciones:

1. La función de la retina es:_____.
2. La _____ regula la entrada de la luz en el ojo.
3. La _____ protege al iris y al cristalino.

4. La función del iris es: _____.

5. Las personas que sufren de _____ no pueden ver bien los objetos que están lejos.

6. Algunos de los síntomas comunes de los errores de refracción son:_____.

7. La presbicia es:_____.

D. Más actividades de vocabulario:

1. Haz una lista de 5 cosas que puedes hacer para cuidar tus ojos.

2. Haz una investigación en la internet sobre pterigión (pterygium) y por qué los trabajadores del campo son propensos a tener esta enfermedad.

3. Traduce este texto del inglés al español:

What are the symptoms of diabetic retinopathy? [https://www.nei.nih.gov/learn-about-eye-health/eye-conditions-and-diseases/diabetic-retinopathy]

The early stages of diabetic retinopathy usually don't have any symptoms. Some people notice changes in their vision, like trouble reading or seeing faraway objects. These changes may come and go.
In later stages of the disease, blood vessels in the retina start to bleed into the vitreous (gel-like fluid in the center of the eye). If this happens, you may see dark, floating spots or streaks that look like cobwebs. Sometimes, the spots clear up on their own — but it's important to get treatment right away. Without treatment, the bleeding can happen again, get worse, or cause scarring.

4. Crea un folleto que va a estar en la sala de espera de un oculista sobre 3 enfermedades de los ojos. Debes incluir causas, síntomas y tratamiento. Estas son algunas enfermedades que se pueden usar para el folleto: desprendimiento de la retina, retinopatía diabética, glaucoma, cataratas, e hipertensión ocular.

Aparato excretor

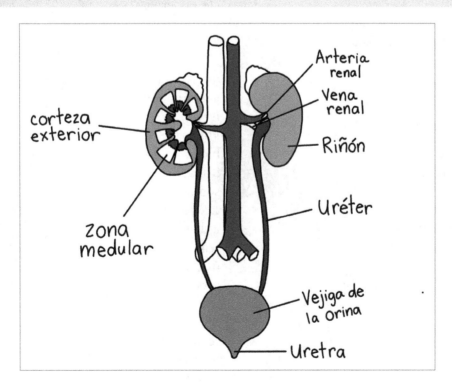

Albúmina	albumin
Arteria renal	renal artery
Biopsia de riñón	kidney biopsy
Calcio	calcium
Corteza exterior	outer crest
Desechos	waste
Dialisis	dialysis
Dolor durante la micción	pain with urination
Enfermedad renal poliquística	polycystic kidney disease
Excreción	excretion
Fósforo	phosphorus
Glándula renal	renal gland
Glóbulos rojos	red blood cells
Glomérulo	glomerulus
Hemodiálisis	hemodialysis
Hígado	liver
Incontinencia urinaria	urinary incontinence
Infección de la vejiga	bladder infection
Infección del tracto urinario	urinary tract infection
Insuficiencia renal crónica	chronic renal failure
Insuficiencia renal	kidney failure
Insulina	insuline
Intestino	intestine
Micción frecuente	frequent urination
Micción	urination
Necesidad urgente de orinar	urgent need to urinate
Nefrona	nephron
Nefrosis	nephrosis
Orina nublada	cloudy urine
Orina	urine
Piedras en el riñón, cálculos	kidney stones
Piel	skin
Potasio	potassium
Próstata extendida	enlarged prostate
Pulmones	lungs
Riñones	kidneys
Sangre con desechos	blood with waste
Sistema urinario	urinary system
Sodio	sodium
Toxinas	toxins
Trasplante de riñón	kidney transplant
Trasplante renal	renal transplant
Uréter	ureter
Uretra	urethra
Uretritis	urethritis
Vejiga	bladder
Vena renal	renal vein
Vía urinaria	urinary tract
Zona medular	medullary zone

Actividades de vocabulario del sistema excretor

A. Completa con los nombres correctos del sistema excretor:

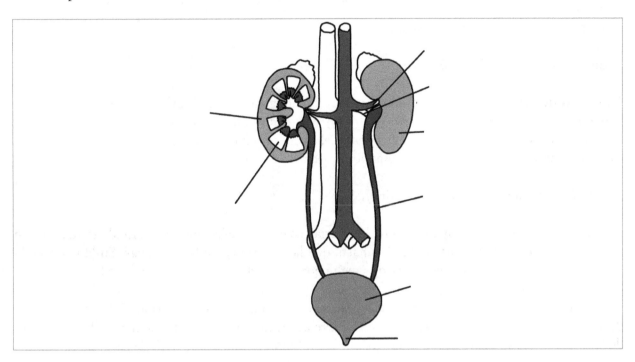

B. Completa las oraciones usando las siguientes palabras:

transplante · orina · uretra · diálisis
excreción de sustancias · insuficiencia renal crónica · micción · riñones
uréter

1. Los riñones son los principales órganos que realizan la _____.
2. Los _____ son los responsables de limpiar la sangre.
3. Los residuos junto con el agua pasan a formar la _____.
4. De cada riñón sale un conducto: el _____.
5. Cuando se acumula suficiente orina la expulsamos por un conducto denominado _____ _____. Este acto se denomina _____ y suele pasar varias veces al día.
6. Cuando las personas sufren _____ generalmente necesitan _____, pero cuando los riñones no funcionan, los pacientes necesitan un _____ _____, y deben estar en una lista de espera.

C. Haz una presentación sobre los intestinos, hígado, piel y pulmones explicando por qué son órganos excretores.

¿Por qué son importantes los riñones?

Los riñones eliminan los desechos y el exceso de líquido del cuerpo. Los riñones también eliminan el ácido que producen las células del cuerpo y mantienen un equilibrio saludable de agua, sales y minerales (como sodio, calcio, fósforo y potasio) en la sangre.
Sin este equilibrio, es posible que los nervios, los músculos y otros tejidos en el cuerpo no funcionen normalmente.

Los riñones también producen hormonas que ayudan a

- controlar la presión arterial
- producir glóbulos rojos
- mantener los huesos fuertes y saludables

¿Cómo funcionan los riñones?

Cada uno de los riñones está formado por aproximadamente un millón de unidades de filtración llamadas nefronas. Cada nefrona incluye un filtro, llamado glomérulo, y un túbulo. Las nefronas funcionan a través de un proceso de dos pasos: el glomérulo filtra la sangre y el túbulo devuelve las sustancias necesarias a la sangre y elimina los desechos.

¿Cómo fluye la sangre a través de los riñones?

La sangre fluye hacia el riñón a través de la arteria renal. Este vaso sanguíneo grande se ramifica en vasos sanguíneos cada vez más pequeños hasta que la sangre llega a las nefronas. En la nefrona, la sangre es filtrada por los diminutos vasos sanguíneos de los glomérulos y luego fluye fuera del riñón a través de la vena renal.

La sangre circula por los riñones muchas veces al día. En un solo día, los riñones filtran alrededor de 150 cuartos de galón de sangre. La mayor parte del agua y otras sustancias que se filtran a través de los glomérulos son devueltas a la sangre por los túbulos. Solo 1 a 2 cuartos de galón se convierten en orina.

Problemas renales entre trabajadores del campo

Los trabajadores del campo, de los cuales un alto porcentaje son latinos, sufren de diferentes problemas de salud como insolación, deshidratación, exposición a productos tóxicos y pesticidas y problemas renales. Algunas mujeres trabajadoras del campo, por ejemplo, sufren de infecciones urinarias y renales por la falta de acceso a baños limpios y seguros. El calor excesivo, descansos insuficientes y falta de acceso a agua limpia también pueden causar diferentes problemas renales que incluso pueden requerir diálisis.

Bibliografía

National Institute of Diabetes and Digestive and Kidney Diseases (June 2018). Los riñones y su funcionamiento. Retrieved from: http://www.niddk.nih.gov/health-information/informacion-de-la-salud/enfermedades-rinones/rinones-funcionamiento

Preguntas de la lectura

1. ¿Por qué son importantes los riñones?
2. Los riñones producen hormonas que ayudan a _____ _____ _____.
3. ¿Cómo funcionan los riñones?
4. ¿Cómo fluye la sangre a través de los riñones?
5. ¿Cuánto filtran los riñones?
6. ¿Cuáles son algunos problemas renales que sufren los trabajadores del campo y cómo sus empleadores pueden protegerlos mejor?

Actividades

A. Busca información en el CDC sobre las enfermedades renales que padecen los latinos y compararlos con las personas que no sean de origen latino. Luego, prepara una presentación explicando por qué los latinos tienen mayores factores de riesgo para estas enfermedades renales.

B. Investiga cómo la enfermedad renal crónica afecta a los trabajadores del campo en América Central.

C. Selecciona una enfermedad común del sistema urinario y prepara un diálogo entre un/a paciente que explica sus síntomas y un/a urólogo/a que hace preguntas sobre la historia médica del paciente y sus síntomas. Luego, el/la doctor/a explica el tratamiento y responde a todas las preguntas que tiene el paciente sobre su condición.

Sistema endocrino

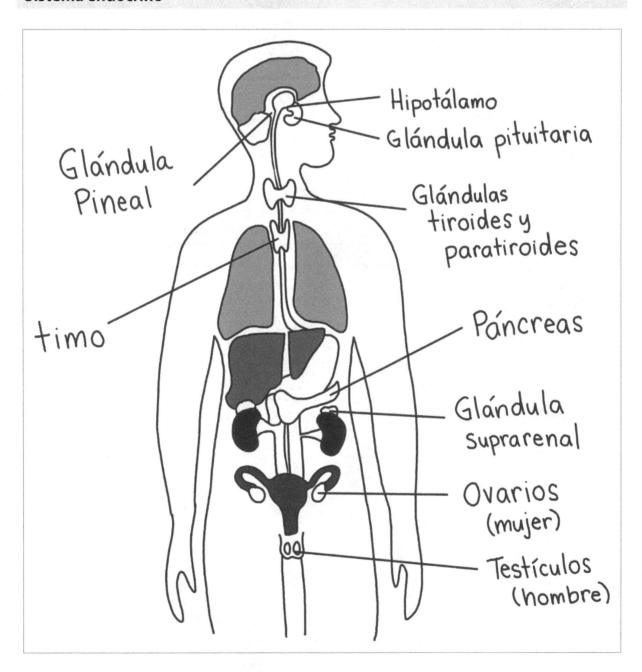

Bocio	goiter
Cortisol	cortisol
Crecimiento	growth
Diabetes Tipo 1, 2	diabete type 1 and 2
Estómago	stomach
Estrógeno	estrogen
Fatiga	fatigue
Glándula pineal	pineal gland
Glándulas paratiroides	parathyroid glands
Glándulas suprarrenales	suprarenal glands
Glándula tiroide	thyroid gland
Glucosa	glucose
Gonadas	gonadas
Hipertiroidismo	hyperthyroidism
Hipófisis	hypophysis
Hipotálamo	hypothalamus
Hipotiroidismo	hypothyroidism
Hormonas	hormones
Insuficiencia suprarrenal	suprarrenal insufficiency
Metabolismo	metabolism
Micción	urination
Ovarios	ovaries
Oxitocina	oxytocin
Páncreas	pancreas
Pérdida de peso inexplicable	unexplained weight loss
Pituitaria	pituitary
Problemas con la hormona de crecimiento	problems with growth hormone
Progesterona	progesterone
Prolactina	prolactin
Pubertad Precoz	early puberty
Sed	thirsty
Secretar	to secrete
Síndrome de Cushing	Cushing's syndrome
Testículos	testicles
Testosterona	testosterone
Visión borrosa	blurry vision

Actividades con el vocabulario del sistema endocrino

A. Escribe las palabras correctas para el sistema endocrino:

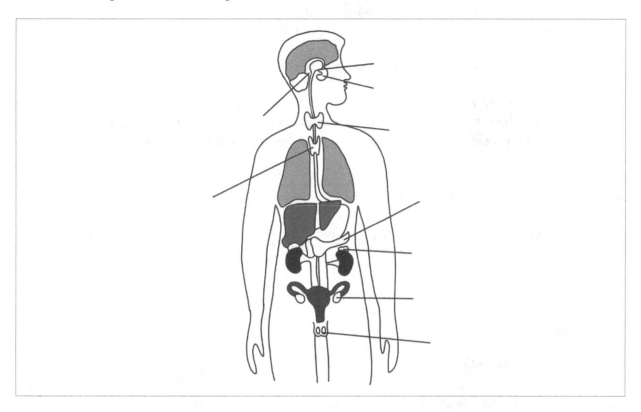

B. Responde a estas preguntas. Puedes usar el Internet para investigar tus respuestas:

1. ¿Cuáles son las glándulas endocrinas más importantes?
2. Describe las hormonas y sus funciones.
3. Explica con tus propias palabras qué es el hipotálamo, la hipófisis, la tiroides y el páncreas.

C. Con un compañero/a, haz un diálogo con las siguientes situaciones:

1. Una persona que va a la consulta médica con gigantismo.
2. Un/a paciente que necesita aplicarse la insulina todos los días y no sabe cómo hacerlo.

LECTURA

Diabetes tipo 1

¿Qué es la diabetes tipo 1?

La diabetes ocurre cuando el nivel de glucosa en la sangre, también llamado azúcar en la sangre, es demasiado alto. La glucosa en la sangre es la principal fuente de energía y proviene principalmente de los alimentos que se consumen. La insulina, que es una hormona producida por el páncreas, ayuda a que la glucosa en la sangre entre a las células para que se utilice como energía. Otra hormona, el glucagón, funciona en conjunto con la insulina para controlar los niveles de glucosa en la sangre.

El sistema inmunitario del cuerpo normalmente combate las infecciones, pero en la mayoría de las personas con diabetes tipo 1, el sistema inmunitario ataca y destruye las células del páncreas que producen insulina. Como resultado, el páncreas deja de producir insulina. Sin insulina, la glucosa no puede entrar a las células y la concentración de glucosa en la sangre aumenta por encima de lo normal. Las personas con diabetes tipo 1 necesitan tomar insulina todos los días para poder seguir vivos.

¿Quiénes tienen más probabilidad de tener diabetes tipo 1?

La diabetes tipo 1 generalmente ocurre en niños y adultos jóvenes, aunque puede iniciarse a cualquier edad. Tener un padre o hermano con la enfermedad puede aumentar la probabilidad de desarrollar diabetes tipo 1. En los Estados Unidos, alrededor del 5 por ciento de las personas con diabetes tienen el tipo 1.

¿Cuáles son los síntomas de la diabetes tipo 1?

Los síntomas de la diabetes tipo 1 son graves y generalmente suceden rápidamente, en pocos días o semanas. Los síntomas pueden incluir:

- aumento de la sed y la micción (orinar)
- aumento del hambre
- visión borrosa
- fatiga
- pérdida de peso inexplicable

¿Qué problemas de salud suelen tener las personas con diabetes tipo 1?

Con el tiempo, un nivel alto de glucosa en la sangre lleva a problemas de salud tales como:

- enfermedades del corazón
- ataques cerebrales
- enfermedades de los riñones
- problemas de los ojos
- enfermedades dentales
- daño en los nervios
- problemas en los pies
- depresión
- apnea del sueño

Fuente:

National Institute of Diabetes and Digestive and Kidney Diseases (July 2017). Diabetes tipo 1. Retrieved from: http://www.niddk.nih.gov/health-information/informacion-de-la-salud/diabetes/informacion-general/que-es/diabetes-tipo-1

Preguntas de la lectura

1. ¿Qué es la diabetes tipo 1?
2. ¿Qué es la insulina?
3. ¿Qué le pasa al páncreas de una persona que padece de diabetes tipo 1?
4. ¿Cuáles son los síntomas de la diabetes tipo 1?

5. ¿Qué problemas de salud pueden tener las personas con diabetes tipo 1?
6. Investiga cuáles son las diferencias entre la diabetes 1, la diabetes 2 y la diabetes gestacional.

ACTIVIDADES DEL SISTEMA ENDOCRINO

A. Haz una pequeña investigación sobre el bocio ¿Cuáles son los síntomas y las causas?
B. ¿Qué es el hipertiroidismo y el hiportiroidismo?
C. Actúa las siguientes situaciones:

    a. You are a patient suffering from a hormonal problem. Explain to your doctor you have the following symptoms: unexplained weight loss, fatigue, muscle aches, and increased sensibility to cold.

    b. You are a doctor and one of your patients has recently been diagnosed with hyperthyroidism. Explain to your patient this occurs when the thyroid gland produces too much of the hormone thyroxine. Explain to your patient his weight loss and irregular heartbeat are symptoms of this disease. You will prescribe anti-thyroid medications and radioactive iodine to slow the production of thyroid hormones. Finally, assure your patient most people respond well once hyperthyroidism is diagnosed and treated.

    c. You are a lab technician. Explain to the patient you need to draw blood from her vein to check her thyroid and her levels of estrogen and cortisol.

    d. You are a patient who is experiencing hot flashes and other uncomfortable symptoms of menopause. Discuss the risks and benefits of hormone replacement therapy with your doctor.

Los dientes

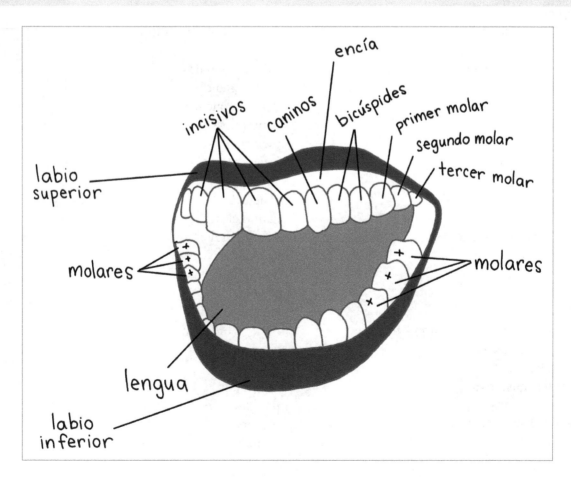

Ácido	acid
Amargo	bitter
Amígdalas	tonsils
Boca	mouth
Caninos	canines
Caries	cavities
Cemento	cement
Cepillarse los dientes	to brush teeth
Cepillo	toothbrush
Cubierta	cover
Deglución	swallowing
Dentadura postiza	dentures
Dentina	dentine
Dentista	dentist
Desgaste del hueso	bone loss
Diente de leche	baby tooth
Diente flojo	loose tooth
Dulce	sweet
Empaste	filling
Encías	gums
Enjuague bucal	mouth wash
Esmalte	enamel
Extracción	extraction
Frenillo del labio	lip frenulum
Frenos	braces
Funciones de la boca	functions of the mouth
Gingivitis	gingivitis
Glándulas salivales	salivary glands
Higiene bucal	oral hygiene
Higienista dental	dental hygienist
Hilo dental	dental floss
Incisivos	incisors
Labio inferior	inferior lip
Labio superior	superior lip
Lengua	tongue
Limpieza dental	dental cleaning
Limpieza profunda	deep dental cleaning
Madíbula	mandible
Mal aliento	bad breath
Masticar	to chew
Mejilla	cheek
Molares primero, segundo y tercero	first, second and thirds molars
Muela de juicio	wisdom tooth
Paladar	palate
Papilas gustativas	taste buds
Papilas	papillae
Pasta dental, dentífrico	toothpaste
Periodontitis	periodontitis

Periodontitis	periodontitis
Pulpa	pulp
Raspado	scraping
Salado	salty
Salivar	to salivate
Sarro	tartar
Selladores dentales	dental sealants
Sentido del gusto	sense of taste
Trastornos del gusto	taste disorders
Úvula	uvula

Actividades de vocabulario de los dientes

A. Completa las siguientes oraciones con las palabras que le correspondan

cepillo de dientes   dentífrico (pasta dental)   fluoruro   dulces radiografías
odontólogo   enjuague   dientes   rayos X

1. Cepilla tus _____ correctamente por lo menos dos veces al día.
2. El _____ mantiene los dientes fuertes.
3. Viene en un tubo y los usas para lavarte los dientes: _____.
4. Si no quieres tener caries no comas muchos _____.
5. Es una fotografía de tus dientes:_____.
6. Lo usas para cepillarte los dientes:_____.
7. Así se le llama al doctor que te revisa y cura los dientes:_____.
8. Lo usas para tener mejor aliento:_____.

B. Haz un folleto explicando a los niños cómo deben cepillarse los dientes y los cuidados básicos de los dientes. Imagina que este folleto va a estar en la sala de espera de un dentista.

C. Haz una presentación sobre las caries del biberón explicando a una madre cómo debe cuidar los dientes de sus bebés.

LECTURA

Los selladores dentales

Los selladores dentales son cubiertas delgadas que cuando se aplican en las superficies de masticación de las muelas pueden prevenir las caries por muchos años. Los niños en edad escolar (6 a 11 años) sin selladores tienen casi 3 veces más caries en el primer molar que aquellos que sí tienen selladores. Los selladores pueden ser aplicados por un dentista, un higienista dental u otro profesional dental calificado. Esto se puede hacer en los consultorios dentales o mediante el uso de equipo dental portátil en entornos comunitarios como una escuela.

Pese a que la cifra general de niños con selladores dentales ha aumentado con el tiempo, los niños de bajos ingresos tienen 20% menos probabilidades de tener selladores y dos veces más probabilidades de tener caries sin tratar que los niños de ingresos más altos.

Aproximadamente 7 millones de niños de bajos ingresos necesitan selladores dentales.

Las caries sin tratar pueden causar dolor, infección, y problemas para comer, hablar y aprender. Los estados pueden ayudar a que millones de niños prevengan las caries al iniciar o ampliar programas que ofrezcan selladores dentales en las escuelas.

Fuente:

Centers for Disease Control and Prevention (October 2016). Los selladores dentales previenen las caries. Protección eficaz para los niños. Retrieved from http://www.cdc.gov/spanish/signosvitales/selladores-dentales/index.html

MÁS ACTIVIDADES DE VOCABULARIO DE LOS DIENTES

A. Haz una presentación sobre el cuidado dental de los niños. Imagina que tu presentación va dirigida a los padres de familia de una escuela primaria.
B. Explica las funciones de las papilas gustativas.
C. Haz una lista de las comidas y bebidas que sean amargas, dulces, saladas y ácidas y averigua si la misma comida y bebida es igual (como ellos la clasifican) para tus compañeros de clase.
D. Existe investigación que afirma que los latinos sufren de mayores problemas dentales como caries, enfermedad de las encías, gingivitis, etc. Explica algunas de las razones por las que esta población tiene mayores problemas dentales que otros grupos étnicos en los Estados Unidos. Luego imagina que has sido invitado para hacer una presentación sobre la importancia de la higiene bucal y los recursos en la comunidad para tener una buena salud bucal. Tu audiencia es tu comunidad latina local. En tu presentación, habla sobre las formas de cuidar los dientes, sobre la influencia del estilo de vida (dieta, fumar) en la salud bucal y que hacer para prevenir la caries en los niños y adultos.
E. Actúa los siguientes casos:

   1. You are a patient in a dentist's office. Explain to the doctor you have been experiencing pain in one of your teeth, bleeding and painful gums and bad breath.
   2. You are a dentist. Your patient brings her child for a dental cleaning. You notice the child has receding and red gums. Explain to the parent it's vital her child brushes her teeth at least twice a day, and visits the dentists every six months.
   3. You are an odontologist and your patient has new braces. Explain to your patient that he may feel soreness in his mouth, and his teeth may be tender for a couple of days. If the tenderness is severe, tell him he can take ibuprofen. Until his mouth becomes accustomed to the appliances, his lips, cheeks, and tongue may also become irritated for a few weeks. Tell him it's very important to brush and floss regularly now that he has braces.

CAPÍTULO 13
LAS EMERGENCIAS

Accidente	accident
Aguja	needle
Ambulancia	ambulance
Asfixiarse	to choke
Asfixia	suffocation
Ataque cardíaco	heart attack
Bomberos	firefighters
Botiquín	first-aid kit
Caerse	to fall
Camilla	stretcher
Centro de envenenamiento	poisoning center
Chocar	to hit/ to crash
Confusión	confusion
Contusión	contusion
Convulsiones	seizures
Cortarse	to cut yourself
Debilidad	weakness
Derrame, ataque cerebral	stroke
Descarga eléctrica	electrical shock
Desinfectante	disinfectant
Desinfectar	to disinfect
Desmayo	faint
Dificultad para respirar	difficulty breathing
Discapacidad	disability
Efectos adversos	adverse effects
Efectos secundarios	side effects
Electrocutarse	to electrocute
Emergencia	emergency
Entumecimiento	numbness
Envenenamiento	poisoning
Fractura	fracture
Golpearse	to hit
Hematoma	hematoma

Hemorragia	hemorrhage
Herida, lesión	injury
Herido/s	wounded/injured
Hirviendo	boiling
Lavado de estómago	stomach pumping
Lejía	bleach
Mareos	dizziness
Muerte	death
Muletas	crutches
Neumonía	pneumonia
Parálisis	paralysis
Paramédicos	paramedic
Pensamientos suicidas	suicidal thoughts
Pérdida de conocimiento	loss of consciousness
Pérdida de sensibilidad	loss of sensibility
Policía	police
Primeros auxilios	first aid
Puñaladas	stab-wound
Punto, puntada	stitch
Quemadura	burn
Quemarse	to burn yourself
Radiografía, rayos X	X ray
Reacción alérgica	allergic reaction
Romperse	to break
Sala de emergencia	emergency room
Sangrado	bleeding
Sarpullido	rash
Silla de ruedas	wheelchair
Sobredosis	overdose
Sustancia tóxica	toxic substance
Tomacorrientes	electrical outlet
Torcedura	sprain
Vendaje	bandage
Vendar	to bandage
Veneno	poison
Vértigo	vertigo
Yeso	cast

Tipos de emergencias comunes

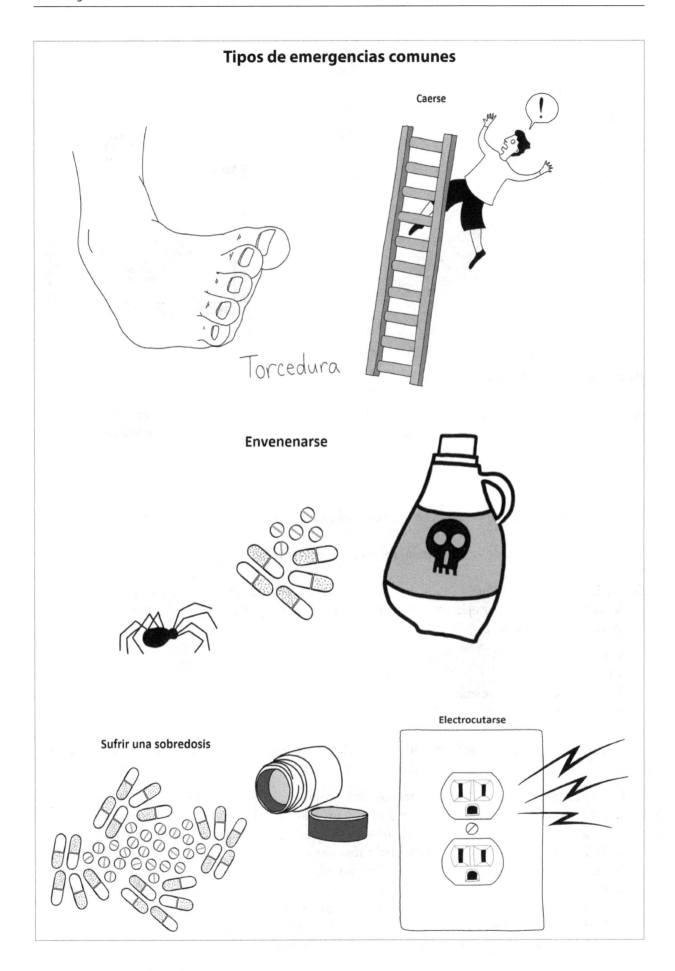

Caerse

Torcedura

Envenenarse

Sufrir una sobredosis

Electrocutarse

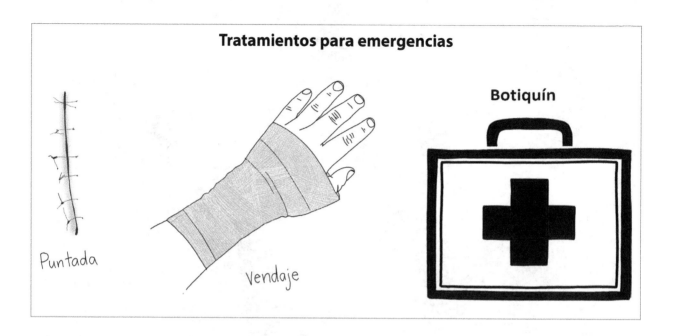

Tratamientos para emergencias

Puntada

Vendaje

Botiquín

Actividades de vocabulario

A. Escribe una lista de 5 casos en que las personas necesitan ir a la sala de emergencia y 5 casos en que no es necesario ir a la sala de emergencia. Trata de incluir el mayor número de detalles posibles.

Por ejemplo:

- Si una persona está en un accidente automovilístico y tiene una contusión necesita ir a la sala de emergencia.
- Si una persona tiene dolor de garganta y un poco de fiebre no necesita ir a la sala de emergencia.

B. Escribe 2 casos en los que debes llamar a los siguientes centros. Trata de proveer el mayor número de detalles posibles. Por ejemplo: si una persona toma lejía por equivocación, debe llamar al centro de envenenamiento.

A la policía
A los bomberos
Al centro de envenenamiento
A los paramédicos

C. Escribe mini diálogos entre la operadora de 911 y una persona que llama por una emergencia para estos casos:

1. Eres testigo/a de un accidente automovilístico y crees que el conductor está gravemente herido.
2. Eres un padre o madre y tu hija de 5 años ha tomado 5 tylenol por equivocación.
3. Tu abuela tiene dificultad para hablar y la mitad de su cara derecha se ha caído.
4. Tu bebé de 5 meses tiene dificultad para respirar y se ve muy débil.
5. Tu esposo tiene un dolor intenso en el pecho, náuseas y se siente confundido.
6. Has tomado una pastilla nueva y crees que tienes una reacción alérgica grave.
7. Estás en un restaurante y una persona se está atorando con su comida.
8. Estás en un supermercado y alguien ha perdido el conocimiento.
9. Tu amiga está teniendo convulsiones por más de 5 minutos.

D. Imagina que eres un/a doctor/a que trabaja en la sala de emergencia. Debes explicar a los familiares de tus pacientes lo que está pasando en los siguientes casos. Trata de incluir el mayor número de detalles posibles. Usa tu imaginación. Some of these cases might describe sensitive topics. You can skip this exercise if you don't feel comfortable.

1. His son has been shot twice in the head.
2. Their daughter was in a car accident and she is in surgery now due to her severe wounds.
3. His wife had a heart attack and she is recovering now.
4. Their son had an opioid overdose.
5. Someone stabbed their grandchild in their school.
6. Their grandfather had a stroke. He can't talk now but he is recovering.

MINI DIÁLOGOS

1. Accidente deportivo

Andrés estaba jugando al fútbol en el parque con unos amigos cuando de repente al patear la pelota sintió un dolor terrible. Se cayó y cuando trató de levantarse no podía, de repente sintió un dolor muy fuerte en su pie y en su rodilla. Su amigo Carlos lo llevó a la sala de emergencia del hospital más cercano a la cancha de fútbol. Entran al hospital y esperan a ser llamados por la enfermera. Tiene que esperar una hora antes de ser atendido por una enfermera. Siente mucho dolor en su pierna.

En la sala de emergencia la enfermera le hace unas preguntas y le toma los signos vitales.

Enfermera: ¿Qué te ha pasado, Andrés? ¿Cuándo te caíste?

Andrés: Hace más de una hora y me duele mucho.

Enfermera: ¿Te duele toda la pierna?

Andrés: Sí, pero el dolor es más intenso en mi rodilla y en el pie.

Enfermera: Tienes un poco alta la presión arterial, pero puede ser por el estrés y el dolor. ¿Tienes algún problema de salud?

Andrés: No, solo tuve resfriados; nada más.

Enfermera: Primero te vamos a hacer unas radiografías de la rodilla y el pie para ver si hay alguna fractura. Te vamos a llevar a una cama en la sala de emergencia. Tu amigo puede venir contigo.

[Después de varias horas de espera. El doctor llega con las radiografías y habla con Andrés.]

Dr. Ramos: En las radiografías se ve que tienes un desgarro del menisco leve y un esguince de tobillo, por suerte no se ve ninguna fractura.

Andrés: Qué bueno, así podré jugar al fútbol muy pronto, ¿verdad?

Dr. Ramos: Sí, pero no por un tiempo. Te voy a decir lo que debes hacer y luego deberás ir a un terapeuta físico para unas sesiones de rehabilitación. Para el desgarro del menisco vas a tener que poner hielo por lo menos veinte minutos varias veces al día y debes tener la pierna elevada y poner una almohada debajo de la rodilla. Para el esguince de tobillo se recomienda reposo, hielo y si tienes dolor puedes tomar una aspirina u otro remedio para los dolores musculares y debes vendar tu tobillo por lo menos por quince días.

Andrés: Muchas gracias, doctor. ¿Ya me puedo ir? Hace como cuatro horas que estamos aquí.

Dr. Ramos: Sí. Voy a darte todas las indicaciones por escrito y si sigues con dolor u otro problema necesitas ir a ver a tu doctor de cabecera.

Preguntas

Contesta las siguientes preguntas:

1. ¿Qué estaba haciendo Andrés cuando sintió el dolor en su pierna?
2. ¿Qué no podía hacer Andrés?
3. ¿A dónde lo llevó Carlos?
4. ¿Cuánto tiempo tuvo que esperar en la sala de emergencias para ser atendido? ¿Por qué crees que deben esperar tanto tiempo?
5. ¿En dónde es más intenso el dolor?
6. ¿Por qué tiene la presión un poco alta?
7. ¿Qué van a hacer primero?
8. ¿Cuáles son los resultados de las radiografías?
9. ¿Qué tratamiento le da el Dr. Ramos?
10. ¿Qué necesita hacer Andrés si los dolores continúan?

Actividades

1. Investiga en el internet y haz un resumen para presentar en clase sobre las diferencias entre un esguince, una fractura y una fisura.
2. Investiga en el internet los posibles tratamientos para el desgarro de los meniscos en los jugadores de fútbol y del fútbol americano.
3. Andrés va al fisioterapeuta. Escribe un diálogo entre Andrés y el terapeuta físico.

2. Ataque de pánico

Melissa (55 años) está pasando por momentos difíciles en su vida. Su pareja perdió su trabajo hace un mes, y uno de sus hijos está teniendo problemas en la escuela. El trabajo de Melissa es muy demandante y estresante. Cuando está en una de sus reuniones de trabajo, Melissa se empieza a sentir muy mal, tiene dolor en el pecho, tiene palpitaciones rápidas, sudores, náusea y mareos. Melissa decide abandonar la reunión y le pide a una de sus colegas que la lleve a la sala de emergencia porque piensa que está sufriendo de un ataque al corazón. La colega llama al hospital cuando está camino al hospital y describe los síntomas de Melissa a la enfermera por teléfono. Cuando llegan al hospital, la doctora Wolf atiende inmediatamente a Melissa.

Dra. Wolf: Hola, Melissa. La enfermera me dijo que te sientes muy mal y tienes dolores en tu pecho. ¿Puedes describir tu dolor? ¿Es localizado o se extiende a otras partes de tu cuerpo? ¿Viene o va o es constante? ¿Es punzante, ardiente, opresivo?

Melissa: El dolor es terrible, punzante en el centro de mi corazón. No siento dolor en otras partes del cuerpo. Empezó cuando estaba en mi reunión de trabajo hace como 10 minutos y el dolor ha empeorado. Siento que me voy a morir.

Dr. Wolf: Lo siento. No se preocupe. Le vamos a hacer un electrocardiograma ahora mismo para ver lo que está pasando.

Melissa: ¿Y eso me va a doler? ¿Me voy a morir?

Dr. Wolf: Este procedimiento no es invasivo ni doloroso. No va a sentir ningún dolor. Es para descartar que esté sufriendo de un ataque cardiaco. Tranquila. La vamos a cuidar.

[El electrocardiograma de Melissa es normal. La Dra. Wolf sospecha que Melissa está sufriendo de un ataque de pánico]

Dra. Wolf: Buenas noticias. Su electrocardiograma salió normal. No está sufriendo de un ataque cardiaco. ¿Cómo se siente ahora?

Melissa: Me siento un poco mejor. Si no es un ataque, ¿qué me pasó? Pensaba que me iba a morir.

Dra. Wolf: ¿Cómo se ha sentido últimamente?

Melissa: Bien, con mucho estrés. No puedo dormir bien por algunos problemas familiares y en el trabajo.

Dra. Wolf: Sospecho que usted acaba de tener un ataque de pánico debido al estrés que está experimentando.

Preguntas y actividades

1. ¿Cuáles son los síntomas de Melissa?
2. Melissa le pidió a su colega que la condujera al hospital. ¿Crees que hizo lo correcto? ¿Qué deben hacer las personas si tienen los síntomas de Melissa?
3. ¿Cómo describe Melissa su dolor? ¿Cuáles son las diferentes formas de describir el dolor?
4. Con la ayuda del Internet, explica las diferencias entre un ataque de pánico y un ataque al corazón.
5. Continúa el diálogo. La doctora le hace más preguntas a Melissa sobre su vida, le explica qué es un ataque de pánico y la refiere a una terapeuta.

3. Posible caso de Covid-19

Carla se siente muy mal, amaneció con dolores de cabeza, fiebre, estornuda mucho y tiene dolores en su cuerpo. Carla está muy asustada porque piensa que tiene Covid-19. Su madre la lleva a la sala de emergencia, se ponen la máscara y salen corriendo al hospital.

En la sala de emergencia hay mucha gente esperando ser atendida, lo que pone más ansiosa a Carla y a su madre. Después de hacer los trámites con el seguro médico esperan por dos horas para ser atendidas.

Enfermera: A ver…[le toma la temperatura] Tienes 39 grados C (102.2 grados F) de temperatura. Es alta, ¿tienes otros síntomas?

Carla: Sí, me duele el cuerpo, tengo mucosidad y un poco de dolor de garganta.

Enfermera: Los síntomas de la influenza y el Covid-19 son similares, lo que hace difícil diferenciar ambas enfermedades basándose solo en los síntomas, entonces debemos hacer las pruebas de diagnóstico. ¿Fuiste a la escuela? ¿Usaste todo el tiempo la máscara?

Carla: Sí, ayer fui a la escuela y me sentía bien. Sí, nunca me saco la máscara cuando estoy en la escuela.

Enfermera: Primero vamos a hacer la prueba de Covid-19. Si sale negativa, entonces es muy probable que tengas influenza. Vamos a llevarte a una pequeña habitación dentro de la sala de emergencia hasta que tengamos los resultados. Si son positivos, tu mamá también tendrá que hacerse la prueba.

[Después de esperar una hora ....]

Asistente de médico: Tengo buenas noticias para ti. No tienes Covid-19. Por tus síntomas, es posible que tengas influenza. ¿Te has vacunado por la influenza este invierno?

Carla: No.

Asistente de médico: El próximo año debes aplicarte la vacuna, especialmente porque el Covid-19 tiene síntomas parecidos. Te voy a recomendar un medicamento antiviral que debes tomar por cinco días ya que recién comienza la enfermedad. ¿Tienes alguna pregunta?

Carla: No, ¿ya nos podemos ir?

Asistente médico: Sí, y descansa por unos días y no vayas a la escuela.

Preguntas de la lectura

1. ¿Qué le pasa a Carla? ¿Por qué tiene miedo?
2. ¿Cuánto tiempo tuvo que esperar Carla en la sala de emergencia para ser atendida?
3. ¿Tiene fiebre Carla?
4. ¿Por qué tiene que hacerse las pruebas de diagnóstico?
5. ¿Qué preguntas le hace la enfermera?
6. Si su test es positivo, ¿qué debe hacer la madre?
7. ¿Qué buenas noticias tiene el asistente médico?
8. ¿Qué le recomienda el asistente médico a Carla?
9. ¿Qué medicamento le recomienda y por cuántos días debe tomarlo?

Actividades

1. Luego de que salen del hospital, Carla y la madre conversan de su experiencia con el doctor y lo que van a hacer en casa para prevenir que la madre contraiga la gripe o influenza. Escribe este diálogo entre Carla y su madre.
2. Haz un folleto explicando los síntomas, medicamentos, diferencias y recomendaciones para el resfriado, la influenza y el Covid-19. Piensa que este folleto va a estar en la sala de espera de una unidad de emergencias.
3. Menciona por lo menos cinco beneficios del uso de la máscara y escribe otros cuidados para prevenir enfermedades respiratorias como el Covid-19 y la gripe.

4. Caso de epilepsia

Carla está con su mejor amiga Kelli en el mall comprando regalos para la Navidad. Kelli sufre de epilepsia pero toma medicamentos para controlar sus convulsiones. No ha tenido un ataque hace 2 años. Carla nota que Kelli está actuando un poco raro, no responde cuando Carla le hace una pregunta. De pronto, Kelli pierde el conocimiento y empieza a tener una convulsión generalizada. Carla llama inmediatamente al 911.

Operadora: 911. ¿Cuál es su emergencia?

Carla: Mi amiga está convulsionando. Ella sufre de epilepsia. No sé qué hacer. Ayúdeme.

Operadora: Ok. Tranquila. Trate de sacar todos los objetos cerca de la cabeza de su amiga para evitar que se golpee. Trate de voltearla a un lado para que pueda respirar mejor y verifique que no haya nada alrededor del cuello. ¿Hace cuando empezó la convulsión?

Carla: Hace un minuto, pero sus padres me dicen que ella tiene convulsiones generalizadas y que debo llamar al 911 cuando eso pase.

Operadora: Ok. Voy a enviar una ambulancia ahora mismo. No se preocupe. Están en camino. Veo que está en el mall. ¿Es correcto?

Carla: Sí, estamos cerca del área de comidas.

Operadora: Ok. Si hay alguien cerca, pídale que tome el tiempo de la convulsión. Dígales que todos estén calmados y no griten porque eso puede hacer que el ataque empeore. No ponga nada en la boca de su amiga.

Preguntas y actividades

1. Con la ayuda del Internet, describe los diferentes tipos de convulsiones, los síntomas de cada caso y cuándo es necesario llamar al 911.
2. ¿Cómo se puede ayudar a una persona que está teniendo una convulsión? ¿Qué cosas se deben hacer y qué cosas no se deben hacer?
3. Luego de 5 minutos, Kelli empieza a tomar conocimiento. Carla todavía está con la operadora de 911. Escribe el diálogo en el que la operadora le da instrucciones a Carla para que cuide de su amiga antes de que llegue la ambulancia.

Entrevista a la doctora Sutherland

La Dra. Sara Sutherland es una doctora de emergencias médicas en el hospital de la Universidad de Virginia (UVA). Ella terminó su residencia en el centro médico de Delaware, Inc.

Entrevistadora: ¿Por qué decidió ser una médica de emergencias?

Dra. Sutherland: Cuando estaba en la escuela de medicina, estaba pensando en qué especialidad iba a tener. Yo quería ser una médica ortopedista, pero en mi primera residencia estaba en el hospital que fue uno de los primeros en tener residencia para medicina de emergencias. Como residente de cirugía, uno pasa mucho tiempo en el departamento de emergencias y fue ahí que decidí cambiar a medicina de emergencias. Y ahora cuando les enseño a mis estudiantes de medicina y cuando llegan al departamento de emergencias y no saben qué especialización seguir, les trato de decir que piensen en la persona que son y que los hace sentirse contentos. Y eso les puede ayudar a seleccionar cuál es la mejor especialización para ellos. Yo tomé la decisión correcta para mí. Ha sido una carrera increíble.

Entrevistadora: Eso es muy interesante. No tenía idea que el cuidado de emergencia es un área reciente de especialización.

Dra. Sutherland: Cuando estaba en la escuela secundaria, no había médicos de emergencia especializados en esta área. Lo que pasaba era que los hospitales decían que cada miembro de la junta médica tenía que trabajar en el departamento de emergencia. Y el grupo que comenzó la emergencia como especialidad en el hospital donde yo me entrené se dio cuenta que algunos de los pacientes gravemente heridos eran atendidos por psiquiatras. Entonces ellos dijeron que teníamos que hacer algo diferente. Y así se formó el grupo. Fueron principalmente los cirujanos que comenzaron el grupo en el hospital y se convirtió en uno de los primeros hospitales en tener esta especialidad. Esto estaba pasando en los años setentas.

Entrevistadora: Esta información es muy interesante. ¿Podría describir qué es lo que hace en la sala de emergencia?

Dra. Sutherland: Casi toda mi carrera he trabajado en una práctica comunitaria. Básicamente como una médica de emergencias, uno es el proveedor primario para todos los pacientes que pasan por el departamento de emergencias. En UVA o en un programa de entrenamiento tenemos residentes que son entrenados para ser médicos de emergencias, como también residentes de otras especializaciones que hacen una rotación en el departamento de emergencias. Un día típico para mí en estos momentos es trabajar con dos o tres residentes que podrían estar en diferentes niveles de entrenamiento. En un día típico, los residentes ven a los pacientes, luego vienen a contarme la historia del paciente, qué descubrieron y tienen que tener un plan con lo que es lo más adecuado para hacer. Luego yo hablo con el paciente para saber si mi evaluación es la misma o si es diferente a la de los residentes. Generalmente los residentes toman una buena decisión, pero muchas veces no. Cuando trabajaba en el hospital Martha Jefferson o cuando trabajaba en Culpeper tenían proveedores de nivel intermedio, como las enfermeras practicantes o médicos asociados. Ellos ven a sus pacientes y yo no me involucro, pero si es más complicado ellos me preguntan por mi consejo.

Entrevistadora: ¿Qué es lo que le gusta más de su trabajo?

Dra. Sutherland: Lo que más me gusta de mi trabajo es la flexibilidad. Me gusta ir al departamento, puedo usar mi cerebro y puedo ayudar a las personas que están sufriendo. Puedo resolver problemas o por lo menos que la persona pueda ir por el buen camino del tratamiento. Y eso es lo que me da una alegría profesional. También me gusta que cuando me voy del hospital no tengo que llevar trabajo a casa. En otras especializaciones, se tienen pacientes por mucho tiempo, se tienen llamadas de emergencias, las personas pueden llamar de noche. Lo que me gusta es que cuando no estoy trabajando puedo tener una vida separada del trabajo.

Entrevistadora: ¿Cómo ha cambiado el Covid-19 su trabajo y cómo opera el hospital?

Dra. Sutherland: En los meses de abril y mayo todo se cerró y se cancelaron todas las cirugías y todo el mundo tenía miedo. En nuestro departamento de emergencias en UVA, el volumen de personas que se atendían era entre 180 a 160 pacientes por día, pero en abril y en mayo bajaron mucho. Tuvimos 50 pacientes por unos días, y en el verano cuando estuvo mejor el virus, las cirugías comenzaron de nuevo y el hospital se empezó a llenar. Y el número de pacientes volvió a ser 150. Es muy diferente en términos de cómo se ve al paciente, porque cualquier paciente que tenga dolor de cabeza, tos, diarrea, dolor de estómago o dolor de garganta se asume que es positivo del Covid-19. Y entonces se tiene que hacer muchas cosas, se tiene un protocolo que se llama sacarse y quitarse (Doffing and Donning) que lleva mucho tiempo para ver a un paciente. Para mí como supervisora, hago mucha de mi comunicación con los pacientes detrás de la puerta, con más de 6 pies de distancia con el protector de cara porque no quiero desperdiciar el equipo de protección personal (PPE) para entrar allí. No voy a tocar a un paciente a menos que esté preocupada de que la interpretación del residente sea incorrecta.

Entrevistadora: ¿Cuántos pacientes que hablan español ve en la sala de emergencia por día o por semana?

Dra. Sutherland: Vemos por lo menos unos 30 a 40 pacientes que hablan español y que necesitan ayuda cada día.

Entrevistadora: ¿Para los pacientes que no hablan inglés o lo hablan en forma limitada tienen acceso a intérpretes?

Dra. Sutherland: Tenemos un programa que el hospital contrata. Se trae un iPad que tiene un video y allí estará el intérprete. Se llama CYBERCOM. Este programa es para todas las lenguas, a veces no se puede tener el video entonces solo se escucha la voz del intérprete.

Entrevistadora: Entonces, ¿no se tienen intérpretes en persona?

Dra. Sutherland: Solamente tenemos intérpretes en persona para las personas que son sordomudas, pero muchos de mis residentes hablan español. Una residente del primer año es de Puerto Rico y ella ha tomado el entrenamiento para poder ser una intérprete oficial. Muchos de mis residentes están interesados en mejorar el español porque se usa todos los días.

Entrevistadora: Eso es muy interesante. ¿Por qué cree que es importante comunicarse con el paciente en su lengua nativa?

Dra. Sutherland: Siento que parte de mi trabajo no solo es ayudar a los pacientes que llegan al departamento de emergencias, sino que también es importante aliviar la ansiedad y el estrés del paciente. Se puede ver la expresión de la cara de las personas, incluso cuando hablo con mi terrible conjugación verbal y aunque no tenga las palabras adecuadas, están muy agradecidos y me hace sentir que soy una persona que se preocupa por ellos. Pienso que si se tiene un iPad para comunicarse, esa interacción entre el doctor y el paciente se distancia y no se siente mucha confianza entre el médico y el paciente.

Entrevistadora: Sí, se puede ver especialmente en el tipo de pacientes que usted ve. Usted sabe, de la ansiedad y el miedo que ellos traen.

Dra. Sutherland: Una de mis residentes habla español con fluidez y ella estaba haciendo su rotación en Culpeper cuando tuvimos la oleada del Covid-19 en abril y mayo, y ella tuvo un paciente que solo hablaba español y que estaba muy muy enfermo. El paciente tuvo que ser intubado y él se sintió tan agradecido que ella pudiera hablar con él y decirle el procedimiento que le iban a hacer, explicándole lo que estaba sucediendo en español, se podía ver en su cara que estaba aterrorizado, y se veía que le faltaba el aire. Cuando alguien está muy enfermo, incluso si la conjugación de verbos no es la correcta, realmente ayuda mucho en la interacción con el paciente, pienso que es muy importante.

Entrevistadora: ¿Qué significa para usted brindar atención culturalmente sensible al paciente además del idioma? ¿Qué más se puede incluir?

Dra. Sutherland: Tuve una paciente y un residente fue a verla con un intérprete y ella era de un país musulmán, y el residente regresó y me dijo que la historia de la paciente no tenía sentido. Fui con la paciente y un intérprete, resultó que el residente era hombre al igual que el intérprete y la paciente tenía un problema ginecológico muy severo, entonces tuve que encontrar una intérprete femenina y resultó que la paciente tenía una terrible infección vaginal y una infección del tracto urinario. Nunca lo hubiésemos sabido y le hubiéramos dado de alta y no habría recibido un tratamiento. Estamos haciendo un mejor trabajo ahora que cuando yo era residente.

Entrevistadora: ¿Y en ese entonces, 20 años atrás, tenían intérpretes?

Dra. Sutherland: Cuando estaba en la escuela de medicina en California, el idioma primario, o que más se hablaba, era español, y yo en esa época tenía problemas porque el idioma que más había estudiado era francés. También había estudiado español, y terminé mezclando palabras en mi cerebro, y terminaba hablándole a la gente sin conjugar los verbos. No era muy buena comunicación de esa manera. Pero cuando me mudé al este de los Estados Unidos, había personas designadas para hacer intérpretes. Pero si no hubiéramos tenido estas personas en el hospital no hubiéramos podido hacer mucho. Porque no existía google translate porque no existía google en esa época.

Entrevistadora: Fue muy interesante. Muchísimas gracias.

Preguntas sobre la entrevista

1. ¿Por qué la Dra. Sutherland decidió convertirse en una doctora de emergencia?
2. ¿Qué dice la Dra. Sutherland sobre la especialidad de emergencia?

3. ¿Qué es lo que le gusta más a la Dr. Sutherland sobre su trabajo?

4. ¿Cómo es un día típico en el trabajo de la Dr. Sutherland?

5. ¿Cómo es diferente un hospital de entrenamiento como el hospital de UVA que otros centros médicos?

6. ¿Cómo Covid-19 ha cambiado el trabajo de la Dr. Sutherland y la forma en que el hospital opera?

7. ¿Qué dice la Dra. Sutherland sobre los servicios de interpretación médica en su hospital?

8. ¿Cuáles crees que son las posibles ventajas de tener un intérprete en persona que uno de forma remota como el teléfono?

9. ¿Qué dice la Dra. Sutherland sobre la barrera del lenguaje entre pacientes y profesionales médicos?

10. ¿Qué dice la Dra. Sutherland sobre la competencia cultural en el contexto médico?

ANEXOS
CONSENTIMIENTOS EN UN HOSPITAL

CONSENTIMIENTO PARA UNA CIRUGÍA Y ANESTESIA

Por favor complete el siguiente formulario. Complete 1, 2, 3, 4 y 8. Por favor firme: 5, 6 y 7:

1. Acepto el procedimiento quirúrgico _____
2. He entendido las explicaciones que el doctor me ha dado acerca de la cirugía_____
3. Esta cirugía será realizada por_____
4. Los doctores y enfermeras me han explicado los beneficios, los riesgos o efectos secundarios de la operación como, por ejemplo: _____
5. Doy mi autorización para la administración de la anestesia y otros medicamentos relacionados con la cirugía: _____
6. Sé que pueden surgir complicaciones en la operación y que posiblemente necesite una transfusión sanguínea y doy mi consentimiento que los médicos hagan lo que crean conveniente durante la cirugía _____
7. Confirmo que se me han explicado los procedimientos de la cirugía, los beneficios, riesgos, y efectos secundarios _____
8. Fecha: _____

CONSENTIMIENTO PARA QUIMIOTERAPIA

Nombre del paciente:
Diagnóstico/condición:
Fecha del tratamiento:

Yo, _____, por la presente, doy consentimiento y autorizo que el o la Dr(a). _____ o sus asociados y enfermeros(as) me administre el tratamiento de quimioterapia en la forma de _____
_____

Mi doctor(a) me ha explicado el diagnóstico de mi condición, la naturaleza del tratamiento de quimioterapia recomendado, los riesgos y beneficios de dicho tratamiento (además de los tratamientos alternativos), y las posibilidades de éxito del tratamiento y posibles resultados de este.

Algunos de los efectos secundarios más comunes son:

Cambios en la visión   Vómito
Moretones   Sarpullido
Pérdida de audición   Fiebre
Visión borrosa   Estreñimiento
Picazón   Sensibilidad a la luz
Sangre en la orina   Úlceras en la boca
Cambios de peso   Reacciones alérgicas
Dificultad para respirar   Dolor muscular
Entumecimiento   Confusión
Hormigueo   Otros: _____

Certifico que he leído y comprendido la información de este documento y que mi doctor(a) me ha explicado en palabras que yo entiendo mi tratamiento, los riesgos, posibles beneficios y las alternativas. He tenido la oportunidad de hacer preguntas acerca del tratamiento, y todas mis preguntas han sido contestadas para mi satisfacción. Voluntariamente autorizo y doy consentimiento para este tratamiento.

_____   _____

Nombre del paciente y firma   Fecha

PROCEDIMIENTOS MÉDICOS

SISTEMA AUDITIVO

Atresia congenita	congenital atresia
Implante coclear	cochlear implant
Laberintectomia	labyrinthectomy
Prueba de la audición	hearing screening
Prueba vestibular	vestibular testing
Radio cirugia	radiosurgery

SISTEMA CIRCULATORIO

Ablación por catéter	catheter ablation
Angioplastia	angioplasty
Cateterismo cardiaco	cardiac catheterization
Cirugía de marcapasos	artificial pacemaker surgery
Cirugía de puente coronario	bypass surgery
Cirugía de válvula de corazón	heart valve surgery
Endoprótesis	stent
Marcapasos permanente	permanent pacemaker
Reemplazo de la la válvula	valve replacement
Reparación de la válvula	valve reparation
Trasplante de corazón	heart transplant

SISTEMA RESPIRATORIO

Angiografia pulmonar	pulmonary angiography
Biopsia de pulmón	lung biopsy
Broncoscopia	bronchoscopy
Chequeo para el cáncer pulmonar	lung cancer screening
Examen para el apnea del sueño	sleep apnea test
Prueba de función pulmonar	pulmonary function test
Rehabilitación pulmonar	pulmonary rehabilitation
Stent de las vías respiratorias	airway stent
Tomografía computarizada	CT scan
Trasplante de pulmón	lung transplant

SISTEMA DIGESTIVO

Análisis de materia fecal	Stool culture
Anoscopia	anoscopy
Biopsia	biopsy
Cirugía bariátrica	bariatric surgery
Colonoscopia	colonoscopy
Endoscopia	endoscopy
Endoscopia por camara	camera endoscopy
Enema con Bario	barium enema
Exámenes de respiración	breath tests
Función del hígado	liver function test
Imagen de resonancia magnética	MRI
Intubación nasogástrica	nasogastric intubation
Laroscopia	laparoscopy
Prueba de detección de cáncer de colon	colon cancer screening
Serum	bilirubin
Ultrasonografía	ultrasonography

SISTEMA SEXUAL FEMENINO

Ablación endometrial	endometrial ablation
Extracción laparoscópica de endometriosis	laparoscopic removal of endometriosis
Extracción laparoscópica de quistes ováricos	laparoscopic removal of ovarian cysts
Extracción laparoscópica de un tubo u ovario	laparoscopic removal of tube or ovary
Fertilización in vitro	in vitro fertilization
Histerectomía	hysterectomy
Inserción de aparato intrauterino	intrauterine device insertion
Laparescopia	laparoscopy
Ligadura de trompas	tube ligation
Mamoplastía	mammoplasty
Mastectomía	mastectomy

SISTEMA SEXUAL MASCULINO

Biopsia testicular	testicular biopsy
Colonoscopia	colonoscopy
Inversión de vasectomía	vasectomy reversal
Prueba de detección cáncer de próstata	prostate cancer screening
Prueba de detección de infecciones de transmisión sexual	sexually transmitted diseases screening
Tratamiento para la disfunción eréctil	erectile dysfunction treatment
Vasectomía	vasectomy

SISTEMA TEGUMENTARIO

Biopsia de la piel	skin biopsy
Criocirugía	cryosurgery
Desbridamiento	debridement
Eliminación de las cicatrices del acné	removal of acne scars
Exámenes de la piel	skin tests
Excisión lunar	molar excision
Exfoliación	peel
Injerto de piel	skin graft
Pruebas de alergias	allergy tests
Tratamiento del acné	acne treatment

SISTEMA OCULAR

Actividad visual	visual activity
Cirugía con rayos láser	laser surgery
Cirugía de cataratas	glaucoma surgery
Examen del campo visual	visual field exam
Examen oftalmológico	ophthalmoscopy exam
Implantes de lentes intraoculares	intraocular lens implants
Oftalmoscopia	ophthalmoscopy
Otoscopia	opthoscopy
Pruebas para glaucoma	glaucoma tests
Retinoscopia	retinoscopy
Tonometría	tonometry

SISTEMA GENÉTICO MATERNO

ADN	DNA
Amniocentesis	amniocentesis
Cromosomas	chromosomes
Defectos de nacimiento	birth defects
Desorden genético	genetic disorder
Diagnóstico genético de preimplantación	preimplantation genetic diagnosis
Enfermedades hereditarias	hereditary illnesses
Examen para recién nacidos	newborn screening
Fecundación in vitro	in vitro fertilization
Fenilcetonuria	phenylketonuria
Genes	genes
Hipotiroidismo genético	genetic hypothyroidism
Muestra de vellosidades coriónicas	chorionic villus sampling (CVS)
Prueba genética bioquímica	biochemical genetic test
Prueba genética cromosómica	chromosomal genetic test
Prueba genética molecular	molecular genetic test
Pruebas genéticas	genetic tests
Pruebas predictivas y pre sintomáticas	predictive and presymptomatic testing

SISTEMA MUSCULOESQUELÉTICO

Artografia	arthrography
Artroplastia	arthroplasty
Artroscopia	arthroscopy
Aspiración de articulaciones	joint aspiration
Cirugía de reemplazo de articulaciones	joint replacement surgery
Cirugía de reemplazo de la cadera	hip replacement surgery
Cirugía de reemplazo de la rodilla	knee replacement surgery
Cirugía de reemplazo del hombro	shoulder replacement surgery
Electromiografia	electromyography
Escaneo óseo	bone scan
Biopsia muscular	muscle biopsy
Imagen de resonancia magnética	magnetic resonance imaging (MRI)
Reparación de fractura de hueso	bone fracture repair
Reparación del labrum	labrum repair
Reparación del tendón	tendon repair
Terapia con células madre para condiciones ortopédicas	stem cell therapy for orthopedic conditions
Ultrasonografia	ultrasonography

SISTEMA NERVIOSO

Análisis del líquido cefalorraquídeo	cerebrospinal fluid analysis
Electroencefalograma	electroencephalogram
Electromiografía	electromyogram
Escaneo cerebral	brain scan
Imágenes de resonancia magnética	magnetic resonance imaging
Pruebas neuropsicológicas	neurophysiological testing
Punción lumbar	lumbar puncture
Tomografía computarizada	computed tomography

SISTEMA ENDOCRINOLÓGICO

Biopsia de paratiroides	parathyroid biopsy
Cirugía de feminización	feminization surgery
Cirugía de masculinización	masculinization surgery
Cirugía para transgéneros	transgender surgery
Linfangigrama	lymphangiogram
Prueba de densidad ósea	bone density test
Radiografía de la glándula tiroides	thyroid scan
Terapia hormonal	hormonal therapy

RESPUESTAS (KEY)

CAPÍTULO PRELIMINAR

Respuesta para el ejercicio B

1. Hay aproximadamente 40 millones de latinos que viven en los EEUU (**F.** Son más o menos 60 millones)
2. La tasa de crecimiento de los hispanos en los EEUU es mucho mayor a la de los asiático- americanos (**F.** Desde el 2000, la tasa de crecimiento de los hispanos ha reducido. La tasa de crecimiento de los asiático americanos es la de más rápido crecimiento)
3. La mayoría de los latinos que viven en los EEUU habla inglés en forma competente. (**V.** En el 2017, los latinos de edades mayores a 5 años habla inglés en forma competente es 70%)
4. California es el estado con el mayor número de latinos en los EEUU (**V**, aunque la población de latinos en Texas sigue aumentando)
5. La mayoría de los latinos que vive en los EEUU son ciudadanos americanos (**V.** En el 2017, 79% de los latinos que viven en los EEUU son ciudadanos americanos)
6. En los últimos 10 años, el número de inmigrantes hispanos sin documentación que vienen a los EEUU ha aumentado. (**F.** Ha reducido desde el 2007)
7. El número de inmigrantes mexicanos sin autorización en los EEUU ha aumentado mucho en los últimos años (**F.** Ha reducido, mientras el número de inmigrantes sin documentación legal del triángulo del Norte y de Asia ha aumentado)
8. La población de Puerto Rico ha disminuido desde el 2008 (**V.** Algunos de los factores son los desastres naturales)
9. La población latina es relativamente más joven que otros grupos étnicos en los EEUU (**V.** La edad promedio es 30 en 2018)

Fuente: https://www.pewresearch.org/hispanic/fact-sheet/latinos-in-the-u-s-fact-sheet/

CAPÍTULO 1

Especialidades médicas

Actividades de vocabulario

A. ¿Con qué rama o especialización de la medicina se relacionan las siguientes palabras? Es posible que haya más de una posible respuesta.

1. Una infección urinaria: **urología, nefrología**
2. Una enfermedad de los riñones: **nefrología**

3. La pérdida auditiva de los niños: **pediatría**
4. Un problema cardiaco: **cardiologia**
5. Síndrome de intestino irritable: **gastroenterología**
6. Una radiografía de los pulmones: **radiología, neumonología**
7. Un problema genético detectado durante el embarazo: **genética, ginecología, obstetricia**
8. Una prueba de sangre para detectar un defecto genético: **genética, hematología**
9. Alergia al polen: **alergología**
10. Síndrome de ovarios poliquístico: **ginecología**
11. Un ataque cerebral: **neurologia**
12. Infección en los oídos: **pediatría**
13. Acné juvenil: **dermatologia, endocrinologia**

B. ¿A qué proveedor de salud se debe consultar si se padece los siguientes síntomas?

1. Si tienes problemas para respirar y dolor en el pecho: **pulmonólogo/a, cardiólogo/a**
2. Si tu hijo necesita sus vacunas: **pediatra**
3. Si tu periodo es irregular, pesado y doloroso: **ginecólogo/a**
4. Si después de jugar tenis, te duele mucho el brazo y la espalda: **fisioterapeuta, deportólogo/a**
5. Si tienes dolor del estómago y sientes acidez en las mañanas: **gastroenterólogo/a**
6. Si tienes que sacarte una radiografia: **radiólogo/a**
7. Si te duelen los dientes y tus encías están inflamadas: **dentista**
8. Si orinas con mucha frecuencia y tienes ardor al orina: **urólogo/a**
9. Si necesitas nuevas gafas: **oftalmólogo/a, oculista**
10. Si tienes alergias a ciertos alimentos: **alergista, médico de familia, doctor/a de cabecera, gastroenterólogo/a**

Signos vitales:

A. Traduzca las siguientes oraciones al español:

1. Please take off your clothes and put this gown on.
   Por favor quítese la ropa y póngase la bata.
2. Sit down here.
   Por favor siéntese aquí.
3. I need to take your blood pressure. Please roll up your sleeve.
   Necesito tomar su presión arterial. Por favor súbase la manga.
4. I need to take your temperature. Please open your mouth.
   Necesito tomar su temperatura. Por favor abra la boca.
5. I need to take your pulse.
   Necesito tomar su pulso.
6. Your vital signs are normal.
   Sus signos vitales son normales.
7. You have a fever.
   Tiene fiebre.
8. You have high blood pressure.
   Tiene presión arterial alta.
9. Please, step on the scale. I need to weigh you.
   Por favor súbase a la balanza. Necesito pesarle.

Objetos en el consultorio

B. Escribe todas las palabras relacionadas con los siguientes espacios o personas:

1. Sala de espera: **bolígrafo, desinfectante de manos, esperar, folleto, formulario, llenar, mascarilla, recepcionista, revista, sillas, teléfono**
2. Despacho del doctor: **Almohadilla de algodón, bajalenguas, balanza, bata, camilla, lavabo, pañuelo descartable, pinzas, toalla de papel, toallita**
3. Doctor/a: **bisturí, bolígrafo, botiquín, estetoscopio, guantes, historia médica, jeringa**
4. Enfermero/a: **aguja, curita, esfigmomanómetro, gasa, pesar, termómetro**

C. Complete las siguientes palabras con sus funciones:

1. La función del estetoscopio es: **amplificar los sonidos del cuerpo para medir los signos vitales, principalmente en corazón, pulmones y abdomen**
2. El **termómetro** mide la temperatura del paciente.
3. La función de la balanza es: **medir el peso corporal.**
4. El **esfingomanómetro** mide la presión arterial.
5. La función de los guantes y las mascarillas es: **proteger contra los gérmenes.**
6. La **historia médica** enumera la lista de problemas de salud pasados y actuales de los pacientes.

D. Traducción del formulario al inglés

Personal information:

Patient's Full Name:
First name: Last name:
Sex: F M   Marital status: Single/Married/Divorced/Widowed/Widow
Date of Birth:
Race: White   Hispanic/Latino/a   Africanamerican   Asiatic American Indian
Other:

Email:
Address: _____
City: State: Zip code:
Driver's License number:
Telephone number:
Social Security number:
Occupation:
Name of employer:
Emergency contact:
Name: Relationship: Telephone number:

Medical insurance:

Medical insurance company:
Policy holder:
Relationship to policyholder:

Reason of your visit:

Main reason for visit/ history of current medical illnesses. Try to provide the most number of details possible:

Medical history:
Have you had any of these diseases?

- Anemia
- Cardiac diseases
- Diabetes
- Hipertension
- Cancer
- Seizures
- Migraines

- Asthma
- Neumonia
- Blood clots
- Gonorrea/sifilis/chlamydia
- Herpes
- Depression/anxiety
- Liver disease

- Pelvic infection
- Blood transfusion
- Alcohol or drug problems
- Kidney stones
- Bladder infection
- Rheumatic fever
- Thyroid problems

Are you taking any medication now?   Yes   No
List of current medications:

If you have any allergies, list your allergies:

List the surgeries and hospitalizations you have had and indicate dates:

Social history:

Do you smoke?	Yes	No	How much?	When did you start?
Do you drink alcohol?	Yes	No	How much?	When did you start?
Do you use drugs?	Yes	No	List the drugs you use:	

Family history:

Has someone in your family had any of the following diseases? Indicate what is your relationship with the person.

	Relationship	Details
Genetic diseases		
Diabetes		
Cancer		
Epilepsy		
Cardiac problems		
Hipertension		
Renal problems		
Mental illnesses		
Stroke		
Tuberculosis		
Blood disorders		

Symptoms

Mark if you have any of these symptoms:

Fever
Weight loss
Headache

Eyes
Blurry vision
Double vision
Vision changes

Neurological
Seizures
Dizziness
Numbness
Tingliness

Endocrine
Hair loss
Cold or heat intolerance

Gastrointestinal
Nausea/vomiting
Constipation
Diarrhea
Abdominal pain

Cardiovascular
Chest pain
Difficulty breathing
Palpitations

Respiratory
Wheeze
Cough
Difficulty breathing
Sleep apnea

Musculoskeletal
Muscle pain
Muscle weakness
Joint pain

Eyes/Nose/Throat
Sore throat
Hearing problems
Excessive thirst

Hematology
Swollen glands
Frequent bruising

Psychiatric
Depression
Anxiety
Suicide ideation

Skin
Rashes
Mole changes

Breast
Breast discharge
Lump
Skin changes

Genitals
Urine incontinence
Burning sensation when
urinating
Pain when urinating
Frequent urination
Vaginal discharge
Abnormal bleeding
Menstrual pain
Pain during sex
Infertility

CAPÍTULO 2

Actividades de vocabulario

A. ¿Qué parte o partes del cuerpo usamos para estos casos? Puede haber más de una respuesta posible.

1. Leer un libro: **ojos, manos, cerebro**
2. Hablar por teléfono: **manos, boca, lengua, oído, oreja**
3. Tocar el piano: **manos, pies, dedos de la mano, oído**
4. Jugar al fútbol: **piernas, pies, manos, rodilla, dedos, talón, tobillo**
5. Masticar el pollo: **dientes, encías, esofago, estomago, intestinos, hígado, páncreas, riñones, ano, recto**
6. Caminar: **piernas, rodilla, brazos**
7. Levantar pesas: **brazos, hombros, piernas, rodillas, manos, dedos**
8. Silbar: **boca, labios**
9. Correr: **brazos, piernas, tobillos, manos, pies, cintura, cadera**
10. Vestirse: **brazos, piernas, dedos, manos**

B. Completa el siguiente crucigrama

Respuestas

1. corazón, 2. hombro, 3. muñeca, 4. pierna (vertical), pie (horizontal), 5. mano, 6. nariz, 7. brazo, 8. riñones, 9. cabeza, 10. cerebro, 11. pelo, 12. hígado, 13. vejiga, 14. rodilla, 15. dedos, 16. boca, 17. ojo, 18. pulmones (horizontal), piel (vertical)

C. Escribe los nombres que faltan en los cuerpos humanos:

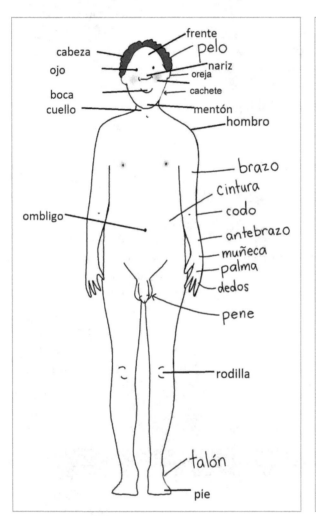
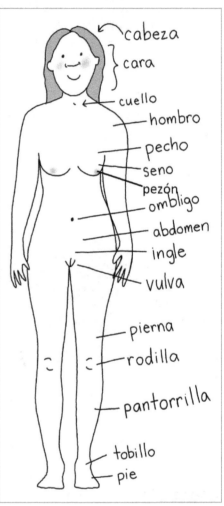

D. Completa el siguiente cuadro siguiendo el ejemplo del sistema digestivo. Usa las palabras de este capítulo. También, puedes usar más palabras que conozcas.

Sistemas del cuerpo	Partes externas del cuerpo	órganos internos	Función principal
Digestivo y excretor	Abdomen, barriga, boca, dientes, lengua	Encías, esófago, estómago, hígado, vesícula biliar, intestino delgado, intestino grueso, riñones, ano, recto, hígado	Convertir alimento en energía para el cuerpo y desechar los residuos no digeridos como heces.
Cardiaco	Pecho	Corazón, venas, arterias, capilares, sangre	distribuye oxígeno, hormonas, nutrientes y otras sustancias importantes para las células y los órganos del cuerpo.

Respiratorio	Pecho, costillas, nariz, fosas nasales	Pulmones, diafragma, bronquios, tráquea, laringe	Permiten la entrada de oxígeno y la expulsión de dióxido de carbono.
Auditivo	Oreja, pabellón de la oreja	Oído, cerebro	Transformar sonidos externos en señales eléctricas procesadas por el cerebro.
Sensorial (vista)	ojo	Nervio óptico, iris, pupila, cerebro	Transformar estímulos externos a través de los ojos en imágenes.
Locomotor (movimiento)	Manos, piernas, brazos, rodillas, tobillos, manos, pies, talones, dedos.	Huesos, articulaciones, músculos	Permite el movimiento del cuerpo
Integumentario (piel, uñas, pelo)	piel, uñas, pelo, cejas, pestañas, vello	Dermis, hepidermis, hipodermis folículo piloso, glándulas sudoríparas	Cubre el cuerpo y ayuda a mantener la homeostasis.
Reproductor femenino	Vagina, pelvis, clitoris, vulva	Útero, trompas de falopio, ovarios, cérvix	Producir óvulos, secretar estrógeno y sostener a un bebé en desarrollo hasta el parto.
Reproductor masculino	Pene, escroto, testículos	Vasos deferente, uréteres, vesículas seminales, próstata	Producir esperma y secretar testosterona.

CAPÍTULO 3

A. Escribe las palabras correctas del sistema digestivo:

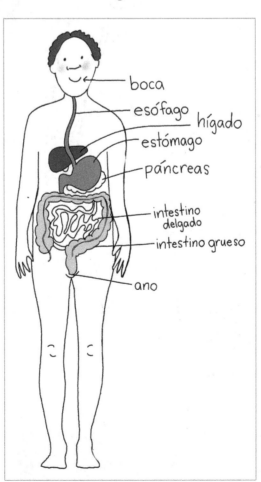

B.   Traducción de la etiqueta de comida:

Información nutricional		Sodio	160 mg
8 porciones por envase		Carbohidratos totales	37 g
Tamaño de la porción	⅔ tazas (55 g)	Fiebre	4 g
Cantidad por porción		Azucares totales	12 g
Calorias	230	Incluye 10 g de azúcares añadidas	
%Valor diario *		Proteina	3 g
Grasa total	8%	Vitamina D	2 mcg
Grasa saturada	1 g	Calcio	260 mg
Grasa trans	0 g	Hierro	8 mg
Colesterol	0 mg	Potasio	235 mg

*El % de valor diario (VD)te dice cuanto un nutriente en una porción de comida contribuye a una dieta diaria. 2 000 calorías a diario son usadas para recomendaciones generales nutricionales.

CAPÍTULO 4

Actividades de vocabulario

A.   Escribe los nombres correctos para el sistema reproductor femenino:

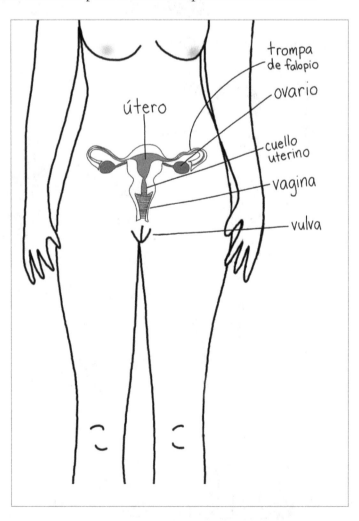

B. Completa las siguientes oraciones usando las palabras y expresiones de la lista de vocabulario de este capítulo:

1. Ligarse las **trompas** es un método de esterilización para las mujeres.
2. En la **vejiga** se acumula la orina procedente de los riñones hasta que se elimina del cuerpo.
3. La función de la **próstata** es producir el líquido que forma parte del semen.
4. Los **condones** son el único método anticonceptivo que protege a las personas contra las enfermedades de transmisión sexual.
5. El **dispositivo intrauterino** es un pequeño dispositivo que se coloca en el útero para evitar embarazos. Es duradero, reversible y uno de los métodos anticonceptivos más eficaces que existen.
6. La **gonorrea** es una infección de transmisión sexual muy común que afecta especialmente a adolescentes y personas de entre 20 y 30 años. También es conocida como blenorragia.
7. El **VPH** es la infección sexualmente transmitida más común que existe. Por lo general, es inofensivo y desaparece espontáneamente, pero algunos tipos pueden provocar verrugas genitales o cáncer.
8. El **síndrome poliquístico** es una afección en la cual una mujer tiene un niveles muy elevados de hormonas (andrógenos). Se pueden presentar muchos problemas como resultado de este aumento en las hormonas, incluyendo: Irregularidades menstruales, infertilidad, problemas de la piel como **acné** y aumento en el número de pequeños quistes en los **ovarios**.
9. Uno de los primeros signos del embarazo es la falta de **menstruación**.
10. Los **cálculos renales** pueden formarse cuando la orina tiene un alto contenido de ciertas sustancias que forman cristales.
11. El **examen de tacto rectal** puede realizarse en los hombres como parte de un examen físico completo para revisar la próstata.

C. Ejercicio de traducción. Traduce el siguiente texto extraído de la CDC (https://www.cdc.gov/std/chlamydia/stdfact-chlamydia.htm) al español:

¿Cómo sé si tengo clamidia?

La mayoría de las personas que tienen clamidia no tienen síntomas. Si usted tiene sintomas, estos no pueden aparecer hasta luego de varias semanas de que usted haya tenido sexo con una pareja infectada. Incluso con clamidia no causa síntomas, puede dañar el sistema reproductor.

Las mujeres con síntomas pueden notar

• Una secreción anormal vaginal;
• Ardor al orinar.

Los síntomas en los hombres incluyen

• Una secreción del pene;
• Ardor al orinar;
• Dolor e hinchazón en uno o ambos testículos (aunque esto es menos común).

Hombres y mujeres también se pueden infectar con clamidia en su recto. Esto sucede ya sea por tener sexo anal receptivo, o por propagacion de otro sitio infectado (como la vagina). Si bien estas infecciones frecuentemente no causan síntomas, estos pueden causar

- Dolor rectal;
- Secreción;
- Sangrado.

Usted debe ser examinado/a por su doctor/a si nota algunos de estos síntomas o si su pareja tiene una infección de transmisión sexual (ITS) o síntomas de una ITS. Los síntomas de ITS incluyen una llaga inusual, secreción olorosa, ardor al orinar o sangrado entre periodos.

Center for Disease and Control and Prevention (2014). Chlamydia. CDC Fact Sheet. Retrieved from: https://www.cdc.gov/std/chlamydia/stdfact-chlamydia.htm

CAPÍTULO 5

A. Busca la definición que le corresponde a cada palabra:

1 j, 2 e, 3 k, 4 l, 5 c, 6 f, 7 d, 8 n, 9 ñ, 10 g, 11 o, 12 h, 13 i, 14 r, 15 p, 16 s, 17 b, 18 a, 19 t, 20 m

CAPÍTULO 6

Actividades de vocabulario

A. Escribe los nombres correctos de los huesos del cuerpo humano:

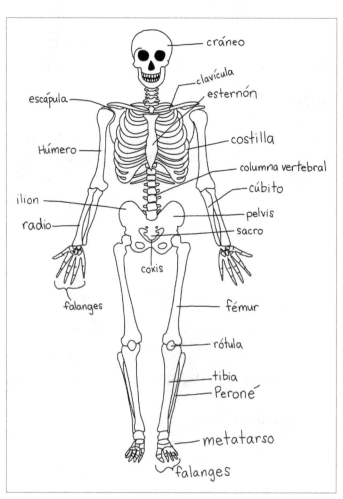

B. Une la palabra con su función:

1. Articulación   _5_ proporcionan sostén al cuerpo y ayudan a darle forma.
2. Ligamento   _3_ responsables de contraerse para poder generar todos los movimientos.
3. Músculo   _4_ transmite fuerza entre músculos y huesos.
4. Tendón   _2_ permite el movimiento, pero evita también mover los huesos de modo excesivo.
5. Hueso   _1_ lugares del cuerpo en los cuales se unen los huesos.
6. Cartílago   _6_ protege a los huesos impidiendo que se froten entre sí.

C. Traduce las siguientes oraciones en español.

- The patient likes to run every day. In the last couple of days, he has experienced a sharp pain in his left knee and tingling in the sole of his feet.
  Al paciente le gusta correr todos los días. En los últimos días ha experimentado un dolor agudo en la rodilla izquierda y un hormigueo en la planta de los pies.
- I am Dr. Florian and I am your reumatologist. You are showing signs of rheumatoid arthritis that is a disease in which the immune system attacks the joints. You will need X-rays to help track the progression of the disease in your joints over time.
  Soy el Dr. Florian y soy su reumatólogo. Usted muestra signos de artritis reumatoide, que es una enfermedad en la que el sistema inmunológico ataca las articulaciones. Necesitará radiografías para ayudar a rastrear la progresión de la enfermedad en sus articulaciones a lo largo del tiempo.
- I was playing soccer when another player bumped into me. I fell and I am experiencing a piercing pain and inflammation in my right ankle.
  Estaba jugando al fútbol cuando otro jugador se chocó contra mi. Me caí y estoy experimentando un dolor punzante e inflamación en mi tobillo derecho.
- I am Dr. Garcia, and I am your traumatologist. Are you here to remove the cast from your right arm? Before removing the cast, I will examine your arm. I will also take an X-ray of the arm when it's still in the cast and check your pain level. When the arm is out of the cast, I will examine it again to check for pain and see if you have a good range of motion.
  Soy el Dr. García y soy su traumatólogo. ¿Está aquí para quitarse el yeso del brazo derecho? Antes de retirar el yeso, examinaré su brazo. También tomaré una radiografía del brazo cuando todavía esté enyesado y mediré su nivel de dolor. Cuando el brazo esté fuera del yeso, lo examinaré nuevamente para verificar si hay dolor y ver si tiene un buen rango de movimiento.

D. Llena los espacios vacíos con la palabra correcta

Banco de palabras: radio, localizado, menisco, clavícula, glúteo, sordo, rótula, tibia, cólicos, cráneo

1. El doctor le dijo a su paciente que tenía rota la **clavícula** por no haber usado su cinturón de seguridad y golpearse el hombro con la guantera del carro.
2. El dolor de la mujer en su espalda es **sordo**. Siente dolor en la espalda baja todo el día y es un dolor persistente.
3. Cuando María hace sentadillas trabaja el **glúteo**.
4. "Doctor, no es un dolor en todo el cuerpo, es aquí mismo, en la rodilla, está **localizado** aquí en la pantorrilla"
5. Mi antebrazo me duele, me caí y golpeé mi brazo en el suelo, creo que me fracturé mi **radio**.

6. El ligamento de mi rodilla está bien, pero creo que me lastimé el **menisco** por hacer tanto aeróbicos.
7. El **cráneo** es la estructura ósea que protege el cerebro humano.
8. Mi **rótula** no está bien, no puedo doblar la rodilla.
9. La **tibia** es un hueso en la pierna más grande que el peroné.

CAPÍTULO 7

Actividades de vocabulario del sistema respiratorio

A. Escribe los nombre correctos para el sistema respiratorio:

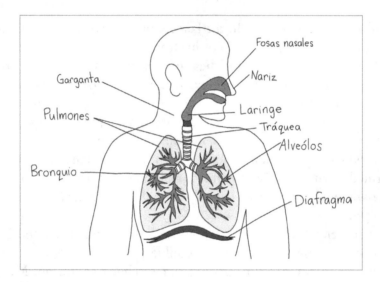

B. Une la palabra con sus síntomas o definición:

1. Asma
2. Bronquitis
3. Ronquera

4. Amigdalitis

5. Gripe

6. Enfermedad de obstrucción pulmonar crónica
7. Resfriado común
8. Cáncer de pulmón

__3__ Dificultad para usar la voz.
__4__ Inflamación de la garganta.
__1__ Inflamación de las vías respiratorias. Se necesita un inhalador.
___5_ Fiebre, escalofríos, dolor muscular, congestión.
___8_ Mutación anormal de las células de los pulmones.
__2__ Inflamación de los bronquios.

__7__ Moqueo nasal, tos, congestión.
___6_ Causada por la exposición al cigarrillo a largo plazo.

C. Ejercicio de traducción. Traduce el siguiente texto del CDC sobre la gripe. Luego, explica las diferencias entre la gripe y el resfriado común.

Los signos y síntomas de la gripe suelen aparecer de repente. Las personas que están enfermas de gripe suelen sentir algunos o todos estos síntomas:

- Fiebre o sensación de fiebre / escalofríos
- Tos
- Dolor de garganta
- Nariz congestionada o que moquea
- Dolores musculares o corporales
- Dolores de cabeza
- Fatiga (cansancio)

Algunas personas pueden tener vómitos y diarrea, aunque esto es más común en niños que en adultos.

Fuente:

Centers for Disease Control and Prevention (August 2020). Flu Symptoms and Diagnosis. Retrieved from: https://www.cdc.gov/flu/symptoms/index.html#:~:text=Flu%20signs%20and%20 symptoms%20usually,Cough

Ejercicios de vocabulario para el oído:

A. Escribe los nombre correctos para el sistema respiratorio:

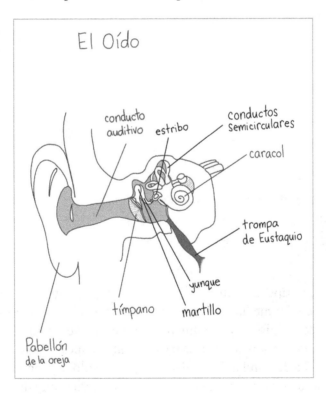

B. Completa las siguientes oraciones usando el vocabulario sobre el oído de este capítulo:

1. Cuando se produce un sonido fuera del oído externo, las **ondas sonoras** o vibraciones, viajan hasta el conducto auditivo externo y golpean el **tímpano** (membrana timpánica).
2. Se recomienda no usar **hisopos** para limpiarse la cera de los oídos porque pueden lastimarlos.
3. Las personas **sordas** necesitan audífonos para poder escuchar.
4. Algunos de los síntomas del vértigo son **mareos** y falta de **equilibrio**.
5. Un **patólogo del habla** puede ayudar a los niños con todo tipo de dificultades del lenguaje y la comunicación.

C. Une la palabra con su definición:

    a. Cóclea   __c_ Conduce el sonido hasta el tímpano.

    b. Tímpano   _a__ Transforma los sonidos en mensajes nerviosos y los envía al cerebro.

    c. Conducto auditivo   _e__ Capta las vibraciones sonoras y las redirige al interior del oído.

    d. Martillo   __b_ Vibra cuando es golpeado por el sonido. Estas vibraciones mueven los huesillos en el oído medio.

    e. Pabellón de la oreja   __d_ Uno de los huesos que transmite las vibraciones sonoras.

D. Ejercicio de traducción. Traduce este texto sobre las infecciones de oído. [texto adaptado del CDC

Infección en el oído
Síntomas
Los síntomas comunes de la infección del oído medio en los niños pueden incluir:

- Dolor de oído
- Fiebre
- Molestia o irritabilidad
- Frotarse o tirarse de una oreja
- Dificultad para dormir

Cuándo buscar atención médica
Consulte a un médico si su hijo tiene:

- Fiebre de 102, 2° F (39° C) o más
- Pus, secreción o líquido procedente del oído
- Empeoramiento de los síntomas
- Síntomas de una infección del oído medio que duran más de 2 a 3 días.
- Pérdida de la audición

Tratamiento

Un médico determinará qué tipo de enfermedad tiene su hijo preguntándole sobre los síntomas y realizando un examen físico. Su médico puede hacer el diagnóstico de una infección del oído medio mirando dentro del oído de su hijo para examinar el tímpano y ver si hay pus en el oído medio.

Los antibióticos a menudo no son necesarios para las infecciones del oído medio porque el sistema inmunológico del cuerpo puede combatir la infección por sí solo. Sin embargo, a veces se necesitan antibióticos, como la amoxicilina, para tratar los casos graves de inmediato o los casos que duran más de 2 a 3 días.

Para los casos leves de infección del oído medio, su médico puede recomendar una espera vigilante o prescribir antibióticos luego.

Fuente:

Centers for Disease Control and Prevention (August 2019). Ear Infection. Retrieved from: https://www.cdc.gov/antibiotic-use/community/for-patients/common-illnesses/ear-infection.html

CAPÍTULO 8

A. Escribe los nombres de las partes del cerebro:

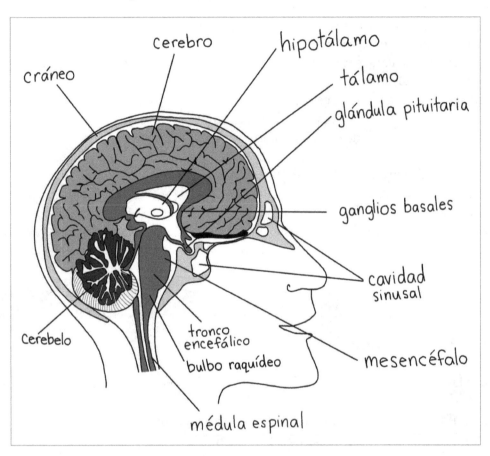

B. Los sentidos

    a. 2   **b.** 4   **c.** 5   **d.** 1   **e.** 3

C. Completa la oración con las siguientes palabras en inglés al español

    1. State of anxiety   el estado de **ansiedad**
    2. Mental illness   la enfermedad **mental**
    3. Nervous system   el sistema **nervioso**
    4. Aggressive reaction   una **reacción agresiva**
    5. Memory loss   la **pérdida de memoria**
    6. Muscular pain   el **dolor muscular**
    7. Allergic reaction   **reacción alérgica**
    8. Individual therapy   la **terapia individual**
    9. State of depression   el **estado depresivo**
    10. Psychiatric intervention la **intervención psiquiátrica**

D. Selecciona el término que se describe:

obsesión	fobia	narcisismo	depresión
ansiedad	demencia	histeria	esquizofrenia

1. Estado de la persona que tiene en la mente una idea, una palabra o una imagen fija o permanente y se encuentra dominado por ella: **obsesión**
2. Estado de alteración mental en el cual se produce una gran excitación, desorden de las ideas y alucinaciones visuales y auditivas: **esquizofrenia**
3. Admiración excesiva y exagerada que siente una persona por sí misma, por su aspecto físico o por sus dotes o cualidades: **narcisismo**
4. Estado mental que se caracteriza por una gran inquietud, una intensa excitación y una extrema inseguridad: **ansiedad**
5. Enfermedad o trastorno mental que se caracteriza por una profunda tristeza, decaimiento anímico, baja autoestima, pérdida de interés por todo: **depresión**
6. Temor intenso e irracional, de carácter enfermizo, hacia una persona, una cosa o una situación: **fobia**
7. Pérdida o debilitamiento de las facultades mentales, generalmente progresivo, debido a la edad o a una enfermedad, que se caracteriza por alteraciones de la memoria y la razón y trastornos en la conducta: **demencia**
8. Enfermedad nerviosa que se caracteriza por frecuentes cambios psíquicos y alteraciones emocionales que pueden ir acompañados de convulsiones, parálisis y sofocaciones: **histeria**

CAPÍTULO 9

Actividades de vocabulario

A. Completa las siguientes oraciones con las siguientes palabras. Solo puedes usar la palabra una vez.

derrame cerebral	ultrasonido	entumecimiento	túnel carpiano
silla de ruedas	haga el ejercicio	muletas	camilla
yeso	fractura	andador	escoliosis
problemas de postura	masajes	fisioterapia	

1. Para salir del hospital después de una operación (surgery), se usa una **silla de ruedas.**
2. Juan tuvo una **fractura** de tobillo. Tiene que usar un **yeso** por un mes. Y luego tienen que hacerle **fisioterapia.**
3. Maria tiene **problemas de postura** en su columna vertebral por eso tiene **escoliosis.**
4. Pedro se dislocó el tobillo. Por eso tiene que usar unas **muletas** para caminar.
5. Los jugadores de fútbol reciben muchos **masajes** cuando tienen calambres durante el partido.
6. Juana escribe mucho en su computadora todo el día por eso tiene problemas en **el túnel carpiano.**
7. La fisioterapeuta le repite que **haga el ejercicio** otra vez.
8. Las personas que tienen un **derrame cerebral** pueden sentir **entumecimiento** en sus extremidades.
9. Muchas personas mayores necesitan un **andador** para poder caminar y no perder el equilibrio.
10. El fisico terapeuta le pide al paciente que suba a la **camilla** porque tiene que hacerle un **ultrasonido.**

B. Traduce las siguientes oraciones del inglés al español usando los verbos y comandos que has aprendido en esta lección y el vocabulario que has aprendido en los capítulos anteriores.

1. Roll over and sit up on the stretcher
   Dése vuelta e incorpórese sobre la camilla
2. Stand up slowly. Put the weight only on your right/left foot
   Levántese despacio. Ponga el peso solo en su pie derecho/izquierdo
3. Move the cane, then step with the opposite leg
   Mueva el bastón, luego de un paso con su pierna opuesta
4. Move the walker first, then take a step with your right foot, then with your left foot
   Mueva el andador primero, luego dé un paso con su pie derecho, luego con su pie izquierdo
5. Put more weight in your hands
   Ponga más peso en sus manos
6. Step through with the heel
   Pise con su talón
7. Lift your head up
   Levante su cabeza
8. Take a step to the side
   Dé un paso hacia el costado
9. Step back until you feel the wheelchair at the back of your legs
   Dé un paso hacia atrás hasta que sienta la silla de ruedas detrás de sus piernas
10. Turn to your left
    Voltéese a su izquierda
11. Turn to your right
    Voltéese hacia su derecha
12. Hold your leg up. Don't let me push it down
    Sostenga su pierna hacia arriba. No me deje bajársela
13. Stand up and walk
    Levántese y camine
14. Straighten your leg
    Extienda su pierna
15. Bend your knee
    Doble su rodilla
16. Move the walker forward
    Mueva el andador
17. Shift your weight forward, back, left and right
    Ponga su peso hacia adelante, atrás, a la izquierda y hacia la derecha
18. You should do the exercises every day to make your muscles strong
    Usted debe hacer los ejercicios todos los días para fortalecer sus músculos
19. Put an ice pack on your knee after you exercise so it won't swell
    Ponga hielo en su rodilla después de hacer ejercicios para que no se inflame
20. Relax and let me move you. Close your eyes and tell me whether I am moving your arm (or leg) toward me or toward you.
    Relájese y déjeme moverlo/a. Cierre sus ojos y dígame si estoy moviendo su brazo (o pierna) hacia mi o hacia usted

CAPÍTULO 10

Actividades de vocabulario

A. Traducir las siguientes oraciones del inglés al español:

1. The patient has been diagnosed with lupus, which is a chronic and autoimmune disease. Lupus commonly affects skin, joints, internal organs like the kidney and heart. **El paciente ha sido diagnosticado con lupus, que es una enfermedad crónica y autoinmune. El lupus afecta la piel, articulaciones, órganos internos como los riñones y el corazón.**

2. I am experiencing fatigue, muscle aches and inflammation of my joints. **Estoy teniendo fatiga, dolor muscular e inflamación en mis articulaciones.**

3. The patient has diabetes 1. This is a chronic condition in which the pancreas produces little or no insulin. **El paciente tiene diabetes tipo 1. Esta es una condición crónica en el cual el páncreas produce muy poca o no produce insulina.**

4. The patient has been experiencing the following symptoms: numbness in his right arm, tremor, lack of coordination and unsteady gait. **El paciente ha estado teniendo los siguientes síntomas: entumecimiento en el brazo derecho, temblores, falta de coordinación y marcha inestable.**

5. The patient has been recently diagnosed with HIV. There is no cure for this disease, but with proper medical care, she can control it. Most people can get the virus under control within six months. HIV medicine is called antiretroviral therapy. **La paciente ha sido recientemente diagnosticada con VIH. No hay cura para esta enfermedad, pero con cuidado médico, ella puede controlarla. La mayoría de la gente puede tener el virus bajo control en seis meses. La medicina para el VIH se llama terapia antirretroviral.**

B. Busca la definición de los siguientes términos de la columna A con el significado de la columna B. Si no sabes la respuesta, puedes ayudarte con el Internet.

1. E   2. C   3.   4. D   5. A

C. Completa las siguientes oraciones con las siguientes palabras, solo se puede usar una vez. Si no sabes la respuesta, puedes ayudarte con el Internet.

1. Los **vasos linfáticos** son tubos delgados que transportan la linfa y los glóbulos blancos.
2. La **adenoide** atrapa los gérmenes que enferman el cuerpo.
3. La **amígdala** viene de la palabra griega almendra (almond).
4. Dentro del **timo** maduran las células T.
5. El **bazo** filtra (filter) la sangre.
6. La **placa de Peyer** está ubicada bajo la mucosa del tracto gastrointestinal.
7. La **médula ósea** es un tejido esponjoso dentro de los huesos.
8. El **apéndice** es un pequeño órgano en la parte derecha del abdomen.
9. Los **nódulos linfáticos** ayudan a eliminar las infecciones.

CAPÍTULO 11

Ejercicios de vocabulario

A. Completa las siguientes oraciones usando el vocabulario de este capítulo:

1. Algunos **remedios caseros** comunes son té con miel para la tos y gárgaras con sal.

2. Es importante que los profesionales médicos sepan si su paciente está tomando hierbas o suplementos para evitar posibles **interacciones** con otros medicamentos.

3. Algunas personas usan **un amuleto** para protegerse de energías negativas.

4. El **yoga** es una práctica ancestral de la India que se ha vuelto muy común en los Estados Unidos.

Actividades de la lectura

A. Une la enfermedad con su definición:

1. Puede ser un signo de deshidratación.

2. Se presenta cuando la persona come en exceso.

3. Afecta especialmente a los bebés y se puede prevenir con un brazalete

4. Es causado por una sorpresa intensa.

CAPÍTULO 12

Ejercicios de vocabulario

A. Escribe los nombres que faltan del corazón:

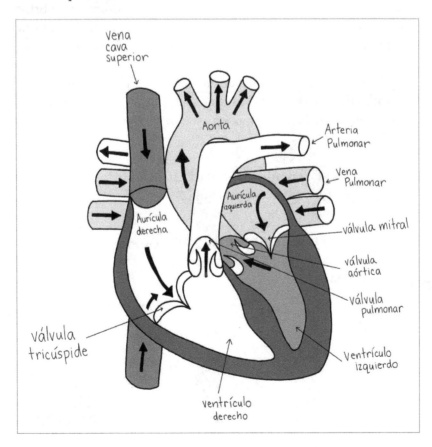

B. Une la palabra con su función:

A llevan la sangre de regreso al corazón.

D permiten el intercambio de sustancia entre la sangre y los tejidos.

B arteria principal que transporta la sangre desde el corazón hacia el resto del cuerpo.

    E **transportan** sangre desde el corazón.
    C impedir que la sangre fluya en sentido contrario.

C. Traduce el siguiente texto del inglés al español: [https://www.cdc.gov/heartdisease/heart_attack. htm]

What are the symptoms of heart attack? **¿Cuáles son los síntomas de un infarto/ataque cardiaco?**

The major symptoms of a heart attack are
Los síntomas de los ataques cardíacos son:

- Chest pain or discomfort. Most heart attacks involve discomfort in the center or left side of the chest that lasts for more than a few minutes or that goes away and comes back. The discomfort can feel like uncomfortable pressure, squeezing, fullness, or pain. **Dolor de pecho o molestias en el pecho. La mayoría de los ataques cardíacos se presenta con una sensación de malestar en el área izquierda o central del pecho que dura más de unos pocos minutos o que se va y regresa. Este malestar puede sentirse como una presión incómoda, opresión, sensación de llenura o dolor.**
- Feeling weak, light-headed, or faint. You may also break out into a cold sweat. **Puede sentir debilidad, mareo o desmayo. También puede sufrir de sudor frío.**
- Pain or discomfort in the jaw, neck, or back. **Dolor o malestar en la mandíbula, cuello o la espalda.**
- Pain or discomfort in one or both arms or shoulders. **Dolor o malestar en uno o ambos brazos y hombros.**
- Shortness of breath. This often comes along with chest discomfort, but shortness of breath also can happen before chest discomfort. **Dificultad para respirar. A menudo se presenta con malestar en el cuello, pero también puede ocurrir antes del malestar en el pecho.**

Other symptoms of a heart attack could include unusual or unexplained tiredness and náusea or vomiting. Women are more likely to have these other symptoms. **Otros síntomas del ataque cardíaco puede incluir cansancio inusual o inexplicable, náuseas o vómitos. Las mujeres suelen tener estos síntomas.**

Centers for Disease Control and Prevention (January 2021). Heart Attack Symptoms. Retrieved from: https://www.cdc.gov/heartdisease/heart_attack.htm

Actividades de vocabulario del sistema integumentario

A. Completa las palabras de la piel:

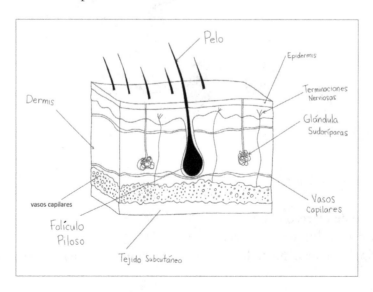

B. Completa las siguientes oraciones usando las siguientes palabras:

Cáncer de la piel   acné   protección solar   erupción
Celulitis   picazón   melatonina   sarpullido

1. La **melanina** es un pigmento natural responsable del color de la piel y el pelo.
2. Uno de los problemas más comunes de la piel es **el acné** que se presenta, generalmente, en la adolescencia.
3. Algunos de los signos comunes de las alergias son: **erupción, picazón y sarpullido.**
4. Es importante usar **protección solar** cuando estamos expuestos al sol por muchas horas para evitar el **cáncer de piel.**
5. La **celulitis** es una infección cutánea bacteriana común. Por lo general, afecta la piel en la parte inferior de las piernas.

Actividades de vocabulario del sistema visual

A. Completa con las palabras correctas del sistema visual:

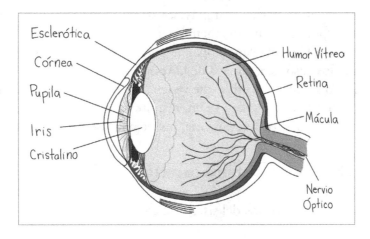

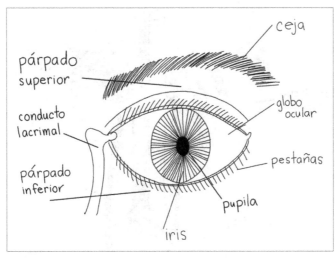

B. Completa las siguientes oraciones:

1. La función de la retina es: **convertir la luz en señales eléctricas.**
2. La **retina** regula la entrada de la luz en el ojo.
3. La **córnea** protege al iris y al cristalino.
4. La función del iris es: **regular la cantidad de luz.**

5. Las personas que sufren de **miopía** no pueden ver bien los objetos que están lejos.
6. Algunos de los síntomas comunes de los errores de refracción son: **no ver los objetos con claridad cuando los objetos están distantes.**
7. La presbicia es: **la incapacidad de enfocar (objetos) de cerca.**

Más actividades de vocabulario

2. Traduce el siguiente texto:

What are the symptoms of diabetic retinopathy? [https://www.nei.nih.gov/learn-about-eye-health/eye-conditions-and-diseases/diabetic-retinopathy]

The early stages of diabetic retinopathy usually don't have any symptoms. Some people notice changes in their vision, like trouble reading or seeing faraway objects. These changes may come and go. **En las primeras etapas de la retinopatía diabética no se tiene síntomas. Algunas personas se dan cuenta de un cambio en su visión, como problemas con la lectura o no poder ver objetos a una distancia lejana. Estos síntomas vienen y van.**

In later stages of the disease, blood vessels in the retina start to bleed into the vitreous (gel-like fluid in the center of the eye). If this happens, you may see dark, floating spots or streaks that look like cobwebs. Sometimes, the spots clear up on their own — but it's important to get treatment right away. Without treatment, the bleeding can happen again, get worse, or cause scarring. **En las etapas finales de la enfermedad , los vasos sanguíneos de la retina comienzan a sangrar en el vítreo (líquido en el centro del ojo). Si esto sucede es posible que vea manchas oscuras flotantes o rayas que parecen telarañas. A veces , las manchas se van , pero es importante tener un tratamiento lo antes posible. Sin tratamiento el sangrado puede ocurrir nuevamente, puede ponerse peor o puede causar cicatrices.**

Actividades de vocabulario del sistema excretor

A. Completa con los nombres correctos del sistema excretor:

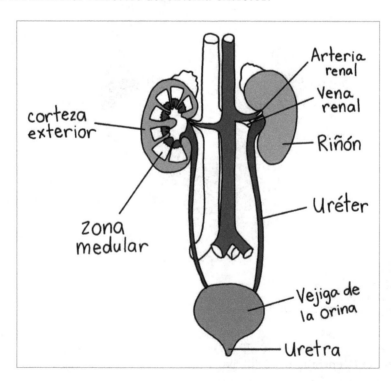

B. Completa las oraciones usando las siguientes palabras:

transplante	orina	uretra	diálisis
excreción de sustancias	insuficiencia renal crónica	micción	riñones
uréter			

1. Los riñones son los principales órganos que realizan la **excreción de sustancias.**
2. Los **riñones** son los responsables de limpiar la sangre.
3. Los residuos junto con el agua pasan a formar la **orina.**
4. De cada riñón sale un conducto: el **uréter.**
5. Cuando se acumula suficiente orina la expulsamos por un conducto denominado **uretra.** Este acto se denomina **micción** y suele pasar varias veces al día.
6. Cuando las personas sufren **insuficiencia renal crónica,** generalmente necesitan **diálisis,** pero cuando los riñones no funcionan, los pacientes necesitan un **trasplante,** y deben estar en una lista de espera.

Actividades con el vocabulario del sistema endocrino

A. Escribe las palabras correctas para el sistema endocrino:

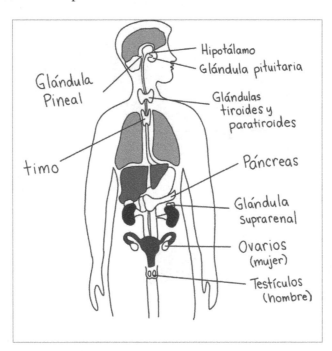

Actividades de vocabulario de los dientes

A. Completa las siguientes oraciones con las palabras que le correspondan

1. Cepilla tus **dientes** correctamente por lo menos dos veces al día.
2. El **floruro** mantiene los dientes fuertes.
3. Viene en un tubo y los usas para lavarte los dientes: **dentífrico**
4. Si no quieres tener caries no comas muchos **dulces.**
5. Es una fotografía de tus dientes: **radiografía.**
6. Lo usas para cepillarte los dientes: **cepillo de dientes.**
7. Así se le llama al doctor que te revisa y cura los dientes: **odontólogo/dentista.**
8. Lo usas para tener mejor aliento: **enjuague.**

GLOSARIO EN ORDEN ALFABÉTICO

CAPÍTULO PRELIMINAR

Carecer	to lack
Ciudadanos	citizens
Esperanza de vida	life expectancy
Perfil	profile
Seguro médico	medical insurance
Soler	to used to
Vivienda	housing

CAPÍTULO 1

Acidez	heartburn
Adelantado	ahead
Animar	to encourage
Aparato	device
Apoyo	support
Apresurada	hurried
Ardor	burning sensation
Axila	armpit
Bombear	to pump
Cadena	chain
Caspa	dandruff
Cercanía	closeness
Consejo	advice
Convulsiones	seizures
Cónyuge	spouse
Derrame cerebral	stroke
Desglose	breakdown
Desmayado/a	unconscious
Doctor de cabecera	primary care doctor
En efectivo	cash
Encías	gums
Enumerar	to list
éxito	success
Gafas	glasses

Golpecito	gentle hit
Habitación	room
Jerárquica	hierarchical
Latir	to beat
Leve	minor
Malentendido	misunderstanding
Nariz tapada	stuffy nose
Otorgar	to give
Paredes	walls
Pesado	heavy
Picadura, mordedura	bite
Quemadura	burn
Recién nacido	new born
Reclamo	claim
Retar	to challenge
Subir la manga	to roll up one's sleeve
Sueldo	salary
Venta libre	over the counter
Ventaja	advantage
Vergüenza	embarrassment

CAPÍTULO 2

Abrazar	to embrace
Abrumado/a	overwhelmed
Animar	to encourage
Chequeo anual	annual exam
Folleto	brochure
Inquieto/a	restless
Masticar	to chew
Mudanza	move
Nuevos llegados	newly arrived
Reducir	to reduce
Orgulloso/a	proud
Quejarse	to complain
Signos de alarma	warning signs
Silbar	to whistle
Sugerencias	suggestions
Travesura	mischief
Vecindario	neighborhood

CAPÍTULO 3

Alcanzar	to reach
Almendras	almonds
Antecendentes	history, record
Atracón	binge
Bolo alimenticio	cud
Cifra	number, quantity

Crecimiento	growth
Delgadez	thinness
Desafío	challenge
Desarrollo	development
Descompuestos	separated
Enlatado/a	canned
Equilibrado/a	balanced
Frutas secas	dried fruits
Insuficiencia renal	kidney failure
Maíz	corn
Masa ósea	bone density
Meta	goal
Mudanza	move
Tasa	rate
Tremendo/a	terrible

CAPÍTULO 4

Acumularse	to amass
Aguja	needle
Aprovecharse	to take advantage
Aumentar	to increase
Castigo	punishment
Colocarse	to put
Comportamientos	behavior
Contraparte	opposing party
Cortopunzante	sharp
Daño	damage
Debido a	because of
Débil	weak
Desaprender	to unlearn
Diferir	to differ
Dirigido/a a	aimed at
Divulgar	to disclose
Duradero/a	durable
Enjuague	rinse
Etapas iniciales	early stages
Extirpar	to remove
Hombría	manhood
Inofensivo/a	harmless
Jeringa	syringe
Leche materna	breast milk
Nuez	nut
ONG	NGO
Patrones	patterns
Pecado	sin
Permancer	to stay
Pincharse	to prick
Quedarse	to stay

Rechazar	to reject
Retados	challenged
Sin embargo	however
Sonda	catheter
Sumiso/a	submissive
Tasa	rate
Tejido	tissue
Tener en cuenta	to take into account
Torrente sanguíneo	bloodstream

CAPÍTULO 5

Afección	illness
Alegrarse	to make happy
Alejado/a	away from
Alejarse	to distance
Asegurar	to reassure
Avena	oats
Bata	hospital gown
Bendición	blessing
Boca abajo	face down
Boca arriba	face up
Cansancio	fatigue
Cocción	cooking, boiling
Comenzar	to start
Consejos	advice
Convulsiones	seizures
Crudo/a	raw
Cuadros	charts
Culpa	blame
Desesperanza	despair
Dudar	to doubt
Durar	to last
Empeorar	to worsen
Encontrar	to find
Enojo	anger
Estado de ánimo	mood
Evitar	to avoid
Glóbulos rojos	red corpuscles
Gotas	drops
Guantes	gloves
Hacer daño	to harm
Hallazgos	findings
Heces	feces
Hierro	iron
Hinchazón	swelling
Humo	smoke
Incluso	even
Índice	rate

Inquietud	restlessness
Insecticida	insecticide
Jardinería	gardening
Lastimar	to harm
Latidos cardíacos	heart beats
Leve	mild
Llanto	crying
Madre primeriza	first-time mother
Medidas	measures
Mejorar	to improve
Mercurio	mercury
Merecer	to deserve
Molestia	ache
Noticias	news
Ondas	waves
Peligroso/a	dangerous
Pinchazo	puncture
Pintura	paint
Plomo	lead
Ponerse	to become
Preocupado/a	worried
Recordar	to remember
Retener	to keep down
Riesgo	risk
Rodear	to circle
Roedores	rodents
Rostro	face
Sarpullido	rash
Seguido/a	frequent
Silbido	whistle
Solvente	solvent
Tristeza	sadness
Urticaria	hives
Vacío emocional	emotional emptiness
Valer	to be worth
Venta libre	over the counter

CAPÍTULO 6

Almacenar	to stock up on
Amortiguación	cushioning
Calambre	cramp
Deformante	deforming
Desgarro	tear
Dislocación	dislocation
Doctor de cabecera	primary care doctor
Enrojecimiento	redness
Hacer hincapié	to emphasize
Heno	hay

Hinchazón	swelling
Ligamento	ligament
Moho	mildew
Óseo/a	bone, bony
Pellizcarla	to pinch it
Pérdida de conocimiento	loss of consciousness
Sentadilla	squat

CAPÍTULO 7

Ácaros de polvo	house dust mite
Ampollas	blisters
Angustiado/a	anxious
Aparato	device
Confidencialidad	confidentiality
Corto y largo plazo	short and long term
Desencadenante	triggering
Destreza	skill
Enfermedad fatal	fatal disease
Equipo protector	protector gear
Falta de aliento	shortness of breath
Lenguaje de señas	sign language
Moqueo nasal	runny nose
Picazón	itch
Propenso/a	prone
Redirigir	to redirect
Riesgo	risk
Sarpullido	rash
Sibilancias	wheezing
Vibraciones sonoras	sound vibrations
Vibrar	to vibrate
Voz	voice

CAPÍTULO 8

Abortos espontáneos	miscarriages
Adolescente	teenager
Agarrar	to grabb
Agarrarse	to pick on
Alma	soul
Áspero	rough
Astenia	fatigue
Autocrítica	self-criticism
Autoestima	self esteem
Barrida	sweep
Blando	soft
Cobertura médica	medical coverage
Colega	colleague
Comportarse	to behave

Conciliar sueño	to fall asleep
Conmoción	shock
Consejero/a	counselor
Contar	to tell
Creyente	believer
Cuidar	to take care
Darse cuenta	to realize
Debilidad	weakness
Debilitamiento	weakness
Decaimiento	lack of energy
Derivar	to refer
Desencadenar	to trigger
Desequilibrio	unbalance
Desorden	disturbance
Devolver	to return
Dotes	qualities
Encontrarse	to find yourself
Enfermizo/a	unhealthy
Enfoque	perspective
Englobar	to include
Enojarse	to get angry
Equilibrio	balance
Estreñimiento	constipation
Humor	mood
Inquietud	anxiety, concern
Lamentablemente	unfortunately
Lengua materna	native language
Limpieza	cleansing
Locura	insanity
Médico/a de cabecera	primary care doctor
Minorías	minorities
Mito	myth
Nacer	to be born
Ocultar	to hide
Ofrenda	offering
Orgullo	pride
Parpadeo	blinking
Pérdida	loss
Picante	spicy
Pomada	ointment
Por encima de	beyond
Quemadura	burn
Quemazón	itch
Recién llegados	newly arrived
Restituir	to return
Rezos	prayers
Sahumado	smoke
Santiguar	to make the sign of the Cross
Señales	signs
Sofoco	suffocating feeling

Soportar	to tolerate
Soso	bland
Temor	fear
Tender la cama	to make the bed
Tener ganas de	to feel like
Tragar	to swallow
Unirse	to join
Vago	lazy

CAPÍTULO 9

Adelante	ahead
Afuera	outside
Aquí	here
Boca arriba	face up
Cierre el puño	close your fist
Con ayuda	with help
Debajo de	below
Derrame cerebral	stroke
Detrás de	behind
Ejercicios de resistencia prolongada	progressive resistance exercise
Encima	above
Entrenado	trained
Estiramiento	stretching
Hacia atrás	backward
Hacia la izquierda	toward the left
Inhibición puntos gatillo	trigger point inhibition
Latigazo cervical	whiplash
Lentamente	slowly
Mucho	a lot of
Referido	referred
Sin ayuda	without help
Sobre su lado	on his/her side
Terapia miofascial	myofascial therapy

CAPÍTULO 10

Ahorrar	to save
Astilla	splinter
Consejos	advise
Dañino/a	harmful
Desconfianza	distrust
Diseminar	to disseminate
Diversificar	to diversify
Enviar	to send
Escuela primaria	elementary school
Fiebre ligera	slight fever
Ganadería	cattle raising
Hongos	fungus

Labios morados	purple lips
Miel	honey
Movilidad	mobility
Nocivo/a	harmful
Obstáculo	obstacle
Pobreza	poverty
Proveedores	providers
Recetas	prescriptions
Reconocer	to recognize
Sarampión	measles
Temor	fear
Vacunas	vaccines
Viruela	smallpox
Vivienda	housing

CAPÍTULO 11

Abarcar	to include
Abrupto/a	sudden
Aceites esenciales	essential oils
Aguacate	avocado
Ajo	garlic
Alma	soul
Amamantar	to breastfeed
Amargo/a	bitter
Ampliamente	thoroughly
Anunciarse	to advertise
Arder	to burn
Argénticos	made from silver
Arraigado/a	rooted
Avisar	to inform
Brazalete	bracelet
Coco	coconut
Cólera	anger
Comadre	close friend
Contaminantes	pollutants
Corteza	rind
Cráneo	skull
Cubierta	cover
Curación	healing
Diente de león	dandelion
Elegir	to choose
Empujar	to push
Ensoñación	dreamy state
Envejecimiento	aging
Estancado/a	blocked
Estornudar	to sneeze
Etiqueta	label
Folleto	brochure

Fortalecer	to strength
Fuerza	purity
Gárgaras	gargles
Gotitas	small drops
Granito	blemish
Hechizos	spells
Hervir	to boil
Hipo	hiccup
Huevo duro	hard-boiled egg
Hundido/a	sunken
Indicio	indication
Lágrimas	tears
Llanto	crying
Llevar a cabo	to accomplish
Maldición	curse
Malestar	discomfort
Malogrado/a	spoiled
Manzanilla	chamomile
Miel	honey
Mollera	skull
Monolitico	monolithic
Padecer	to suffer
Paladar	palate
Picar	to itch
Plata coloidal	colloidal silver
Pomada	ointment
Químicos	chemicals
Sal	salt
Sencillo/a	easy
Someterse	to subject
Suero	serum
Susto	scare
Tacto	touch
Tela	cloth
Tinturas	dye
Tirar	to throw
Tomillo	thyme
Uña de gato	cat's claw
Útiles	useful
Vidrio	glass

CAPÍTULO 12

Ácido	acid
Acumularse	to amass
Alargado/a	long
Claridad	clarity
Contraer	to shrink
Delgado/a	fine, slim

Deslumbrante	blinding
Diminito/a	tiny
Endurecer	to harden
Entrecerrar	to close halfway
Envejecimiento	aging
Evitar	to avoid
Extraño/a	unknow, odd
Fluir	to flow
Gestacional	gestational
Gustativo/a	gustatory
Lejano	far
Longitud	length
Luz	light
Nítido/a	clear, defined
Nocivo/a	damaging
Padecer	to suffer
Parejo/a	similar, even
Políticas	policies
Portátil	portable
Ramificarse	to ramify
Ranura	gap, opening
Refracción	refraction
Saludable	healthy
Túbulos	tubules

CAPÍTULO 13

Acabar de tener	to just having
Almohada	pillow
Amanecer	to wake up
Ardiente	burning
Atorado/a	stuck
Barreras	barriers
Colega	colleague
Conductor	driver
Confundido/a	confused
Debajo	under
Demandante	demanding
Descartar	to rule out
Desgarro del menisco	meniscus tear
Doctor de cabecera	general practitioner
Elevado/a	elevated, raised
Empeorar	to worsen
Entrenamiento	training
Equivocación	mistake
Esguince	sprain
Estar en camino	on their way
Estornudar	to sneeze
Habitación	room

Hielo	ice
Máscara	mask
Patear	to kick
Proveer	to provide
Punzante	sharp
Reposo	rest
Sospechar	to suspect
Testigo	witness
Trámites	paperwork
Ventajas	advantages
Voltear	to turn over

ÍNDICE

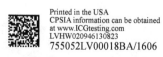

Printed in the USA
CPSIA information can be obtained
at www.ICGtesting.com
LVHW020946130823
755052LV00018BA/1606

9 781599 426242